全民科学素质行动
计划纲要书系

社区科普书系

人生必须知道的健康知识

科普系列丛书

神经外科

神经外科就医必读

SHENJING WAIKE JIUYI BIDU

郑静晨　总主编

刘　勇　主　编

U0189284

中国科学技术出版社

·北 京·

图书在版编目（CIP）数据

　　神经外科：神经外科就医必读/刘勇主编. —北京：中国科学技术出版社，2016.3

　　（人生必须知道的健康知识科普系列丛书/郑静晨总主编）

　　ISBN 978-7-5046-7098-4

　　Ⅰ.①神…　Ⅱ.①刘…　Ⅲ.①神经外科学—诊疗　Ⅳ.①R651

中国版本图书馆CIP数据核字（2016）第030347号

策划编辑	徐扬科　谭建新
责任编辑	黄爱群
责任校对	杨京华
责任印制	马宇晨
封面设计	周新河
版式设计	潘通印艺文化传媒·ARTSUN

出　　版	中国科学技术出版社
发　　行	科学普及出版社发行部
地　　址	北京市海淀区中关村南大街16号
邮　　编	100081
发行电话	010-62103130
传　　真	010-62179148
投稿电话	010-62176522
网　　址	http://www.cspbooks.com.cn

开　　本	720mm×1000mm　1/16
字　　数	328千字
印　　张	20.5
印　　数	1—10000册
版　　次	2016年6月第1版
印　　次	2016年6月第1次印刷
印　　刷	北京东方明珠印刷有限公司

书　　号	ISBN 978-7-5046-7098-4 / R·1871
定　　价	56.00元

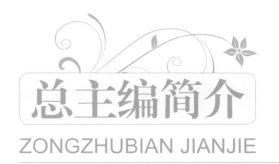

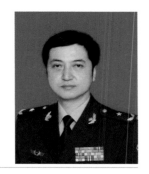

总主编简介

ZONGZHUBIAN JIANJIE

郑静晨，中国工程院院士、国务院应急管理专家组专家、中国国际救援队副总队长兼首席医疗官、中国武警总部后勤部副部长兼武警总医院院长，中国武警总医院现代化医院管理研究所所长。现兼任中国医学救援协会常务副会长、中国医院协会副会长、中国灾害防御协会救援医学会副会长、中华医学会科学普及分会主任委员、中国医院协会医院医疗保险专业委员会主任委员、中国急救复苏与灾害医学杂志常务副主编等，先后被授予"中国优秀医院院长""中国最具领导力院长"和"杰出救援医学专家"荣誉称号，2006年被国务院、中央军委授予一等功。

"谦谦为人，温润如玉；激情似火，和善如风"和敬业攀登、意志如钢是郑静晨院士的一贯品格。在他带领的团队中，秉承了"特别能吃苦、特别能学习、特别能合作、特别能战斗、特别能攻关、特别能奉献"的六种精神，瞄准新问题、开展新思维、形成新思路、实现新突破、攻克前进道路上的一个又一个堡垒，先后在现代化医院管理、灾害救援医学、军队卫勤保障、医学科学普及、社会公益救助等领域取得了可喜成就。

在现代化医院管理方面，凭借创新思维实施了"做大做强、以优带强"与"整体推进、重点突破"的学科发展战略，秉承"不图顶尖人才归己有，但揽一流专家为我用"的广义人才观，造就了武警总医院在较短时间内形成肝移植外科、眼眶肿瘤、神经外科、骨科等一批知名学科，推动医疗技术发展的局面。凭借更新理念，实施"感动服务""极致化服务"和"快捷服务补救"的新举措，通过开展"说好接诊一句话,温暖病人一颗心"和"学习白求恩,争当合格医务人员"等培训,让职业化、标准化、礼仪化走进医院、走进病区,深化了卫生部提出的开展"三好一满意"活动的实践。凭借"他山之石可以攻玉"的思路,在全军医院较先推行了"标杆管理""精细化管理""落地绩效管理""质量内涵式管理""临床路径管理"和"研究型医院管理"等,有力地促进了医院的可持续发展。

在灾害救援医学领域,以重大灾害医学救援需求为牵引,主持建立了灾害救援医学这门新的学科,并引入系统优化理论,提出了"三位一体"救治体系及制定预案、人员配备、随行装备、技能培训等标准化方案,成为组建国家和省(市)救援体系的指导性文件。2001年参与组建了第一支中国国际救援队,并带领团队先后十余次参加国内外重大灾害医疗救援,圆满完成了任务,为祖国争得了荣誉,先后多次受到党和国家领导人的接见。

在推广医学科普上,着眼于让医学走进公众,提高公众的科学素养,帮助公众用科学的态度看待医学、理解医学、支持医学,有效贯通医患之间的隔阂。提出了作为一名专家、医生和医务工作者,要承担医学知识传播链中"第一发球员"的神圣职责,促使医、患"握手",让医患关系走向和谐的明天。科普是一项重要的社会公益事业,受益者是全体公民和整个国家。面对科普队伍严重老龄化,科普创作观念陈旧,运行机制急功近利等现象,身为中华医学会科学普及分会主任委员,他首次提出了"公众健康学""公众疾病学"和"公众急救学"等概念,并吸纳新鲜血液,培养年轻科普专家,广泛开展学术活动,利用电视和报纸两大载体,加强对灾害救援、现场急救、科技推广、营养指导、健康咨询等进行科普宣传,极大地提高了我国公众的医学科学素养。

在社会公益救助方面,积极响应党中央、国务院、中央军委的号召,发扬人民军队的优良传统,为解决群众"看病难、看病贵"及构建和谐社会,自2005年武警总医院与中国红十字会在国内率先开展了"扶贫救心"活动,先后救助贫困家庭心脏病患儿2000余人。武警总医院由此获得了"中国十大公益之星"殊荣,郑静晨院士获得全国医学人文管理奖。2001年,武警总医院与中华慈善总会联手启动了"为了我们的孩子——救治千名少数民族贫困家庭先心病患儿"行动，先后赴新疆、西藏少数民族地区开展先心病儿童筛查，将有手术适应证的患儿转运北京治疗，以实际行动践行了党的惠民政策，密切了民族感情，受到中央多家主流媒体的跟踪报道。

"书山有路勤为径，学海无涯苦作舟。"郑静晨院士勤奋好学、刻苦钻研，不仅在事业上取得了辉煌成就，在理论研究、学术科研领域也成绩斐然。先后主编《灾害救援医学》《现代化医院管理》《内科循证诊治学》等大型专著5部，发表学术论文近百篇，先后以第一完成人获得国家和省部级科研成果二等奖以上奖7项，其中《重大自然灾害医疗救援体系的创建及关键技术、装备研发与应用》获得国家科技进步二等奖，《国际灾害医学救援系列研究》获得华夏高科技产业创新一等奖，《国内国外重大灾害事件中的卫勤保障研究》获得武警部队科技进步一等奖等。目前，还承担着多项国家、全军和武警科研课题，其中"各种自然灾害条件下医疗救援队的人员、装备标准化研究"为国务院指令性课题。

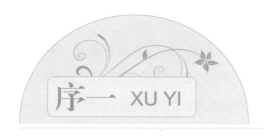

序一 XU YI

　　健康是人类的基本需要，人人都希望身心健康。世界卫生组织公布的数据表明，人的健康和寿命状况40%取决于客观环境因素，60%取决于人体自身因素。长期以来，人们把有无疾病作为健康的标准。这个单一的健康观念仅关注疾病的治疗，而忽视了疾病的预防，是一种片面的健康观。

　　在我国，人口老龄化及较低的健康素养教育水平，构成了居民疾病转型的内在因素，慢性非传染性疾病已经成为危害人民健康的主要公共卫生问题，其发病率一直呈现明显上升趋势。据统计，在我国每年约1000万例各种因素导致的死亡中，以心血管疾病、糖尿病、慢性阻塞性肺病和癌症为主的慢性病所占比例已超过80%，已成为中国民众健康的"头号杀手"。慢性病不仅严重影响社会劳动力的发展，而且已经成为导致"看病贵""看病难"的主要原因，由慢性病引起的经济负担对我国社会经济的和谐发展形成越来越沉重的压力，考验着我国的医疗卫生体制改革。

　　从某种层面理解，作为一门生命科学，医学是一门让人遗憾的学科，大多数疾病按现有的医学水平是无法治愈的。作为医生该如何减少这样的困境和尴尬？怎样才能让广大普通老百姓摆脱疾病、阻断或延缓亚健康而真正享受健康的生活？众所周知，国家的繁荣昌盛，离不开高素质的国民，离不开科学精神的浸染；同样，医学科学的进步和疾病预防意识的提升，需要从提高民众的医学科普素质入手。当前，我国民众疾病预防意识平均高度在世界同等国家范围内处于一个较低水平，据卫生部2010年调查结果显示，我国居民健康素养水平仅为6.48%，其中居民慢性病预防素养最低，在20个集团国中排名居后。因此，我们作为卫生管理者、医务工作者，应该努力提高广大民众的医学科学素养，让老百姓懂得疾病的规律，熟悉自我管理疾病的知识，掌握改变生活方式的技巧，促进和提高自我管理疾病的能力，逐步增强疾病预防的意识，这或许是解决我国医疗卫生体系现在所面临困境的一种很好的方式。中华医学会科学普及分会主任委员郑静晨院士领衔主编的《人生必须知道的健康知识科普系列丛书》，正是本着这样的原则，集诸多临床专家之经验，耗时数载，几易其稿，最终编写而成的。

这套医学科普图书具有可读性、趣味性和实用性，有其鲜明的特点：一是文字通俗易懂、言简意赅，采取图文并茂、有问有答的形式，避免了生涩的专业术语和难解的"医言医语"；二是科学分类、脉络清晰，归纳了专家经验集锦、锦囊妙计和肺腑之言，回答了医学"是什么？""为什么？""干什么？"等问题；三是采取便于读者查阅的方式，使其能够及时学习和了解有关医学基本知识，做到开卷有益。

我相信，在不远的将来，随着社会经济的进步，全国人民将逐步达到一个"人人掌握医学科普知识，人人享受健康生活"的幸福的新阶段！

中国医院协会会长　　　　黄洁夫

二〇一二年七月十六日

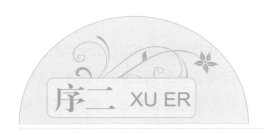

科普——点燃社会文明的火种

科学，是人类文明的助推器；科学家，是科学传播链中的"第一发球员"。在当今社会的各个领域内，有无数位卓越科学家和科普工作者，以他们的辛勤劳动和聪明智慧，点燃了社会文明的火种，有力地促进了社会的发展。在这里，就有一位奉献于医学科普事业的"第一发球员"——中华医学会科学普及分会主任委员郑静晨院士。

2002年6月29日，《中华人民共和国科学技术普及法》正式颁布，明确了科普立法的宗旨、内容、方针、原则和性质，这是我国科普工作的一个重要里程碑，标志着科普工作进入了一个新阶段。2006年2月6日，国务院印发了《全民科学素质行动计划纲要（2006—2010—2020年）》（以下简称《科学素质纲要》）。6年来，《科学素质纲要》领导小组各成员单位、各级政府始终坚持以科学发展观为统领，主动把科普工作纳入全民科学素质工作框架之内，大联合、大协作，认真谋划、积极推进，全民科学素质建设取得了扎扎实实的成效。尽管如此，我国公民科学素质总体水平仍然较低。2011年，中国科协公布的第八次中国公民科学素养调查结果显示，我国具备基本科学素养的公民比例为3.27%，相当于日本、加拿大和欧盟等主要发达国家和地区在20世纪80年代末、90年代初的水平。国家的繁荣昌盛，离不开高素质的国民，离不开科学精神的浸染。所以，科普从来不是纯粹的科学问题，而是事关社会发展的全局性问题。

英国一项研究称，世界都在进入"快生活"，全球城市人走路速度比10年前平均加快了10%，而其中位居前列的几个国家都是发展迅速的亚洲国家。半个多世纪以前,世界对中国人的定义还是"漠视时间的民族"。而如今,在外国媒体眼中,"中国人现在成了世界上最急躁、最没有耐性的地球人"。

人的生命只有一次,健康的生命离不开科学健康意识的支撑。在西方发达国家,每年做一次体检的人达到了80%,而在我国,即使是在大城市,这一比例也只有30%~50%。我国著名的心血管专家洪昭光教授曾指出:目前的医生可分为三种。第一种是就病论病,见病开药,头痛医头,脚痛医脚,只治病,不治人。第二种医生不但治病,而且治人,在诊病时,能关注患者心理问题,分析病因,解释病情,同时控制有关危险因素,使病情全面好转,减少复发。第三种医生不但治病和治人,而且能通过健康教育使人群健康水平提高,使健康人不变成亚健康人,亚健康人不变成患者,早期患者不变成晚期患者,使整个人群发病率、死亡率下降。

由郑静晨院士担任总主编的《人生必须知道的健康知识科普系列丛书》的正式出版,必将为医学科普园里增添一朵灿然盛开的夏荷,用芬芳的笑靥化解人间的疾苦折磨,用亭亭的气质点缀人们美好生活。但愿你、我、他一道了解医学科普现状,走近科普人群,展望科普未来,共同锻造我们的医药卫生科技"软实力"。

是为序。

中国科协书记处书记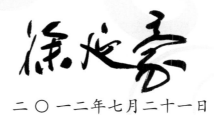

二〇一二年七月二十一日

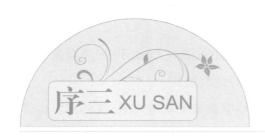

序三 XU SAN

　　"普及健康教育，实施国民健康行动计划"。这是国家《"十二五"规划纲要》中对加强公共卫生服务体系建设提出的具体要求，深刻揭示了开展健康教育，普及健康知识，提高全民健康水平的极端重要性，是建设有中国特色社会主义伟大事业的目标之一，是改善民生、全面构建和谐社会的重要条件和保障，也是广大医务工作者的职责所系、使命所在。

　　人生历程，生死轮回，在飞逝而过的时光岁月里，在玄妙繁杂的尘世中，面对七情六欲、功名利禄、得失祸福以及贫富贵贱，如何安度人生，怎样滋养健康并获得长寿？是人类一直都在苦苦追问和探寻的命题。为了解开这一旷世命题，千百年来，无数名医大师乃至奇人异士都对健康作了仁者见仁、智者见智的注解。

　　为此，我们有必要先弄明白什么是健康？其实，在《辞海》《简明大不列颠百科全书》以及《世界卫生组织宪章》等词典文献中，对"健康"一词都作过明确的解释和定义，在这里没有必要再赘述。而就中文语义而言，"健康"原本是一个合成的双音节词，这两个字有不同的起源，含义也有较大的差别。具体地讲，"健"主要指形体健硕、强壮，因此，有健身强体的日常用语。《易经》中"天行健，君子以自强不息"说的就是这个意思；而"康"主要指心态坦荡、宁静，像大地一样宽厚、安稳，因此，有康宁、康泰、安康的惯常说法。孔圣人所讲的"仁者寿、寿者康"阐述的就是这个道理。据此，我的理解是"健"与"康"体现了中国文化的二元共契与两极互动，活脱就像一幅阴阳互补、和谐自洽的太极图：健是张扬，是亢奋，是阳刚威猛，强调有为进取；康是温宁，是收敛，是从容绵柔，强调无为而治。正如《黄帝内经》的《灵枢·本神》篇里所讲的"智者之养生也，必顺四时而适寒暑，和喜怒而安居处，节阴阳而调刚柔，如是，则避邪不至，长生久视"那样，才能使自己始终处于一个刚柔相济、阴阳互补的平衡状态，从而达到养生、健康、长寿的目的。而至于那种认为"不得病就意味着健康"的认识，是很不全面的。因为事实上，人生在世，吃五谷杂粮，没有不得病的。即使没有明显的疾病，每个人对健康与否的感觉也具有很大的主观性和差异性。换句话说，觉得身体健康，不等于身体没病。《健康手册》的作者约翰·特拉维斯就曾经说过："健康的人并不必须是强壮的、勇敢的、成功的、年轻的，甚至也不是不得病的。"所以，我认为，健康是相对的、动态的，是身体、心灵与精神健全的完美结合和综合体现，是生命存在的最佳状态。

如果说长寿是人们对于明天的希冀，那么健康就是人们今天需要把握的精彩。从古到今，人们打破了时间和疆界的藩篱，前赴后继，孜孜以求，在奔向健康的路上，王侯将相与布衣白丁，医生、护士与患者无不如此。从"万寿无疆"到"永远健康"，这里除了承载着一般人最原始最质朴的祈求和祝愿外，也包含了广大民众对养生长寿之道的渴求。特别是随着社会的进步、经济的发展、人们生活水平和文明程度的提高，健康已成为当下大家最为关注的热点、难点和焦点问题，一场全民健康热、养生热迅速掀起。许多人想方设法寻访和学习养生之道，有的甚至道听途说，误入歧途。对此，我认为当务之急就是要帮助大家确立科学全面的养生观。其实，古代学者早就提出了"养生贵在养性，而养性贵在养德"的理论。孔子在《中庸》中提出"修生以道，修道以仁""大德必得其寿"，讲的就是有高尚道德修养的人，才能获得高寿。而唐代著名禅师石头希迁（又被称为"石头和尚"）无际大师，91岁时无疾而终。他曾为世人开列的"十味养生奇方"中的精要就在于养德。他称养德"不劳主顾，不费药金，不劳煎煮"，却可祛病健身，延年益寿。德高者对人、对事胸襟开阔，无私坦荡，光明磊落，故而无忧无愁，无患无求。身心处于淡泊宁静的良好状态之中，必然有利于健康长寿。而现代医学也认为，积德行善，乐于助人的人，有益于提高自身免疫力和心理调节力，有利于祛病健身。由此，一个人要想达到健康长寿的目的，必须进行科学全面的养生保健，并且要清醒地认识到：道德和涵养是养生保健的根本，良好的精神状态是养生保健的关键，思想观念对养生保健起主导作用，科学的饮食及节欲是养生保健的保证，正确的运动锻炼是养生保健的源泉。

"上工不治已病治未病"，意思是说最好的医生应该预防疾病的发生，做到防患于未然。这是《黄帝内经》中最先提出来的防病养生之说，是迄今为止我国医疗卫生界所遵守的"预防为主"战略的最早雏形。其中也包含了宣传推广医学科普知识，倡导科学养生这一中国传统健康文化的核心理念。然而，实事求是地讲，近些年来，在"全民养生"的大潮中，相对滞后的医学科普宣传，却没能很好地满足这一需求。以至于出现了一个世人见怪不怪的现象：内行不说，外行乱说；不学医的人写医，不懂医的人论医。一方面，老百姓十分渴望了解医学防病、养生保健知识；另一方面，擅长讲医学常识、愿意写科普文章的专家又太少。加之，中国传统医学又一直信奉"大医隐于民，良药藏于乡"的陈规，坚守"好酒不怕巷子深"的陋识，由此，就为那些所谓的"神医大师"们粉墨登场提供了舞台和机会。可以这么说，凡是"神医大师"蜂拥而起、兴风作浪的时候，一定是医疗资源分配不均、医学知识普及不够、医疗专家作为不多的时候。从2000年到2010年，尽管

"邪门歪道"层出不穷，但他们骗人的手法却如出一辙：出书立传、上节目开讲坛乃至卖假药卖伪劣保健品，并冠以"国家领导人保健医生""中医世家""中医教授"等虚构的身份、虚构的学历掩人耳目，自欺欺人。这些乱象的出现，我认为，既有医疗体制上的多种原因，也有传统文化上的深刻根源，既是国人健康素养缺失的表现，更是广大医务工作者没有主动作为的失职。因此，我愿与同行们在痛定思痛之后，勇敢地站出来，承担起维护医学健康的社会责任。

无论是治病还是养生，最怕的是走弯路、走错路，要知道，无知比疾病本身更可怕。世界卫生组织前总干事中岛宏博士就曾指出："许多人不是死于疾病，而是死于无知。"综观当今医学健康的图书市场，养生保健类书籍持续热销，甚至脱销。据统计，在2009年畅销书的排行榜上，前20名中一半以上与养生保健有关。到目前为止，全国已有400多家出版社出版了健康类图书达数千种之多。而这其中，良莠不齐，鱼目混珠。鉴于此，出于医务工作者的良知和责任，我们以寝食难安的心情、扬清激浊的勇气和正本清源的担当，审慎地邀请了既有丰富临床经验又热衷于科普写作的医疗专家和学者，共同编写了这套实用科普书籍，跳出许多同类书籍中重知识宣导、轻智慧启迪，重学术堆砌、轻常识普及，重谈医论病、轻思想烛照的束缚，从有助于人们建立健康、疾病、医学、生命认识的大视野、大关怀、大彻悟的目的出发，以常见病、多发病、意外伤害、诊疗手段、医学趣谈等角度入手，系统地介绍了一系列丰富而权威的知病治病、自救互救、保健养生、康复理疗的知识和方法，力求使广大读者一看就懂、一学就会，从而相信医学，共享健康。

最后，我想坦诚地说，单有健康的知识，并不能确保你一生的健康。你的健康说到底，还是应该由自己负责，没有任何人能替代。你获得的知识、学到的技巧、养成的习惯、作出的选择以及日复一日习以为常的生活方式，都会影响并塑造你的健康和未来。因此，我们必须从现在开始，并持之以恒地付诸实践、付诸行动。

以上就是我们编写此书的初衷和目的。但愿能帮助大家过上一种健康、幸福、和谐、美满的生活，使我们的生命更长久！

武警总医院院长　　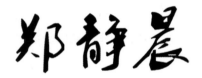

二〇一二年七月于北京

前言 QIANYAN

脑和脊髓构成中枢神经系统，是人体的"司令部和作战指挥中心"。它的正常运转保证了人们顺利进行日常生活、学习和工作，并完成思维和创造性活动，维系人体与环境的和谐。本书选择人们在神经外科临床就医中的常见问题，以问答的形式尽可能把精深的医学知识用通俗的语言表达出来，帮助读者了解神经外科常见疾病，提供神经外科基本的医学常识和理念，让读者更好地了解神经外科有关疾病的常识及其诊疗技术。

本书共有六个部分的内容，包括颅脑外伤的救治、脑血管疾病的诊断和治疗、脑和脊髓肿瘤诊疗、脊柱脊髓疾病的治疗和康复、先天性脑和脊髓疾病常见问题和功能神经外科常见疾病。同时，神经外科相关的解剖学常识、发展历史和人物介绍等专业知识，也在书中用知识链接的形式穿插其中，予以介绍。希望本书能成为患者在神经外科就医的好帮手。

医学科普书籍是获得医学常识的主要途径之一，重视医学科普宣传，开展健康教育，已成为提高全民族科学文化素质的一项重要工作，也是我们医生的使命，这也正是本书编写的目的所在。由于我们的认识和实践水平有限，现处于飞速发展的时代，医学知识更新很快，编写时难免有错误和疏漏之处，敬请读者及专家批评指正。

本书的编写出版，得力于《人生必须知道的健康知识科普系列丛书》编委会以及武警总医院领导的关怀指导和大力支持，科室医护人员也付出了辛勤的劳动，还有患者和家属提出了宝贵意见，在此一并表示感谢。

刘　勇
二〇一五年十月

C 目录
ONTENTS

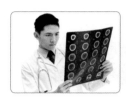
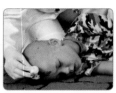

颅脑外伤的救治

脑血管疾病的
诊断和治疗

脑和脊髓肿瘤诊疗

脊柱脊髓疾病的
治疗和康复

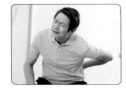
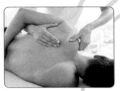

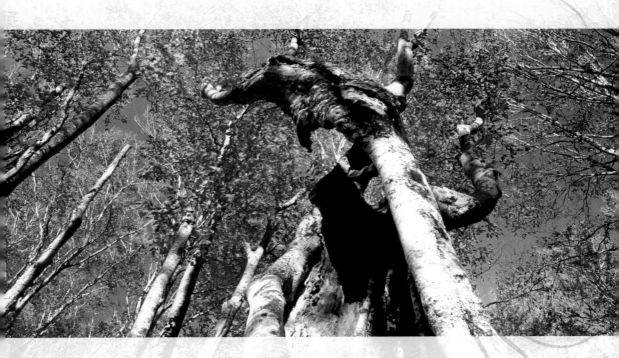

先天性脑和脊髓疾病常见问题

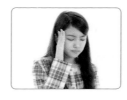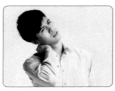

功能神经外科
常见疾病

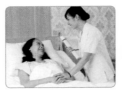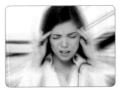

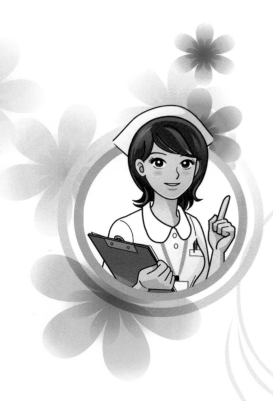

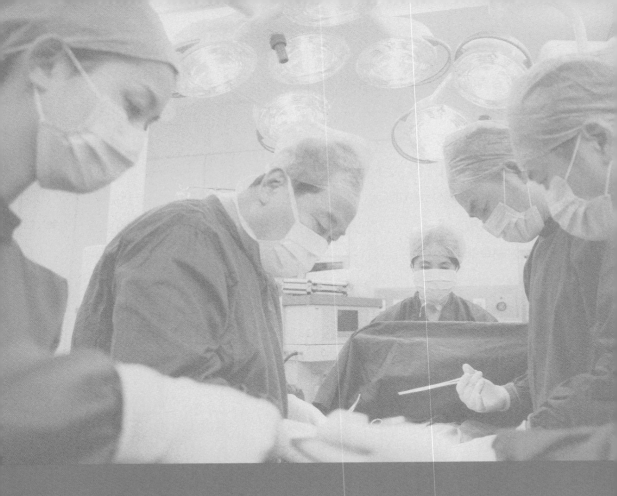

LUNAO WAISHANG DE JIUZHI

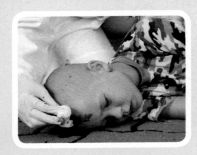
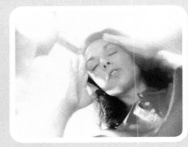
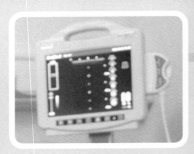

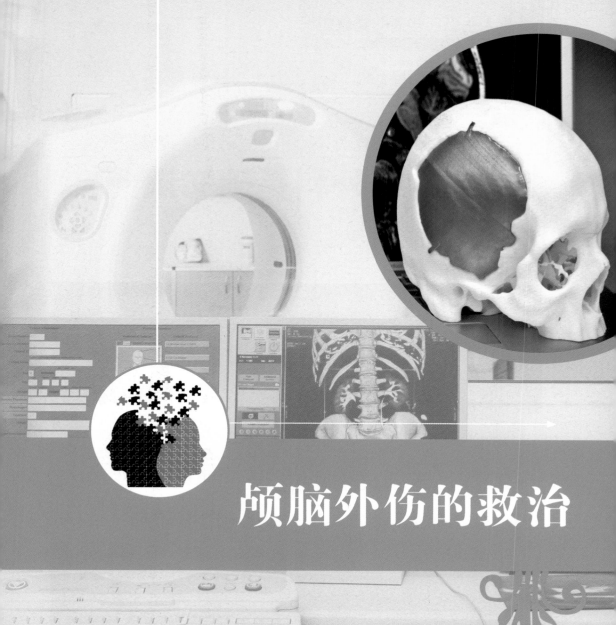

颅脑外伤的救治

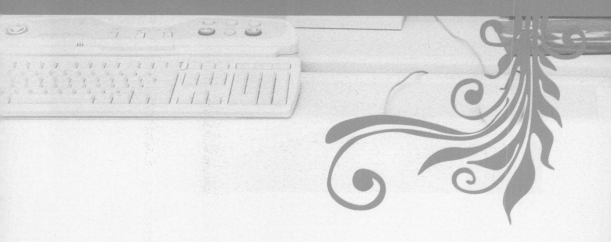

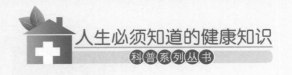
神经外科基础知识

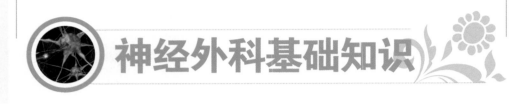

神经外科是什么样的学科

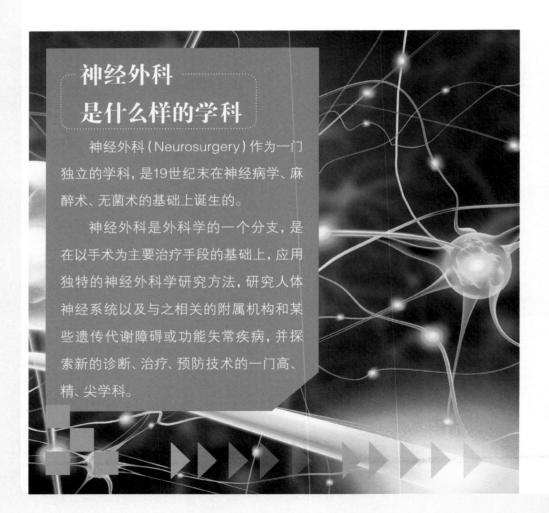

神经外科（Neurosurgery）作为一门独立的学科，是19世纪末在神经病学、麻醉术、无菌术的基础上诞生的。

神经外科是外科学的一个分支，是在以手术为主要治疗手段的基础上，应用独特的神经外科学研究方法，研究人体神经系统以及与之相关的附属机构和某些遗传代谢障碍或功能失常疾病，并探索新的诊断、治疗、预防技术的一门高、精、尖学科。

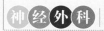

神经外科的发展有哪三个重要时期

神经外科是近年发展快速的一门学科。它作为一门独立的学科，是在19世纪末神经病学、麻醉术、无菌术发展的基础上诞生于英国，初期发展与成熟是在美国。根据手术操作发展历程，可大体分为神经外科时期、显微神经外科时期和微侵袭（微创）神经外科时期三个时期。

早期神经外科虽起源于英国，但发展是在19世纪初期的美国。当时美国有一批杰出的外科医生致力于中枢神经系统疾病的外科治疗，其中贡献最为突出者当属Cushing教授（1869~1939）。

Cushing教授于1920年在波士顿Brigham医院创建了独立的、具有完整临床体制的神经外科科室，并很快成为世界上第一个神经外科中心。同时成立了神经外科医师学会，并任主席，命名了神经外科学，并亲自授课培养国内外神经外科专业医生，为其他国家神经外科的建立起了示范和催生作用。Cushing教授是名副其实的神经外科巨擘，人们尊称他为现代神经外科的创始人。他作为一代泰斗是当之无愧的。

20世纪60年代初手术显微镜被引入神经外科。由于显微镜有良好的照明系统，清晰度高，加上配合使用双极电凝器、显微手术器械、激光刀、超声吸引等，使手术精确度和准确性更高，从而减少了对重要组织的损伤，手术治疗效果显著提高，手术并发症和死残率明显降低。由于显微神经外科手术具有上述优越性，神经外科进入显微神经外科时代。

三个
重要时期

神经外
科时期

显微神经
外科时期

微侵袭
（微创）神经
外科时期

颅脑外伤的救治

应用逐步扩大到几乎所有神经外科手术，如颅内动脉瘤、动静脉畸形、血管重建手术、脑室内肿瘤、鞍区肿瘤、颅底肿瘤以及过去认为是手术禁区的脑干肿瘤和脊髓内肿瘤等。

瑞士Yasargil MG教授于20世纪60年代开创了在显微镜下进行神经外科手术的先河，打破了一个又一个手术禁区，这是神经外科史上一项重大技术革命。Yasargil MG教授是显微神经外科时期的杰出代表。他强调神经外科医生应掌握显微神经外科基本技术和配合，同时改进显微手术器械，发表了大量显微神经外科手术的文章和专著。目前，显微神经外科手术已成为治疗神经外科疾病的主要手段，开展显微神经外科手术的范围和比例，已是衡量神经外科技术水平的主要标准之一。鉴于Yasargil MG教授对显微神经外科的建立和发展起到的积极推动作用，他被认为是继Cushing教授之后的第二位神经外科领域内的世界泰斗级人物。

微侵袭（微创）神经外科（minimally invasive neurosurgery）是神经外科领域中一个新的极具活力的发展方向，它在治疗理念上强调不仅要切除病变，更要最大限度的保护神经功能。主要包括：内窥镜神经外科（endoscopic neurosurgery）、立体定向神经外科（stereotatic neurosurgery）、血管内神经外科（endovascular neurosurgery）、放射神经外科（redioneurosurgery）和显微神经外科（microneurosurgery）等。近年来，微创神经外科得到了飞速发展，各种微创神经外科的治疗方法可单独进行，也可互相结合，使治疗方法更加完备。

微创神经外科学的理念是在诊断和治疗神经外科疾病时，以最小的创伤，达到最大程度的恢复，并且要求其贯彻于全部治疗中，包括神经外科手术的每个步骤，如术前、术中以及术后过程。微创神经外科手术的特点是小型化、智能化、闭合化，手术更安全可靠，同时可以缩短住院时间和康复期，降低医疗费用。

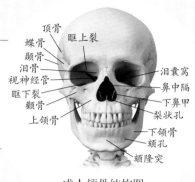

成人颅骨结构图

（标注：顶骨、蝶骨、颞骨、泪骨、视神经管、眶下裂、颧骨、上颌骨、眶上裂、泪囊窝、鼻中隔、下鼻甲、梨状孔、下颌骨、颏孔、颏隆突）

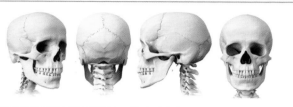

正常颅骨的结构

　　成人颅骨（skull）共23块，其中脑颅8块，构成颅腔；面颅15块，构成面部支架。另外有3对听小骨位于颞骨内。脑颅位于后上方，略呈卵圆形，内为颅腔，容纳脑。面颅位于前下方，形成面部的基本轮廓，并参与构成眼眶、鼻腔和口腔。

颅骨的整体观

　　（1）顶面观：呈卵圆形，前窄后宽，各骨之间借助骨缝紧密相连。在额骨与顶骨之间有冠状缝，左右顶骨之间有矢状缝，顶骨与枕骨之间有人字缝。

　　（2）侧面观：颅的侧面在乳突的前上方，可见外耳门，向内通外耳道。外耳门前上方的弓形骨梁称颧弓。颧弓的内上方有一浅而大的窝，称颞窝。在颞窝，额、顶、颞、蝶四骨会合处，常构成"H"形的缝，称为翼点。此处骨质较薄，内有脑膜中动脉前支通过，若发生骨折，容易损伤该动脉，引起颅内血肿。颞窝下方的窝称颞下窝，颞下窝向内通翼腭窝。翼腭窝向下、向内侧、向前、向后及向外分别与口腔、鼻腔、眶、颅腔及颞下窝相交通，是许多血管神经的通道。

　　（3）前面观：由额骨和面颅骨构成，并围成眶、骨性鼻腔和骨性口腔。

　　（4）颅底：可分为颅底内面和颅底外面。

脑的构造和功能

人的中枢神经系统由大脑、小脑、间脑、脑干和脊髓构成。广义的大脑指小脑幕以上的全部脑结构，即大脑、间脑和部分中脑。其中间脑分为上丘脑、背侧丘脑、后丘脑、底丘脑和下丘脑。

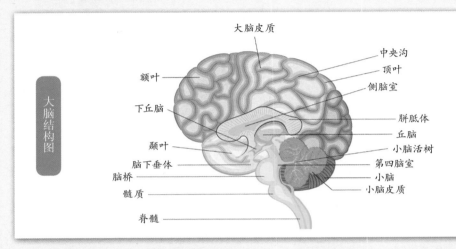

大脑结构图

大脑皮质
中央沟
顶叶
侧脑室
额叶
下丘脑
胼胝体
丘脑
颞叶
小脑活树
第四脑室
脑下垂体
小脑
脑桥
小脑皮质
髓质
脊髓

大脑又称端脑，是脊椎动物脑的高级神经系统的主要部分，由左右两半球组成，是控制运动、产生感觉及实现高级脑功能的神经中枢。脊椎动物的端脑在胚胎时是神经管头端薄壁的膨起部分，以后发展成大脑两半球，主要包括大脑皮质和基底核两部分。大脑皮质是被覆在端脑表面的灰质，主要由神经元的胞体构成。皮质的深部由神经纤维形成的髓质或白质构成。髓质中又有灰质团块即基底核，纹状体是其中的主要部分。

人脑由约140亿个细胞构成，重约1400克，大脑皮质厚度为2~3毫米，据估计脑细胞每天要消亡约10万个（越不用脑，脑细胞消亡越多）。有人比喻，一个人的脑储存信息的容量相当于1万个藏书为1000万册的图书馆。人脑中的主要成分是水，占80%。脑的重量虽只占人体体重的2%，但耗氧量达全身耗氧量的25%。血流量占心脏排出血量的15%，一天内流经大脑的血液为2000升。

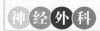

人类的大脑是在长期进化过程中发展起来的思维和意识的器官。大脑主要包括左、右大脑半球，是中枢神经系统的最高级部分。左、右大脑半球由胼胝体相连。半球内的腔隙称为侧脑室，它们借室间孔与第三脑室相通。每个半球有三个面，即膨隆的背外侧面、垂直的内侧面和凹凸不平的底面。背外侧面与内侧面以上缘为

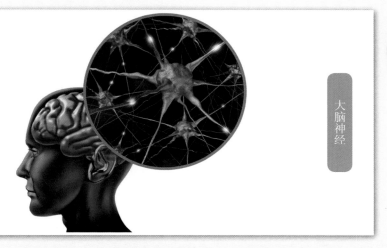

大脑神经

界，背外侧面与底面以下缘为界。半球表面凹凸不平，布满深浅不同的沟和裂，沟裂之间的隆起称为脑回。背外侧面的主要沟裂有：中央沟从上缘近中点斜向前下方；大脑外侧裂起自半球底面，转至外侧面由前下方斜向后上方。在半球的内侧面有顶枕裂从后上方斜向前下方；距状裂由后部向前连顶枕裂，向后达枕极附近。这些沟裂将大脑半球分为5个叶：即中央沟以前、外侧裂以上的额叶；外侧裂以下的颞叶；顶枕裂后方的枕叶以及外侧裂上方、中央沟与顶枕裂之间的顶叶；以及深藏在外侧裂里的脑岛。另外，以中央沟为界，在中央沟与中央前沟之间为中央前回；中央沟与中央后沟之间为中央后回。

小脑（cerebellum）是后脑的最大部分，也是中枢神经系统中仅次于大脑的第二大器官。略呈卵圆形，位于脑桥和延髓背侧，三者之间有一空腔即第四脑室。小脑中部狭窄，称为小脑蚓部；两侧膨大，称为小脑半球。小脑表面被一层灰质覆盖，称

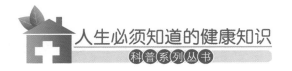

为小脑皮质（旧称小脑皮层）。皮质上具有多数横行的浅沟和较深的沟和裂，把小脑分成许多小叶。小脑内部是由神经纤维构成的白质，称为小脑髓质。髓质中心埋藏有数个灰质核团，称为小脑中央核，其中最大的一个叫齿状核。小脑与低位脑干有双向纤维联系，所以小脑可调节躯体运动，并与前庭核、红核等共同调节肌紧张，调节躯体反射活动。小脑与大脑也有双向纤维联系。因此，小脑对随意动作起着调节作用，使动作的力量、快慢与方向得到精确的控制。此外，小脑对自主性反射中枢也有调节作用。

脑干由中脑、脑桥和延髓构成。脑干的功能主要是维持个体生命，包括心跳、呼吸、消化、体温、睡眠等重要生理功能，均与脑干的功能有关。经由脊髓传至脑的神经冲动，呈交叉方式进入：来自脊髓右边的冲动，先传至脑干的左边，然后再送入大脑；来自脊髓左边的冲动，先送入脑干的右边，再传到大脑。

知识链接——大脑的沟回

大脑进化出沟、回、裂是为了增加大脑皮质的表面积和灰质体积，由于大脑皮质表面形成了沟、回、裂，成人大脑皮质表面积达2500~3200平方厘米，厚1.5~4.5毫米，体积600立方厘米，其中含140亿个神经元和许多的神经胶质细胞。

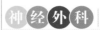

脊髓的形态

　　脊髓是中枢神经的一部分，位于脊椎骨组成的椎管内，呈长圆柱状，全长41~45厘米。上端与颅内的延髓相连，两旁发出成对的神经，分布到四肢、体壁和内脏。下端呈圆锥形，终于第1腰椎下缘（初生儿则平第3腰椎）。脊髓与脊柱的弯曲一致。脊髓的上端在平齐枕骨大孔处与延髓相连，下端平齐第1腰椎下缘。脊髓的末端变细，称为脊髓圆锥。自脊髓圆锥向下延为细长的终丝，它已是无神经组织的细丝，在第2骶椎水平为硬脊膜包裹，向下止于尾骨的背面。脊髓的全长粗细不等，有两个膨大部，自第4节颈髓到第1节胸髓称颈膨大；自第2节腰髓至第3节骶髓称腰膨大。

　　脊髓的表面有前后两条正中纵沟分为对称的两半。前面的前正中沟较深，后面的后正中沟较浅。此外，还有两对外侧沟，即前外侧沟和后外侧沟。前根自前外侧沟走出，由运动神经纤维组成；后根经后外侧沟进入脊髓，由脊神节感觉神经元的中枢突所组成。每条后根在与前根会合前，有膨大的脊神经节。腰、骶、尾部

颅脑外伤的救治

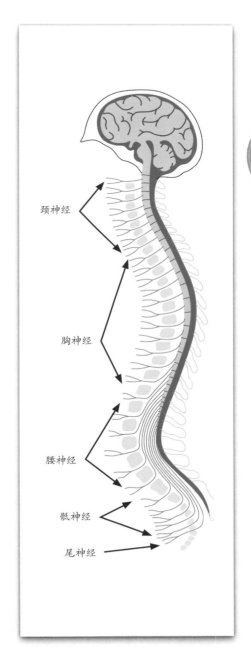

颈神经

胸神经

腰神经

骶神经

尾神经

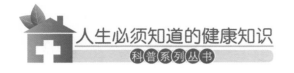

的前后根在通过相应的椎间孔之前，围绕终丝在椎管内向下行走一段较长距离，它们共同形成马尾神经。临床上做腰椎穿刺或腰椎麻醉时，多在第3~4或第4~5腰椎之间进行，因为在此处穿刺不会损伤脊髓。

脊髓的内部有一个H形（蝴蝶型）灰质区，主要由神经细胞构成；在灰质区周围为白质区，主要由有髓神经纤维组成。脊髓两旁发出许多成对的神经（称为脊神经）分布到全身皮肤、肌肉和内脏器官。脊髓是周围神经与脑之间的通路，也是许多简单反射活动的低级中枢。脊柱外伤时，常合并脊髓损伤。严重骨折致脊髓损伤可引起下肢瘫痪、大小便失禁等。

脊髓的功能

（1）传导功能：脊髓是感觉和运动神经冲动传导的重要通路，其结构基础即脊髓内的上、下行纤维束。除头、面部外，全身的深、浅感觉和大部分内脏感觉冲动，都经脊髓白质的上行纤维束才能传到脑。由脑发出的冲动，也要通过脊髓白质的下行纤维束才能调节躯干、四肢骨骼肌以及部分内脏的活动。如果脊髓白质损伤，将导致损伤平面以下出现运动和感觉的功能障碍。

（2）反射功能：脊髓可执行一些简单的反射活动，包括躯体反射和内脏反射。脊髓各种反射都是通过脊髓节内和节间的反射弧完成的。例如：①躯体反射：即引起骨骼肌运动的反射，由于感受器部位不同，又分为浅反射（如腹壁反射）和深反射（如牵张反射、巴彬斯基征）；②内脏反射：脊髓的中间带内有交感神经和副交感神经的低级中枢，如瞳孔开大中枢（胸1~2）、血管运动和发汗中枢（胸1~腰3）以及排尿、排便中枢（骶2~4）等。这些中枢执行的内脏反射活动，也是通过脊髓反射弧，并受到大脑皮质的控制。如排尿反射，当排尿反射弧任一部分被中断时，可出现尿潴留；当脊髓颈胸段横贯性损伤后，可引起反射性排尿亢进而出现尿失禁。

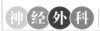

脑脊液有什么作用

大脑是人体的最高司令部，因此要受到特殊保护。人们常说要像保护眼睛一样保护最为珍贵的东西。其实，就人体的结构来说，对大脑的保护也很周全。

大脑本身非常娇嫩，可是外面有坚强的圆形颅骨。颅骨的形状不但保证最小的体积和有最大的容量，而且从力学观点看更符合保护大脑的目的。足球队员常用头顶球射门，大脑并没有受伤，这是因为在大脑和颅骨间有一层液体作为缓冲，这就是脑脊液。实际上大脑是飘浮在脑脊液中的，当颅骨受到冲撞时，外力可以通过脑脊液分散，使大脑不受影响。当头的运动方向和速度突然改变时，不致因为惯性作用使大脑碰到颅骨内壁就是因为有脑脊液将两者隔开了。

脑脊液并非死水一潭。它从脑室内的脉络丛分泌流出。流经脑室转到大脑表面，向下包绕脊髓，再回到颅腔，最后从矢状窦进入静脉，循环不息地流动，保持脑脊液清新。而且在环流过程中把一部分代谢产物带出颅腔，起到对脑环境的保护作用。

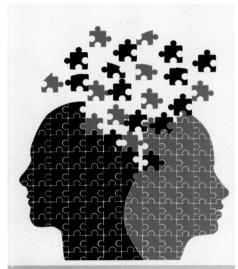

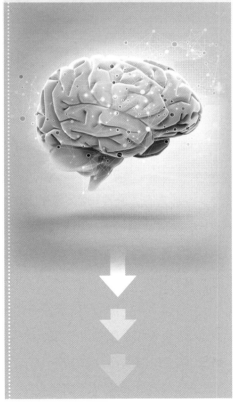

颅脑外伤的救治

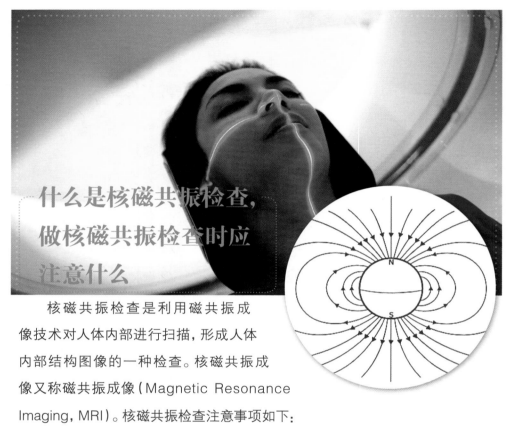

什么是核磁共振检查，做核磁共振检查时应注意什么

核磁共振检查是利用磁共振成像技术对人体内部进行扫描，形成人体内部结构图像的一种检查。核磁共振成像又称磁共振成像（Magnetic Resonance Imaging，MRI）。核磁共振检查注意事项如下：

（1）不宜做磁共振检查者：安装人工心脏起搏器者及神经刺激器者；颅内有银夹及眼球内有金属异物者；曾做过动脉瘤手术、心脏手术并带有人工心脏瓣膜者。不宜做核磁共振检查的患者，医生将根据需求安排其他检查。

（2）各种危重病患者：如外伤或昏迷、烦躁不安、心率失常、呼吸功能不全、失血及大小便失禁者等。

（3）检查时，不能穿戴任何有金属物的衣裤。

（4）患者和家属进入扫描区前需更换拖鞋（或穿上鞋套），把机械手表、手机、磁盘、信用卡等物品放在室外，原则上去掉身上所有金属。

（5）做头部检查时应摘掉假发、发夹、项链、耳环等。

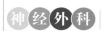

（6）儿童做检查前应根据需要给予镇静药物。

（7）由于病变性质不同，核磁检查时间一般长短不一，通常需要20~60分钟，患者需做好配合。

什么是核磁共振增强扫描，增强剂有不良反应吗

核磁共振增强扫描是在普通检查之上，将增强剂经静脉注入身体后再扫描成像。增强检查可进一步了解病灶的影像学特性，凸显病灶，根据是否被强化进行定性诊断。

目前，核磁共振最常用的增强剂是GD-DTPA（二乙三胺五醋酸钆或钆喷酸葡甲胺盐），其安全指数很高，不良反应少，对人体基本无影响，不需要皮试，只有极个别患者会出现头晕、一过性头痛、恶心呕吐、皮疹等反应。需要特别提出的是，如果患者具有呼吸系统疾病或过敏病史，那么出现严重不良反应的风险（包括呼吸困难、血压降低、支气管哮喘、肺水肿，甚至生命危险）会增大。因此，患者检查前需告知医生有无呼吸系统疾病或特殊过敏史。

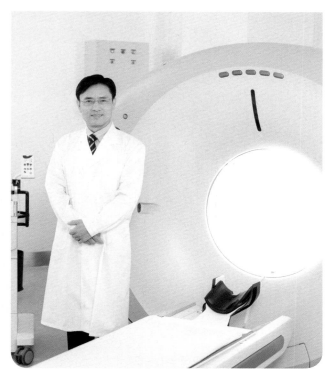

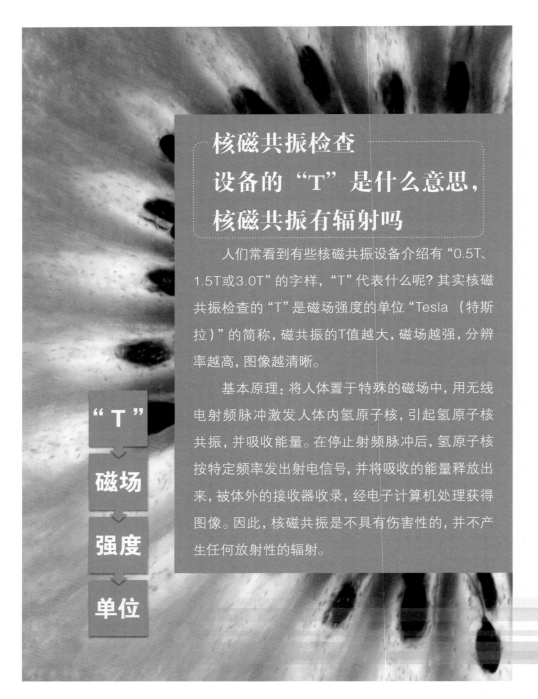

核磁共振检查设备的"T"是什么意思，核磁共振有辐射吗

人们常看到有些核磁共振设备介绍有"0.5T、1.5T或3.0T"的字样，"T"代表什么呢？其实核磁共振检查的"T"是磁场强度的单位"Tesla（特斯拉）"的简称，磁共振的T值越大，磁场越强，分辨率越高，图像越清晰。

基本原理：将人体置于特殊的磁场中，用无线电射频脉冲激发人体内氢原子核，引起氢原子核共振，并吸收能量。在停止射频脉冲后，氢原子核按特定频率发出射电信号，并将吸收的能量释放出来，被体外的接收器收录，经电子计算机处理获得图像。因此，核磁共振是不具有伤害性的，并不产生任何放射性的辐射。

"T"
磁场
强度
单位

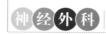

CT是什么样的检查，CT有辐射吗

CT是Computed Tomography的第一个字母的简写。CT是一种功能齐全的病情探测仪器，是计算机X射线断层扫描技术的简称。

一般来说，CT对所有器质性疾病都可以进行检查，尤其对密度差异大的器质性占位病变都能检查并做出定性诊断。但最适于CT检查的是脑部疾病，其中对肿瘤、出血及梗死等疾病检查效果最好，其次是腹部实质脏器的占位病变，如肝、脾、胰、肾、前列腺等部位的肿瘤，对乳腺、甲状腺等部位的肿块也能显示并做出诊断。

CT检查有三种方法：一是平扫，为普通扫描，是常规检查；二是增强扫描，从静脉注入增强剂，再进行扫描，可以使某些病变显示更清楚；三是造影扫描，先行器官或结构的造影，再行扫描，如向脑池内注入造影剂或空气进行脑池造影，再扫描，可清楚显示脑池及其中的小肿瘤。

CT有放射线损伤，存在一定的辐射，尤其是怀孕期间应慎重行CT检查，以免对胎儿造成影响。因此，应尽可能避免在短时间内频繁检查。

CT增强扫描的方法、目的和意义是什么，有不良反应吗

所谓的CT增强扫描，是在注射含碘增强剂后进行扫描的一种检查手段。其目的是加强病灶与周围组织的对比，以利于发现病灶或更清晰地显示病灶的范围和性质，对病变的定性诊断提供有价值的信息。

行增强CT检查时，若患者无碘过敏现象，一般增强剂对身体没有影响。另外，只要不是长期做CT检查，CT的辐射就不会太大，而且检查所带来的辐射，很快就能代谢掉。

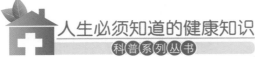

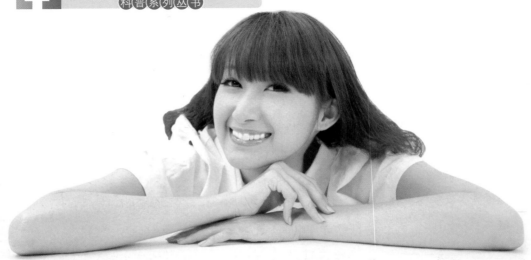

CT检查和核磁共振检查的区别是什么

　　CT于1969年由Hounsfield设计，1972年公之于世。核磁共振（MRI）于20世纪80年代初开始应用于临床。CT及MRI的应用，将神经外科诊断与治疗水平提高到前所未有的境界，可以说给医学界带来了一场技术革命，其影响是不可估量的。两者区别具体如下。

　　CT的空间分辨率高于磁共振（MRI），而MRI的对比分辨率高于CT。CT主要是看实质性结构，MRI看软组织结构比较清晰。

　　CT属于密度成像，是X射线穿透人体经处理后产生的密度差别图像。缺点是射线对人体有一定害处。优点是检查速度快，密度分辨力好。相比于CT，核磁共振是水质子成像，利用外加磁场改变水质子周围电子的自旋方向而成像。目前，尚没有发现核磁检查对人体有明确伤害。

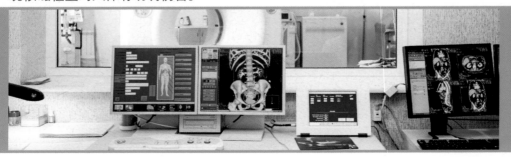

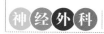

神经电生理监测在神经外科的应用

脑和脊髓构成中枢神经系统，是人体的"司令部和作战指挥中心"，它的正常运转保证我们顺利地进行日常生活、学习和工作，并完成思维和创造性活动，维系人体与环境的和谐。因此，在脑和脊髓部位做手术，既要去除病变，又要维护神经系统功能正常，其要求之高是可以想象的。怎么来达到这个目标呢？除了病变特点、手术者的技术水平固然是最重要的因素。但是，在密集的神经网络中，再有经验的医生有时也难以辨清"敌我"，陷入迷茫。这就需要有一种办法来分清病变和正常组织，最大限度地切除病变，保存正常结构和功能。这个武器就是手术中的电生理监测。比如听神经瘤手术，现代手术技术切除肿瘤已不是难事，问题在和肿瘤关系十分密切的面神经、听神经、脑干的保护。要保护首先得找到它，在肉眼难辨的情况下如何捕获目标？即使是很有经验的医生也难以完成。

神经电生理是指人体周围神经、中枢神经及肌肉的相关生物电位检查。其方法包括肌电图（electromyography，EMG）、神经传导测定、特殊检查、诱发电位（evoked potential，EP）检查等。如面神经纤维始于脑桥下部的面神经核，向前外侧走行，受肿瘤推移挤压变成膜状，这让原本就非常隐蔽的神经变得愈发让人"捉摸不透"了，即使在显微镜下也很难发现。这给医生"落刀"带来极大的风险。使用神经生理监测，特别是在肿瘤暴露和切除的过程中，采取电刺激，来区分面部神经和周围其他组织，像是在一幅面部神经图上分清"敌我"，勾勒出手术走向，让切除肿瘤的同时，面神经得到保护。当脑干和神经受到影响时，监视器上就会像GPS导航一样作出提示，手术医生就可及时调整手术方式，做好保护措施。

在神经外科领域，神经电生理监测的使用对脑及脊髓等重要神经结构提供了明确的保护。在术中实时监控下，通过将术中对神经结构的微小干预放大地表现出来，从而做到有效地防止对神经组织的副损伤。同时能对责任病灶引起的神经结构损伤进行精确定位，做到有的放矢，明确手术的范围及程度。在中枢和外周神经系统不同疾病的手术中都有它的用武之地。它可被用来评价包括大脑皮质、视觉系统、听觉系统、脑干、颅神经以及脊髓感觉和运动通路、外周神经等系统的功能。在发达国家，术中神经功能监护已成为涉及神经系统的手术标准的神经保护方法，范围十分广泛。其作用主要有以下几个方面。

（1）及时发现手术操作引起的神经损伤及其原因，以便立即采取干预措施，在不可逆的神经损伤发生之前将其消除或减至最小，避免神经并发症的发生。

（2）解剖上辨别特定的神经结构，确保重要的神经组织不在即时的术野中。比如听神经鞘瘤切除术中面神经的鉴别、大脑功能区肿瘤切除时辨别运动、感觉皮质等。

（3）术中鉴别失去功能的神经结构，帮助术者采取更积极的手术策略，比如扩大肿瘤切除范围。

（4）对特定的神经结构进行功能评估，指导术者决定随后的手术步骤。比如，术中评估臂丛神经的损伤程度，以确定哪一部分不可能再生、需要移植而非简单的神经松解。

（5）准确定位，避免导致损伤的手术步骤，提供回顾性分析和手术策略调整的信息，这也是年轻神经外科医生的一种教育工具。

（6）术中神经功能监护还有预测术后神经功能，监测术中系统性的变化，给患者及家属心理安慰等作用。

总之，随着临床神经电生理检测技术的不断发展和提高，其应用范围将不断扩大，它将为确保神经功能的完整、提高手术疗效、改善患者的生活质量提供有力的保障。

腰椎穿刺
有什么作用

　　腰穿是腰椎穿刺术的简称，是通过腰椎间隙进行腰部脊髓蛛网膜下腔穿刺，收集蛛网膜下腔脑脊液标本，供脑脊液常规、生化、细胞学等检查和脑脊液动力学分析的最常用的一种穿刺技术。腰穿的作用主要包括以下几方面。

　　（1）获取脑脊液做化验检查，以确定脑、脊髓有无病变及病变的原因。

　　（2）确定有无颅内出血，引流脑脊液。

　　（3）测定颅内压力的高低，椎管内是否有阻塞、压迫。

　　（4）注入空气或造影剂做脑或脊髓造影。

　　（5）麻醉手术。

　　（6）椎管内注入药物达到治疗的目的（常称为鞘内注射）。

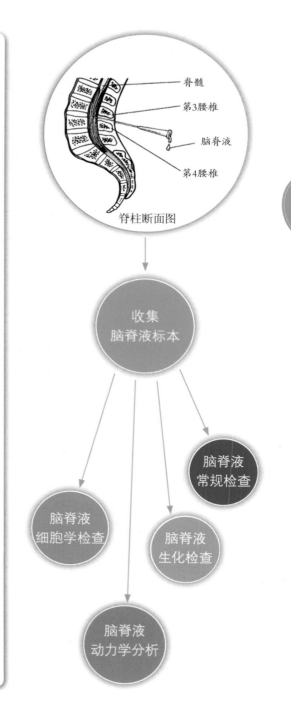

脊柱断面图

脊髓
第3腰椎
脑脊液
第4腰椎

收集脑脊液标本

脑脊液常规检查
脑脊液生化检查
脑脊液细胞学检查
脑脊液动力学分析

颅脑外伤的救治

如何配合医生做腰椎穿刺

（1）腰椎穿刺时，患者头要尽量向胸前俯曲，双膝尽量向腹部屈曲，使脊背弯成弓形，尽量暴露椎间隙，便于穿刺。

（2）穿刺过程中尽量保持姿势不变，更忌乱叫乱蹬，以免操作失败。

（3）穿刺成功后，患者可稍伸直、双下肢半屈，放松身体。

（4）小儿及神志不清者需由专人看护。

（5）穿刺结束后，去枕平卧4~6小时，期间可间隔半小时左右，左右翻身一次，每次不超过5~10分钟；覆盖在穿刺部位的纱布24小时后可去除，时间过长反而损害皮肤；饮食一般不受限制或遵医嘱。

知识链接——腰椎穿刺注意事项

（1）病情危重、体位变动等有可能影响呼吸道通畅和生命体征者，慎行。

（2）全身性败血症、菌血症，穿刺部位的皮肤、皮下组织或椎骨有感染灶，疑有腰段硬脊膜外腔脓肿者，慎行。

（3）已出现较明显的颅内压增高征象者，高颈段脊髓肿物或脊髓外伤急性期者，脑脊液鼻漏或耳漏者，慎行。

（4）凝血机制有缺陷和有出血者，不宜进行。

（5）罕见的不良反应：①一侧或双下肢无力：轻重不一，多在腰穿后数小时内逐渐出现，一般延续1至数天可自行缓解。根据我们的统计，一般不超过千分之一的发生率，分析原因，这种现象可能与腰穿后引起椎管压力变化导致的血管舒缩反应异常、血管痉挛现象有关；②穿刺局部硬膜外静脉丛出血：可出现一侧或双下肢麻木，肌力减弱，1至数天后出血吸收后可自行缓解；③脑脊液漏：一般和腰穿置管引流时间过长有关，消毒后有效加压包扎即可。

腰椎穿刺
能让人变傻变虚吗

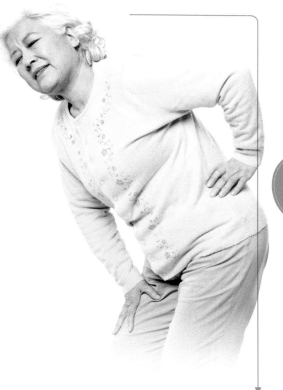

做腰椎穿刺检查脑脊液，对神经系统疾病的诊断有非常重要的意义。可是有些患者及其家属却顾虑重重，甚至不惜延误诊断而拒绝检查。

有的家长害怕做腰椎穿刺以后孩子会变傻，还有人说可以使患者残废，如下肢萎缩啦、一条腿变细啦、腰直不起来啦等。总之，认为腰椎穿刺可以损伤神经系统。实际上腰椎穿刺仅仅是把针通过软组织刺入下部腰椎内的脊髓腔，在这里已经没有脊髓了，只有一些马尾的神经根飘浮在脑脊液中。所以，不会对脊髓造成损害，更不要说损伤大脑了。确实有些患者腰穿以后逐渐变傻，也有截瘫的，但是这些绝不是腰椎穿刺引起的，而是原有疾病本身演变的结果。比如大脑炎，因为大脑受病毒的侵犯，大批神经细胞消亡，智力发育受到阻碍；再如结核性脑膜炎，因为粘连损伤脊髓，出现截瘫。这些都是疾病本身的后遗症和疾病进展的结果，与腰椎穿刺毫无关系。

听到有人说腰椎穿刺会让身体变"虚"，这是由于对人体的解剖生理缺乏最起码的常识造成的。脑脊液只不过是人体体液的一种，并且在新陈代谢。脑脊液总量有120~180毫升，每分钟产生0.3毫升，也就是说每天产生400多毫升，其每天循环代谢的能力是很强的。因此，脑脊液与身体的虚实毫不相干。

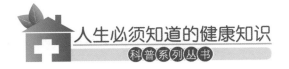

为什么有的人腰椎穿刺后会出现头痛、恶心、呕吐

腰椎穿刺进行脑脊液化验检查是诊断许多疾病经常用到的检查措施之一。如脑炎、脑膜炎、脑血管病等多种疾病的确诊都需要脑脊液化验结果来证实。尽管现代科学的进展发明了许多新的神经系统检查方法，如脑超声波检查、脑血管造影、脑室造影、脑CT扫描等，但尚不能完全代替腰椎穿刺，因为腰穿可以直接观察到脑脊液的情况和变化。

腰椎穿刺对身体并无害处。有时会有一些不良反应，如头痛、恶心、呕吐等。最常见的是所谓腰椎穿刺后低颅压反应。

正常情况下，脑组织被脑脊液所包围。脑脊液对脑组织起着漂浮、缓冲和保护的作用。腰椎穿刺后由于种种原因造成了脑脊液自穿刺针眼缓慢漏出。漏出量可达几十毫升到上百毫升之多，此时脑脊液的生成量不能补偿丢失量，致使脑脊液的容量与压力降低产生相应的临床症状。

腰椎穿刺后低颅压反应的主要表现是头痛。头痛与体位变化关系密切，直立时加剧，卧位时减轻，这是由于直立位时颅内脑脊液降低更为明显的缘故。头痛为枕部或额部的持续性钝痛，程度不等，轻者卧床休息即可缓解。病情较重时伴有恶心、呕吐。部分患者可有低热、眩晕等症状。有腰穿后低颅压反应时，可去枕持续卧床4~6小时，或采用术后抬高床尾的方法。轻者经一夜睡眠可自行缓解，重者可持续几天至十几天，才能缓解，一般不遗留任何后遗症。

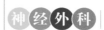

 # 颅脑损伤的救治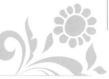

颅脑外伤的救治

什么是颅脑损伤，伤后风险如何

顾名思义，由暴力作用于头颅所引起的损伤称之为颅脑损伤。包括头部软组织损伤、颅骨骨折和脑损伤。其中脑损伤后果严重，应特别警惕。病因常见于意外交通事故、工伤或火器伤等。

软组织损伤中头皮下血肿较多，不需特殊处理，经常可自愈。而头皮裂伤出血甚多，应早期清创缝合。头盖部的线样骨折无需处理。较大的凹陷性骨折应早期整复。颅底骨折常引起脑脊液鼻漏或耳漏应视为开放颅脑损伤，极易逆行感染，因此脑脊液漏的处理是引流勿堵、消炎待自愈，少数不愈合者可择期外科修补。

原发性脑损伤中最常见的是脑震荡。患者有肯定的外伤史，伤后立即意识丧失，短时间清醒，往往不能回忆受伤瞬间过程，对症处理可愈。脑挫伤和挫裂伤是枕顶部着地形成对冲伤，脑组织在颅内大块运动，与前颅凹和中颅凹底摩擦，致脑组织挫伤或挫裂伤，可引起外伤性蛛网膜下腔出血（头痛、恶心、呕吐、颈部抵抗、腰椎穿刺可有血性脑脊液），一般要严密观察，及时发现颅内血肿。

继发性脑损伤常见的有脑水肿和颅内血肿。在脑损伤的基础上形成血管源性脑水肿，可为局部或全脑性；若挫伤较重，局部出血较多，则可形成硬膜下血肿或脑内血肿。若颞部颅骨骨折损伤硬脑膜中动脉，可形成硬膜外血肿。以上病理改变均可继发颅内压增高，甚至形成脑疝，危及生命。

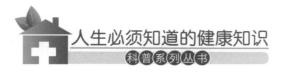

如何区别不同程度的昏迷

可以观察对外界刺激的反应及反射活动来区别不同程度的昏迷。

浅昏迷：对疼痛刺激有反应，各种生理反射（吞咽、咳嗽、角膜反射、瞳孔对光反应等）存在，体温、脉搏、呼吸多无明显改变，可伴谵妄或躁动，随意活动消失。

中度昏迷：对痛刺激的反应消失，生理反应存在，生命体征正常。

深昏迷：对各种刺激皆无反应，各种生理反射消失，随意活动完全消失，可有呼吸不规则、血压下降、大小便失禁、全身肌肉松弛、去大脑强直等。

脑死亡是指患者处于濒死状态，无自主呼吸，各种反射消失，脑电图呈病理性电静息，排除药物影响，脑功能丧失持续在24小时以上。

知识链接——中央前回和中央后回

直接控制随意运动的功能在中央前回，称为一级运动区，它的分布有一定规律，如图所示。

躯体感觉的功能在中央后回，其分布也有一定规律，如图所示。

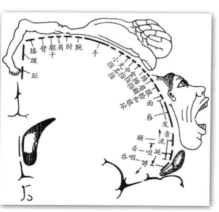

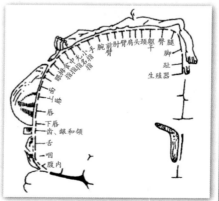

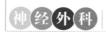

颅脑损伤如何分型

按急性闭合性颅脑损伤的分型标准，根据昏迷时间、阳性体征和生命体征，将病情分型如下：

轻型 (1)轻型：伤后昏迷时间0~30分钟。有轻微头痛、头晕等自觉症状；神经系统和脑脊液检查无明显改变。主要包括单纯性脑震荡，可伴或不伴有颅骨骨折。

中型 (2)中型：伤后昏迷时间12小时以内。有轻微的神经系统阳性体征；体温、呼吸、血压、脉搏有轻微改变。主要包括轻度脑挫裂伤，伴有或无颅骨骨折及蛛网膜下腔出血，无脑受压者。

重型 (3)重型：伤后昏迷12小时以上。意识障碍逐渐加重或再次出现昏迷；有明显神经系统阳性体征；体温、呼吸、血压、脉搏有明显改变。主要包括广泛颅骨骨折、广泛脑挫裂伤及脑干损伤或颅内血肿。

特重型 (4)特重型：脑原发损伤重，伤后昏迷深，有去大脑强直或伴有其他部位的脏器伤、休克等；已有晚期脑疝，包括双侧瞳孔散大，生命体征严重紊乱或呼吸已近停止。

临床应用分型能对颅脑损伤患者进行受伤部位和病理类型做出诊断和分型。该方法主要应用于临床诊断，以颅脑损伤部位和损伤的病理形态改变为基础。首先根据损伤部位分为颅伤和脑伤两部分，两者又分为开放性和闭合性损伤。脑损伤依据硬脑膜是否完整，分为开放性颅脑损伤（open craniocerebral injury）和闭合性颅脑损伤（closed craniocerebral injury）。前者的诊断主要依据硬脑膜破裂，脑脊液外流，颅腔与外界交通。颅底骨折合并脑脊液漏者又称之为内开放性脑损伤。闭合性脑损伤又可以分为原发性和继发性两类。

颅脑外伤的救治

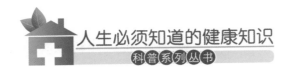

知识链接——格拉斯哥评分

格拉斯哥昏迷评分（GCS）是评定患者意识状态的一种客观量化指标，动态观察评分有助于了解病情变化，是国际上通用的评价患者意识和判断预后的方法。此法从睁眼、肢体运动和言语反应三方面分别定出具体评分标准，评定患者每项的得分，三者相加即得出患者的分值即格拉斯哥昏迷评分（GCS）。

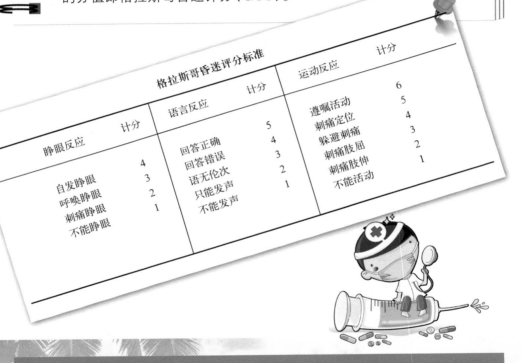

格拉斯哥昏迷评分标准

睁眼反应	计分	语言反应	计分	运动反应	计分
自发睁眼	4	回答正确	5	遵嘱活动	6
呼唤睁眼	3	回答错误	4	刺痛定位	5
刺痛睁眼	2	语无伦次	3	躲避刺痛	4
不能睁眼	1	只能发声	2	刺痛肢屈	3
		不能发声	1	刺痛肢伸	2
				不能活动	1

临床上通常采用GCS（格拉斯哥法）评分。将睁眼、语言、运动三项评分相加，13~15分为轻型颅脑伤，9~12分为中型颅脑伤，6~8分为重型颅脑伤，最低的3~5分则为特重型颅脑伤，提示有极严重的脑损伤。

何为开放性颅脑损伤

开放性颅脑损伤是指颅骨和硬脑膜破损,脑组织直接或间接地与外界相通。约占颅脑损伤的17%。和平时期多因锐器、钝器打击、坠伤和跌伤所造成,战时则多由火器致伤。临床表现因受伤原因、受伤方式和暴力大小不一而差别悬殊,但大多数均有不同程度的昏迷、创口及伤道内出血、局部脑损伤症状容易并发感染,特别是火器性颅脑损伤,其伤情多较严重、变化快、疗效差、后遗症多和残死率高。

知识链接——大脑功能分区

(1)直接控制随意运动的功能在中央前回,称为一级运动区。

(2)躯体感觉的功能在中央后回。

(3)视觉功能在枕极或枕叶内侧的矩状裂周围。

(4)听觉功能在颞横回,这些区域都被称为一级感觉区。在一级感觉区的外围还有二级区,进行各种感觉的高级加工。

(5)一般认为内脏感觉功能在岛叶。

(6)嗅觉加工在边叶。

(7)组织说话的运动功能在多数右利手者的左半球布罗卡区。

(8)理解语言的功能,多数人也在左半球外侧裂后方的缘上回和角回,即韦尼克区。

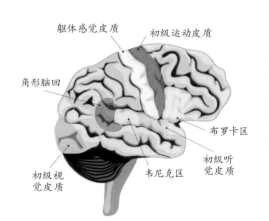

躯体感觉皮质 初级运动皮质 角形脑回 布罗卡区 初级视觉皮质 韦尼克区 初级听觉皮质

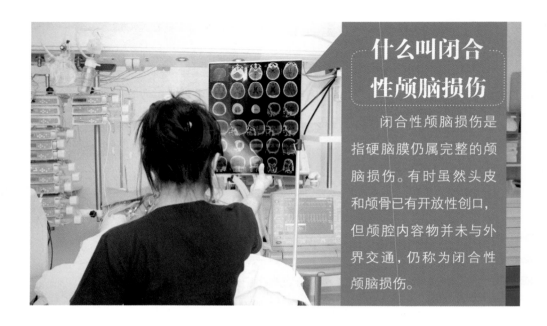

什么叫闭合性颅脑损伤

闭合性颅脑损伤是指硬脑膜仍属完整的颅脑损伤。有时虽然头皮和颅骨已有开放性创口，但颅腔内容物并未与外界交通，仍称为闭合性颅脑损伤。

怎样对颅脑损伤患者进行现场急救

颅脑损伤的患者急救能否取得效果的关键，在于急救人员能否进行正确和及时的现场抢救，急救人员在快速、简洁地了解患者的受伤时间、地点、原因及过程后，立即对头部和全身情况迅速认真地检查，在综合病史及初步检查情况作出病情判断后随即开始现场急救。现场急救的重点是呼吸与循环功能的支持，及时纠正伤后发生的呼吸暂停与维持血压的稳定。现场急救顺序为：

（1）保持呼吸道通畅：急性颅脑损伤的患者由于多数出现意识障碍而失去主动清除分泌物的能力，可因呕吐物或血液、脑脊液吸入气管造成呼吸困难，甚至窒息。应立即清除口、鼻腔的分泌物，调整头位为侧卧位或后仰，必要时就地气管内插管或气管切开，以保持呼吸道的通畅，若呼吸停止或通气不足，应连接简易呼吸器作辅助呼吸。

（2）制止活动性外出血：头皮血运极丰富，单纯头皮裂伤有时即可引起致命性

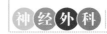

外出血，开放性颅脑损伤可累计头皮的大小动脉，颅骨骨折可伤及颅内静脉窦，同时颅脑损伤往往合并有其他部位的复合伤，这些均可造成大出血引起失血性休克而导致循环功能衰竭。因此，制止活动性外出血，维持循环功能极为重要。现场急救的止血方法有：①对可见的较粗动脉的搏动性喷血，可用止血钳将血管夹闭；②对头皮裂伤的广泛出血，可用绷带加压包扎暂时减少出血。在条件不允许时，可用粗丝线将头皮全层紧密缝合，到达医院后需进一步处理时再拆开；③静脉窦出血现场处理比较困难，在情况许可时最好使伤员头高位或半坐位转送到医院再做进一步处理；④对已暴露脑组织的开放性创面出血，可用明胶海绵贴附，再以干纱布覆盖，包扎不宜过紧，以免加重脑组织损伤。

（3）维持有效的循环功能：颅脑损伤的患者往往是因为合并其他脏器的损伤、骨折、头皮裂伤等，造成内出血或外出血而致失血性休克，引起循环功能衰竭。因此，及时有效的止血，快速地输血或血浆是防止休克、避免循环功能衰竭的有效方法。

（4）局部创面的处理：以防止伤口再污染、预防感染、减少或制止出血为原则，可在简单清除创面的异物，用生理盐水或凉开水冲洗后，用无菌敷料覆盖包扎，并及早应用抗生素和破伤风抗毒素。

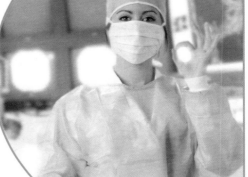

（5）防止和处理脑疝：当患者出现昏迷及瞳孔不等大，则是颅脑损伤严重的表现，瞳孔扩大侧通常是颅内血肿侧，需迅速使用脱水药物，并注意在用药后观察患者意识和瞳孔的变化。

知识链接——瞳孔对光反射

瞳孔位于眼球前端，光照一侧瞳孔，引起双侧瞳孔缩小的反应，称为瞳孔对光反射。

正常瞳孔的大小与年龄、生理状态、屈光、外界环境等因素有关。1岁以内的婴儿瞳孔最大，其次为儿童和青少年时期，以后随着生长发育，瞳孔会逐渐变小。近视眼瞳孔大于远视眼；交感神经兴奋时，如表现为惊恐不安、疼痛时，瞳孔会扩大；副交感神经兴奋时，如表现为深呼吸、脑力劳动、睡眠等，瞳孔会变小。正常瞳孔在自然光线下直径平均为2.5~4毫米，两侧等大，等圆，边缘整齐，亮光下可缩小，光线暗的环境下可略增大。如双眼直视前方时，用手电筒光照射瞳孔，瞳孔立即变小，移开光源或闭合双眼，瞳孔即可复原。

正常人，手电筒直接照射一侧瞳孔时，可观察到该侧瞳孔受到光线刺激时立即缩小，此时移开光源可观察到瞳孔立即复原。用同样的方法再观察对侧瞳孔。此为直接对光反射。用一手竖直放于两眼之间，以挡住手电筒的光线照到对侧。此时用手电筒照射一侧瞳孔，可观察到另一侧瞳孔立即缩小，移开光线瞳孔立即复原。以同样的方法检查对侧瞳孔，表现同上即为正常。此为间接对光反射。

直接对光反射和间接对光反射均为检测瞳孔的功能活动。若用手电筒照射瞳孔时，其变化很小，而移去光源后瞳孔增大不明显，此种情况称为瞳孔对光反应迟钝。当瞳孔对光毫无反应时，称为对光反应消失。此两种情况常见于昏迷的患者。

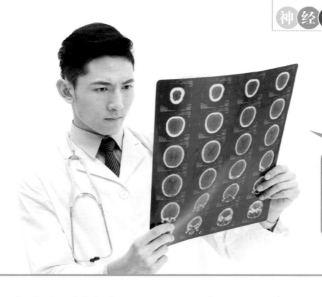

> 高颅压是颅脑损伤时的一种严重的情况，需及时抢救

高颅压是怎么一回事

　　高颅压系指颅内压力的异常增高，是颅脑损伤时的一种严重的情况，如不能及时抢救并采取有效的治疗措施，常可引起脑疝而危及生命。

　　颅内压力是指颅腔内容物(包括脑组织、颅内血液和颅内脑脊液)对颅腔壁所产生的压力。由于脑脊液介于颅腔壁和脑组织之间，因此，颅内压力可以用脑脊液的压力来代表。正常人侧卧位腰椎穿刺测得脑脊液的压力为80~180毫米水柱，若压力高于180毫米水柱即为高颅压。成年人由于颅缝和囟门均已闭合，所以颅腔容积是不会改变的。某一颅腔内容物的体积或容量增加时，颅内压力就会增高，临床上就叫做高颅压。

高颅压的临床表现

　　(1)头痛：程度不一，急性发生的高颅压比慢生高颅压的头痛要严重。开始可为发作性，清晨较重，部位多在额颞部。咳嗽、用力、打喷嚏、俯身、低头、摇头等活动均可使疼痛加剧。小儿因颅缝未闭，高颅压时可使颅缝裂开，故头痛不明显，但可见囟门膨出。

　　(2)恶心、呕吐：严重时不能进食，食后即吐，因而患者有脱水、营养不良、体重减轻等症状。小儿患者反复发作性呕吐常为高颅压的唯一症状。

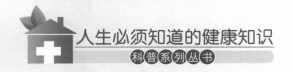

（3）视乳头水肿：是高颅压典型而具有诊断价值的体征。早期并不影响视力，高颅压持续存在可引起继发性视神经萎缩，而造成视力下降，甚至失明。

以上三种临床表现为高颅压的典型征象，称之为高颅压的"三主征"。除此之外，还可有其他一些临床表现，如各种不同程度的意识障碍，从早期的兴奋、躁动不安、易激惹到嗜睡、意识模糊以至昏迷等，均可出现。还可以有双侧外展神经麻痹、癫痫发作、脉搏徐缓、血压升高等表现。

引起颅内压增高的因素

（1）颅内肿瘤：颅内肿瘤中有高颅压者约占80%。一般来讲，肿瘤体积越大，颅内压增高越明显。若肿瘤阻塞脑脊液循环通路产生脑积水时，可使高颅压出现得更早、更显著。

（2）颅脑外伤：外伤可以引起颅内血管损伤而形成颅内血肿，或脑挫伤时所造成的脑水肿都可以导致高颅压。

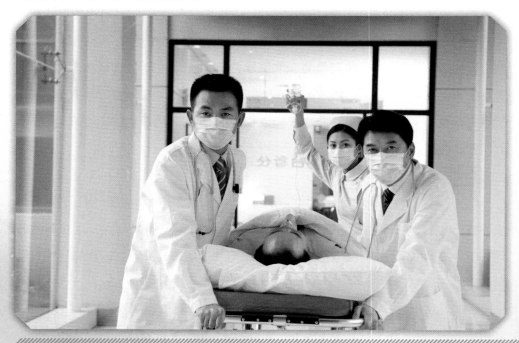

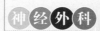
（3）颅内感染：各种脑炎、脑膜炎、脑脓肿均可以因感染中毒所产生的脑水肿而引起高颅压。

（4）各种脑血管病：各种原因引起的脑出血、蛛网膜下脑出血均可产生高颅压，而脑梗死时，由于梗死灶周围的水肿，同样可以产生高颅压。

（5）脑寄生虫病：脑囊虫病、脑包虫病、脑血吸虫病、脑性疟疾等多种脑内寄生虫病都可以产生高颅压。

（6）颅脑先天性疾病：如婴儿脑积水、颅缝过早闭合，枕大孔区畸形等先天性疾病，常伴有颅内压增高。

（7）各种原因引起的脑缺氧：如心脏骤停、昏迷患者呼吸道梗阻、癫痫持续状态、哮喘患者的喘息状态、一氧化碳中毒、多种药物中毒……均可导致严重脑缺氧，继发脑水肿而产生颅内压增高。

颅脑外伤的救治

知识链接——脑肿胀

严重颅脑外伤时，下丘脑可能受到直接或间接损伤。下丘脑对脑血管的舒张和收缩具有调节功能。一旦此功能衰竭，脑血管张力快速下降，直至脑血管麻痹，致全脑血管床极度扩张而脑容积迅速扩大，导致急性脑肿胀(brain swelling, BS)，颅内压骤升。急性脑肿胀时，脑血管麻痹，脑血流停止而脑缺氧缺血，但并无脑水肿，脱水治疗也无明显效果，是一种神经外科临床十分重要的情况。

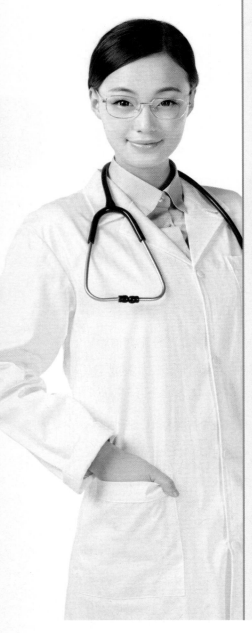

什么是脑疝，为什么说脑疝是一种紧急情况

脑疝是神经外科临床的急重症，一旦发生，需要快速采取有效措施进行抢救，否则就会造成生命危险。

由于外伤和各种局灶性或弥漫性颅内病变均可以引起脑体积增大和颅内压增高，此时，脑组织便向阻力最小的地方移位，结果导致部分脑组织挤入到硬脑膜间隙(如小脑幕切迹)或颅骨的生理孔道(如枕骨大孔)并发生嵌顿，称之为脑疝。临床上最常见和最主要的脑疝有两种，即小脑幕切迹疝和枕骨大孔疝。

为了进一步说明这两种脑疝。我们先介绍一点有关的解剖知识：人的颅腔被小脑幕分为上、下两部分。小脑幕内侧为一游离缘，称之为小脑幕切迹。上、下两部分在小脑幕切迹处相通，其上方有颞叶脑组织，其下方有动眼神经通过，当颅内发生各种病变时，如脑肿瘤、脑外伤、脑出血、脑缺氧等，均可以使颅腔内容物体积增大，使颅内压增高。而造成颞叶脑组织自小脑幕切迹处向下突出。这就形成了小脑幕切迹疝，又称之为颞叶钩回疝。其主要临床表现有病灶侧瞳孔扩大、对光反射消失，是由于动眼神经受到颞叶脑组织的压迫所致，

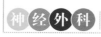
患者的意识由清醒变为对外界刺激反应迟钝、嗜睡、意识模糊，最终发展到昏迷，并常出现去脑强直、呼吸深慢或先快后慢，最后发生呼吸衰竭，血压下降。继而呼吸、心跳停止而生命终结。

枕骨大孔为颅底的一个生理性孔道，其上方有脑干和小脑，其下方有椎管和颈段脊髓，延髓在此处与脊髓相连。当颅内各种病变，尤其是后颅凹病变引起颅内压增高时，可将小脑组织向下挤入枕骨大孔并进入椎管，这就形成了枕骨大孔疝，又称之为小脑扁桃疝。小脑扁桃疝的形成使延髓受到压迫，而人的许多重要生命中枢，如呼吸、循环中枢等都在延髓内。延髓受到压迫，患者迅速出现呼吸、循环障碍。呼吸先减慢而后很快呈潮式呼吸，继而呼吸停止。脉搏微弱而快，血压下降，一般呼吸停止后半分钟左右，心脏即随之停止跳动而终结生命。

可以看出，出现脑疝的确是一种十分紧急的情况，为了防止其发生，对高颅压患者应抓紧时间明确诊断，并给予积极的治疗。若脑疝一旦形成，应立即进行争分夺秒地抢救，其目的是使颅内压迅速下降，使脑疝得以迅速还纳复位。主要的治疗方法是静脉给以强有力的脱水剂，如甘露醇、尿素以及肾上腺皮质类激素（如地塞米松）等药物。如有条件应进行脑室穿刺，对呼吸骤停者应给以气管插管行辅助呼吸。经过上述处理后，若症状能得到暂时缓解，则应积极治疗原发病，争取时间及早进行手术，如颅内血肿清除、肿瘤切除等。

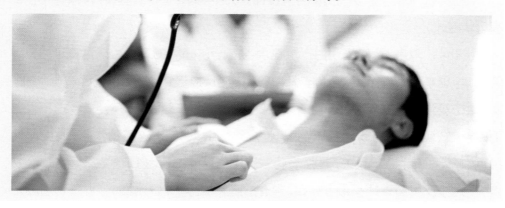

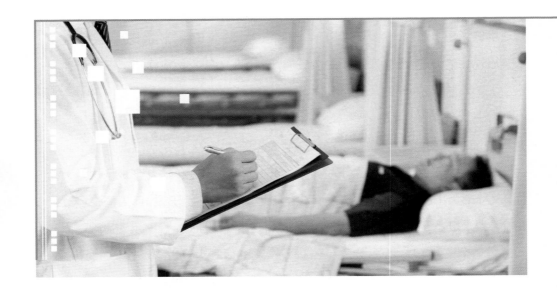

颅脑损伤的临床表现有哪些

(1) 生命体征改变：体温、呼吸、脉搏、血压可以反应颅脑损伤的程度。生命体征正常或轻微变化多表示伤情较轻，病情平稳；生命体征变化较大多提示病情危重，急需处理，如血压升高、脉压差加大、心率缓慢或异常加快、呼吸深慢和节律不规整等。

(2) 头痛、呕吐：除受伤局部可有疼痛之外。头痛多呈持续胀痛，常伴有恶心和喷射状呕吐。

(3) 意识障碍：由于受伤的严重程度不同，可有多种表现。由轻至重可分为：①嗜睡：能唤醒，可勉强配合检查及回答问题，反应迟钝，停止刺激后入睡；②朦胧：给予较强的痛刺激或语言刺激方可唤醒，只能作一些简单、模糊或条理不正确的回答；③浅昏迷：意识迟钝，无语言反应，对强痛刺激有逃避动作，深浅生理反射存在；④昏迷：意识丧失，对强痛刺激反应也迟钝，浅反射消失，深反射减退或消失，角膜反射和吞咽反射可存在，常有小便失禁；⑤深昏迷：对外界一切刺激无反应，各种反射消失，瞳孔光反射消失，肌张力消失或极度增强。由于颅脑损伤患者多有昏迷，观察瞳孔、眼球运动及眼底改变等眼部征象可较客观地了解病情。瞳孔：正常人直径为3~4毫米，小儿略大，双侧等大同圆，如果瞳孔散大，光反射消失伴有意识障碍多提示病情危重。正常眼球位置对称，各方向运动灵活，如有同向凝视或固定，或视轴散开等提示颅内受损。眼底观察如发现视乳头水肿、出血等提示颅内高压或眼球内受伤。

（4）神经系统局灶症状与体征：颅脑受伤后可以出现一种或多种脑功能受损的症状：随意运动，语言、精神活动的异常；失语、书写不能；记忆力、计算能力差；躯体麻木、肢体单瘫或偏瘫、肌张力失调；尿崩、高热、消化道出血；全身强直；共济运动失调；吞咽不能、声音嘶哑，口角歪斜等。

为什么有的脑外伤患者
会从耳或鼻孔往外流"水"

有些脑外伤患者会出现从耳或鼻孔往外流"水"的现象。为什么会产生这种现象呢？流出的液体是什么东西呢？原来流出的液体是脑脊液，这种现象叫做脑脊液耳漏或鼻漏。

从解剖学上看，颅底部的硬脑膜与颅骨连接比较紧密。颅脑损伤时，若有颅底骨折发生，则很容易损伤颅底部的硬脑膜与蛛网膜，而使蛛网膜下腔中的脑脊液从骨折处流出。而头部的几个主要气窦：额窦、筛窦和蝶窦，都开口于鼻腔。在脑外伤时，这几个气窦很容易受到骨折的影响。此时，脑脊液就会经骨折处流入以上各窦，并从鼻孔流出，而形成脑脊液鼻漏；若骨折累及颞骨岩部，会撕裂鼓膜，此时，脑脊液就会经骨折处从中耳和外耳道流出，即形成脑脊液耳漏。

脑脊液耳（鼻）漏的主要临床表现是外伤后有脑脊液从耳或鼻孔流出，开始几日为血性，以后漏液逐渐减少，且变清亮。耳漏多为一侧，鼻漏可为一侧或两侧，即使是一侧，液体也常自双侧鼻孔流出。多数患者可在数日内自行愈合，尤其是耳漏者，基本上都能自行愈合。但也有一部分鼻漏患者可持续数周、数月，甚至数年，经常有水样液体从鼻孔流出，漏液较少时，虽看不见液体外流，但患者可感知咽部有味，并经常有不自主的下咽动作。有时脑脊液外漏在伤后并不立即发生，而是经一段时间后才出现。主要是由于硬脑膜的裂口血凝块所堵塞。以后，随着血凝块的吸收而引起裂口开放。偶尔也有脑脊液耳(鼻)漏自愈后经过数周，甚至数年又复发者。

此外，患者可有相应的颅底骨折症状，如脑脊液鼻漏时可有：眼眶部的皮下淤血或结膜下淤血以及嗅神经、视神经、眼球运动神经、三叉神经损伤的症状。耳漏常伴有乳突部皮下淤血及面肌麻痹、听力障碍等面神经、听神经损伤的症状。头颅X线片可发现颅底骨骨折。

脑脊液外漏过多时可引起低颅压反应，患者有头痛、头晕、恶心、呕吐，尤其在坐位或直立位时症状明显加重。若细菌经鼻或耳侵入到颅腔，可引起化脓性脑膜炎，患者会发烧，腰椎穿刺脑脊液出现异常。

外伤后若耳、鼻有液体流出，应及时明确是否为脑脊液外漏。初期漏出液多含有血液，甚至可为血性。后期漏出的脑脊液一般不含血液，为鉴别应检查漏出液中是否含糖，含糖则为脑脊液，不含糖则为鼻腔分泌物。但收集的液体应立即进行化验，否则放置时间过久细菌可将糖分解，从而影响化验结果。

多数脑脊液耳(鼻)漏患者可以自愈。治疗的要点是预防和控制感染。发生脑漏液时切勿将耳、鼻堵塞或进行冲洗，以免发生逆行性颅内感染。伤口应保持清洁、无菌，耳道用酒精棉球擦净，耳外可敷以无菌纱布。嘱患者不要用力咳嗽、打喷嚏或擤鼻涕。全身用药应遵医嘱。

对于少数持久不能自愈的患者，可行手术修补治疗。

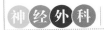
对颅脑损伤患者应如何观察病情变化

生命体征：如体温、脉搏、呼吸、血压的变化，是反应病情变化的重要指标之一，如出现血压下降、呼吸深慢、脉搏缓慢，多提示有早期脑疝。

意识状态：意识的改变与脑损伤的轻重密切相关，是观察脑外伤病情的主要内容之一，在临床上通过格拉斯评分来判断意识障碍的程度，为早期诊断治疗提供依据。

瞳孔变化：检查瞳孔的变化，可了解是否有脑疝的形成。如瞳孔进行性散大，光反射消失，并伴有严重意识障碍和生命体征变化，常是颅内血肿或脑水肿引起脑疝的表现。

颅脑外伤的救治

知识链接——踩到钉子后的神经反射

人的脚不小心踩在钉子上后，脚部皮肤里的感受器受到钉子的刺激产生神经冲动，神经冲动沿着传入神经冲动传到脊髓里的抬脚反射中枢里，抬脚反射中枢发出的神经冲动通过传出神经传到脚上的效应器，肌肉收缩，产生抬脚反射；同时一部分神经冲动沿着脊髓白质里的神经纤维传到大脑皮层的躯体感觉中枢，使人产生痛觉；因为抬腿反射是简单反射，反射的神经中枢在脊髓，反射的路径较短；而感觉到疼是在大脑皮层的躯体感觉中枢，需要经过脊髓的上行传导才能形成，反射的路径较长。因此不小心，脚踩在钉子上后，先抬脚后感觉到痛，抬脚和痛觉的中枢分别在脊髓和大脑里。人在未感觉到疼痛之前就有了抬脚反应，该反射的神经中枢位于脊髓内；随后此人感觉到疼痛，这说明神经冲动沿脊髓传达到了大脑皮层躯体感觉中枢，产生了感觉。

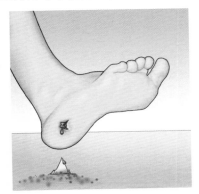

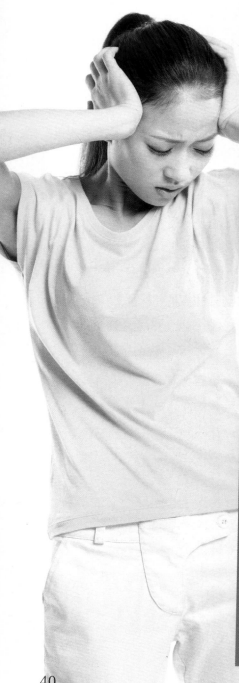

脑外伤后综合征有哪些症状表现和体征

脑外伤后综合征的临床特点为主观症状较重而客观体征缺如或轻微，主要是头昏、头痛和神经系统功能障碍等表现。

（1）头痛、头晕：头痛最为多见，约占78%，以弥漫性头部胀痛及搏动性头痛为主，持久而严重，发作时间不定，以下午为多，部位常在额颞部或枕后部，有时累及整个头部，或头顶压迫感，或呈环形紧箍感，因而终日昏沉、焦躁不安。位于枕后的头痛经常伴有颈部肌肉紧张及疼痛，多与颅颈部损伤有关。头痛的发作可因失眠、疲劳、情绪欠佳、工作不顺利或外界的喧嚣而加剧。

头晕亦较为常见，约占50%。患者往往自诉为头晕目眩，其实多非真正的眩晕，而是主观感到头部浑浊、思维不够清晰，或是一种混乱迷糊的感觉。有时自认为身体不能保持平衡，常因转动头部或改变体位而加重，但神经检查并无明确的前庭功能障碍或共济失调，给予适当的对症治疗和安慰鼓励之后，症状即可减轻或消失，但不久又重复出现。

（2）癔症样反应：患者情绪多波动，易激惹、发怒，有时可有肌痉挛性发作、视力下降、听力下降、闭目不语和不由自主的哭笑，甚至发生癔症性瘫痪，重者呈木僵或缄默状态。

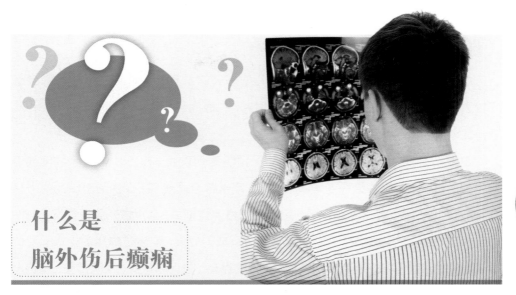

什么是
脑外伤后癫痫

颅脑外伤的救治

脑外伤后癫痫，顾名思义就是脑部受到外界的伤害后引发癫痫发作。据受损程度可分为：①开放性颅脑损伤：多为枪弹穿通，脑深部组织受损，使脑组织与外界相通；②闭合性脑损伤：主要为钝器伤，多由交通事故引起，脑组织受到损伤，但不与外界相通。故脑外伤后癫痫也分为开放性损伤癫痫和闭合性损伤癫痫，前者的发生率远远高于后者。

脑卒中后癫痫是指由于脑组织缺血、缺氧而引起的癫痫发作。临床上脑卒中是引起癫痫发作的常见危险因素，而脑卒中后癫痫是增加致残和危及生命的重要原因。癫痫可发生于脑卒中的任何时期，少数患者以癫痫发作作为首发症状，致使发病开始病程即呈危重，一些迟发性癫痫发作后可使原有神经系统症状加重。

通常将脑卒中后癫痫分为：

（1）早期癫痫：指癫痫发生在脑卒中后两周以内，其中半数癫痫发生在脑卒中后24小时以内。本发作常可自行缓解，若以癫痫为首发症状，多在偏瘫出现后，癫痫自行停止。

（2）迟发性癫痫：指脑卒中两周以后出现的癫痫发作，并可长期反复发作。

患有癫痫应该注意施治，平时自己也要多加注意。

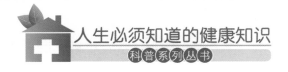

脑外伤后癫痫如何治疗

颅脑外伤是继发性癫痫常见的病因,对患者的恢复及未来的生活质量都会造成较大的影响。根据外伤后癫痫发生的时间,将癫痫分为早期癫痫和晚期癫痫,二者判定以颅脑外伤后1周为界限。

在外伤早期,积极的治疗可以有助于预防癫痫发生。在急性期应尽早彻底清除颅内血肿、坏死的脑组织及碎裂的颅骨,严密缝合硬脑膜,保护脑组织的血液供应,防止创口感染,有开放性骨折的患者应严格消毒创口,尽快将开放性骨折变为闭合性骨折。积极有效的治疗可以减少脑外伤造成的疤痕,是预防癫痫发生最重要的措施。脑外伤患者应积极给予降颅压、改善脑循环、防止脑水肿、预防感染、解除血管痉挛、补液等治疗,避免脑组织的进一步损伤。可以同时应用抗癫痫药物,预防早期癫痫的发作。

大部分患者的晚期,癫痫经过抗癫痫药物的治疗后,症状都可以很好地控制。如果患者经规范抗癫痫药物治疗后,症状不能控制,癫痫发作频繁,脑电图和影像学检查发现脑内有癫痫病灶,如手术切除癫痫病灶不会导致严重神经功能损伤,可考虑采取手术治疗。

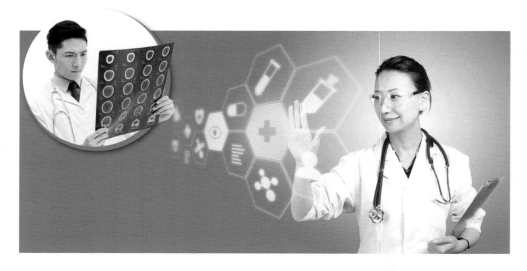

什么是脑损伤后综合征

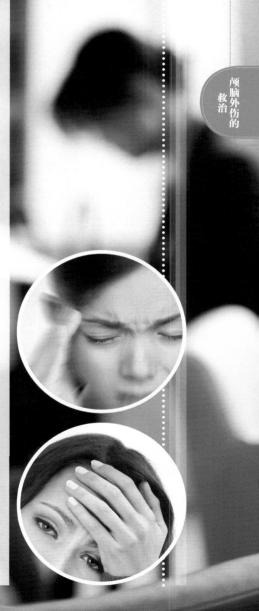

　　脑损伤后综合征又称脑损伤后遗症，是脑外伤患者在恢复期以后，长期存在的一组自主神经功能失调或精神性症状的总称。包括头痛、神经过敏、易怒、注意力集中障碍、记忆力障碍、头晕、失眠、疲劳等症状，而神经系统检查并无异常，神经放射学检查亦无阳性发现。如果这一组症状在脑外伤后3个月以上仍持续存在而无好转时，则称为脑损伤后综合征。主要表现的特点分述如下：

　　头痛：是最为常见的症状，可以是锐痛、钝痛、搏动性疼痛，可出现在整个头部、额部或枕部。枕部的疼痛通常伴有颈后肌肉的疼痛和紧张感。头痛发作的时间不确定，可因情绪不佳、疲劳、失眠而加重，并因此而焦躁不安。

　　头昏：头昏的表现各式各样，头晕目眩，耳鸣，恶心，因体位变化而加重。

　　自主神经功能失调：表现为心悸、血压波动、多汗、月经失调、性功能障碍等。

　　神经过敏和易激惹也是很常见的，一般由紧张的环境因素所引起。另外，记忆力减退、注意力难以集中、易疲劳、智能减退、失眠等可能是心理因素作用的结果。

颅脑外伤的救治

43

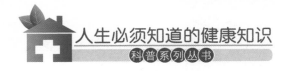
颅脑损伤治疗后康复措施有哪些

颅脑损伤是创伤中发病率仅次于四肢的常见创伤。平时常见于交通事故、工伤、失足坠落等;战时见于爆炸形成的高压气浪冲击,工事或建筑物倒塌及火器、利器伤等。

先介绍一下制订康复计划的原则。颅脑损伤引起的功能障碍是多种多样的,各患者之间的差异很大,因此治疗计划应因人而异。颅脑损伤的康复是长期的。损伤后躯体方面的障碍在1年内大多已经稳定,但认知、行为和社会心理方面的问题往往持续很长时间。因此,应制定长期康复的目标。如同时有行为、情绪、认知方面的障碍,需首先处理,否则患者可能抗拒、抵制、消极对待康复治疗,或因注意力、记忆力差而使许多再训练的方法不能生效。认知的康复是长期的,需教会患者家属一些能长期在家进行训练的实用方法。

再来讲一讲常见功能障碍的处理。急性期的处理,包括药物和手术治疗、加强营养、被动活动、预防关节僵硬、预防压疮和深静脉血栓形成以及矫正异常姿势等。

关于认知障碍的康复治疗。下面介绍一些简单实用、无论在医院还是在患者回家后都可进行的康复方法。

注意力和集中力的训练

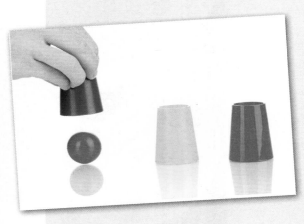

(1)猜测游戏(shell game):取两只透明玻璃杯和一个弹球,让患者注视训练者将一只杯扣在弹球上,并指出有弹球的杯子,反复数次。无误后改用两只不透明的杯子,操作同上。反复数次,成功后改用更多的杯子或更多不同颜色的球,扣上后让患者分别指出有各种颜色弹球的杯子,移动杯子后再问。

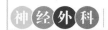

（2）删除作业（cancellation task）：在一张白纸上写几个大写的汉语拼音字母如KBLRBPYO（亦可用数字、图形），让患者用铅笔删除训练者指定的字母，如B。再改写字母的顺序和规定要删的字母，反复进行数次。成功后增加字母的行数和难度。

（3）时间感（time sense）：要求患者按训练者命令启动秒表，并于10秒钟时停止秒表，然后将时间逐渐延长至1分钟，当误差小于1~2秒时，改为不让患者看表，启动后让他心算到10秒时停止，然后将时间延长，到2分钟时停止，每10秒的误差不得超过1.5秒。达到要求后改为一边与患者交谈，一边让患者进行上述训练，使患者尽量控制自己不因交谈而分散注意力。

（4）作业疗法：编织、木工、拼图练习等。

记忆的训练

（1）视觉记忆（visual memory）：先将3~5张绘有日常用品的图片卡放在患者面前，告诉患者每卡可以看5秒，然后将卡收去，让患者用笔写下所看到的物品的名称，反复数次，成功后增加卡的数目。

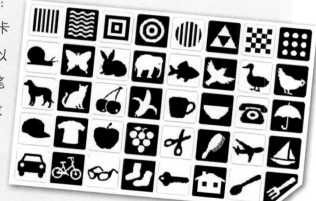

（2）编故事法：把要记忆的内容按自己的习惯和爱好编成一个小故事，有助于记忆。

（3）作业疗法：木工、黏土作业、镶嵌、投箭等。

在日常生活中应采用的方法

（1）建立恒定的每日活动常规，让患者不断地重复和练习。

（2）耐心细声地向患者提问和下命令。

（3）从简单到复杂进行练习，将整个练习分解成若干小部分，先一小部分、一小

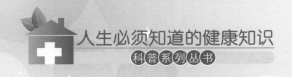
部分地训练，成功后再逐步联合。

（4）利用视、听、触、嗅等多种感觉输入来配合训练。

（5）每次训练时间要短，记忆正确时要及时给予奖励。

（6）让患者分清重点，先记住最需要做的事，不去记忆一些无关的琐事。

思维的训练

思维包括推理、分析、综合、比较、抽象、概括等多种过程，而这些过程往往表现于人类对问题的解决中。下面介绍一些推理和解决问题能力的训练方法。

（1）指出报纸中的消息：取一张当地的报纸，首先问患者有关报纸首页的信息，如大标题、日期、报纸的名称等，如回答无误，再要他指出报纸中的专栏，如体育、商业、分类广告等。回答无误后，再训练他寻找特殊的消息，如可问他两个球队比赛的比分如何，某电影院上映的电影如何。回答无误后，再训练他寻找一些需要他作出决定的消息。

（2）排列数字：给患者三张数字卡，让他由小到大将其排列，然后每次再给他一张卡，让他根据其数字的大小插进已排好的三张卡之间。正确无误后，再给他几个数字卡，问他其中有什么共同之处，如有哪些是奇数或偶数、哪些可以互为倍数等。

（3）分类：让患者将多项物品名称按物品用途分类、配对等。

（4）作业疗法：图画合成、木工等。

训练是多种多样的，也并非一天内就把某训练中的所有步骤都完成。训练无需特殊用品，出院后在家中还可继续进行。因此，对患者家属亦应进行训练，让他们也熟练掌握训练方法。

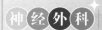

环境的改良

患者出院回家或重返工作岗位后，如仍遗留有认知功能障碍，环境的改良可能是最有效的康复策略。在注意力训练方面，使患者处于安静的环境中，如关掉收音机和电视机，减少噪声的干扰。若这点做不到，可使用耳塞。简短而明确的指令也有助于患者。对记忆受损的最好方法，是使用能代偿其记忆的辅助器具，如可教会患者依靠墙上的日历、闹钟和计时器来安排工作行程，在工作场所贴上工作清单，将常用的工具放在最容易见到和拿到的地方。

其他如行为障碍的康复、语言障碍和运动障碍的康复等，需要多咨询专业康复师获得指导。

颅脑外伤的救治

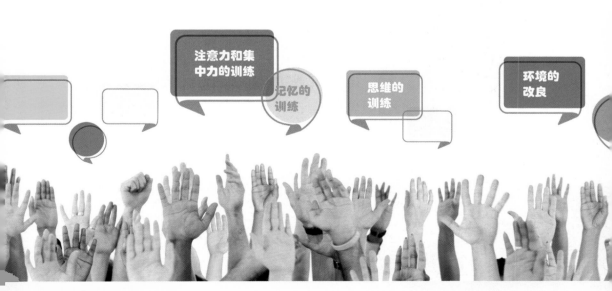

注意力和集中力的训练

记忆的训练

思维的训练

环境的改良

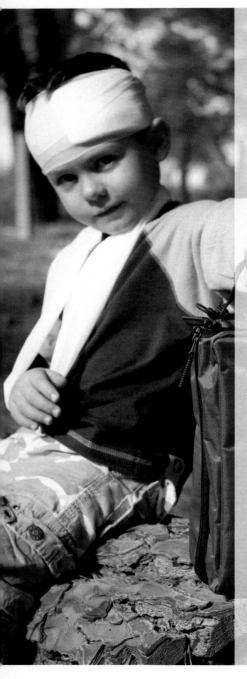

儿童头部外伤后需要注意什么

家长要留意头部受伤孩子的状况，并做一些简单的检查和观察。

（1）孩子头部着地跌倒或被硬物碰撞头颅，即使当时无任何症状，也应让他安静休息，并注意观察。

（2）用手详细地检查孩子的头颅，头皮隆起的包一般不重要，重要的是要用手摸清是否有局部的骨板凹陷。若有则意味着颅骨受外力冲撞而破裂或下陷，有可能损伤脑膜或脑实质，要及时送医院作进一步观察。

（3）注意观察孩子外伤后的精神状态和活动，当出现与平时不同的变化，如出奇地安静、呆滞、不愿动、对周围事物反应迟钝或冷漠等，则可能有脑实质性损伤。

（4）外伤以后出现呕吐，是一个危险信号，可能是颅内出血引起颅内高压所致，需立即送医院检查，切莫拖延。否则，短期内可能会发生昏迷，可能会有生命危险。

（5）注意观察孩子的四肢活动是否有异常，若发现孩子的某一侧肢体活动不灵，或不能活动，有可能仅仅是肢体损伤，也有可能是头颅外伤的严重表现，而且往往是后期出现的症状。这种情形下，应将孩子及时送医院检查。

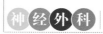

知识链接——去脑强直

去脑强直，也叫去大脑强直，是因病变损害，使大脑与中脑和桥脑间的联系中断，影响了上部脑干的功能所致。常见于重症脑出血昏迷期，天幕疝晚期，脑室出血，中脑、桥脑出血以及其他原因引起的严重脑干损伤等。其主要表现为：四肢强直性伸展，上臂内收并旋内，前臂伸直并过分旋前，髋内收、内转，膝伸直，颈后仰呈角弓反张。患者常呈深昏迷状态，伴有呼吸不规律及全身肌肉抽搐。

去脑强直是肌张力障碍的一种表现。全身肌张力特别是伸肌张力增强，患者角弓反张，四肢强直性伸直，肩关节内旋，肘关节伸直过度旋前，腕关节屈曲，下肢伸直，踝关节及趾关节跖屈，给予刺激时此种痉挛加剧，称去大脑强直，见于中脑弥漫性病变。

病变位于更高水平时，上肢肘关节呈半屈曲，其他情况同前，称为去皮质强直，见于大脑弥漫性损害。

儿童头部外伤如何观察伤情变化

因大多数头部外伤的孩童并无大碍，医师常建议家长带回家观察。

在家里应多休息，禁止剧烈运动。

如果孩童各方面大致正常，仍需仔细观察1~2天，以确定未忽略任何严重的合并症。在观察期间，需特别注意孩子的意识状态，如可以在夜间叫醒孩童1~2次，一次可在半夜12点，而另一次在凌晨4点。唤醒并观察孩子能否清醒地讲话，四肢活动有无异常。还要注意孩子两侧瞳孔是否大小一致。

最好能睡在孩子的旁边，以便能观察其呼吸及睡眠情况。若有任何异常，则将

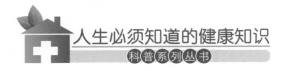

孩子叫醒以确知是否有昏迷的情况发生。

在发生头部外伤的6小时内，应避免进食，或少食少饮。6小时之后若仍有恶心、呕吐症状时，仍应避免进食。

发生下列情况之一时，应立即与医生联系或送医院就医：

（1）头痛程度越来越严重。

（2）喷射性呕吐发生3次以上。

（3）两侧瞳孔大小不一。

（4）无法叫醒，或意识不清。

（5）无法正常地走路、爬行或讲话。

（6）极度地哭闹或躁动不安。

（7）全身或局部抽搐。

（8）鼻孔或耳朵流出血或水样的液体。

（9）一边或两边肢体呈现无力状态。

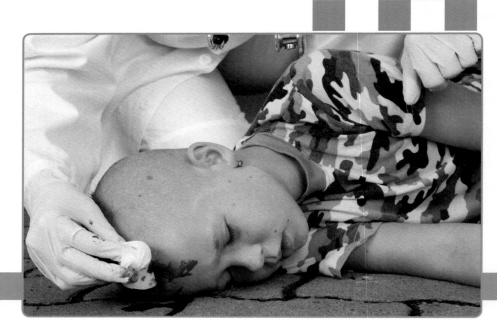

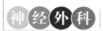

头皮损伤应该如何治疗

（1）头皮裂伤：应到医院急诊处理，将伤口加压包扎止血，进行清创缝合术。

（2）头皮血肿：分以下几种情况：

皮下血肿：头皮下血肿多在数天后自行吸收，无需特殊治疗，早期给予冷敷，以减少出血和疼痛，24~48小时之后改为热敷以促进血肿吸收。

帽状腱膜下血肿：对较小的血肿可采用早期冷敷，加压包扎，24~48小时后改为热敷，促其自行吸收。若血肿巨大，可能需要在严格皮肤准备和消毒下，分次穿刺抽吸后加压包扎，尤其对婴幼儿患者，有时需间隔1~2天穿刺1次，并根据情况给予抗生素。血肿不消失或继续增大者，在排除颅骨骨折及颅内损伤后，可用套管针置入引流管引流数天，确有需要时也可切开清除血肿并止血，严密缝合伤口，加压包扎，并应用抗生素预防感染。血肿合并感染者应切开引流。

骨膜下血肿：早期仍以冷敷为宜，较大者应在严格备皮和消毒情况下施行穿刺，抽吸积血1~2次即可恢复。若反复积血则应及时行CT扫描或其他辅助检查。对较小的骨膜下血肿，亦可采用先冷敷、后热敷，促其自行吸收的方法。但对婴幼儿骨膜下血肿，往往为时较久，即有钙盐沉着，形成骨性包壳，难以消散。对这种血肿，宜及时穿刺抽吸，在密切观察下小心加压包扎，但忌用强力加压包扎，以防血液经骨折缝流向颅内，引起硬脑膜外血肿。

（3）头皮撕脱伤：头皮撕脱伤的处理，首先应积极采取止血、止痛、抗休克等措施。用无菌敷料覆盖创面，加压包扎止血，并保留撕脱的头皮备用，争分夺秒送往有条件的医院清创治疗。医生会根据患者就诊时间的早迟、撕脱头皮的存活条件、颅骨是否裸露以及有无感染迹象而采用不同的方法处理。

头皮损伤的诊治要注意什么

（1）监测生命体征：密切观察患者的生命体征，尤其是有休克征象的患者，定时测血压、脉搏、呼吸。

（2）止血：①较小的头皮血肿在1~2周后可自行吸收，巨大的血肿可能需4~6周才能吸收。采用局部适当加压包扎，有利于防止血肿的扩大；②头皮裂伤的患者应清创缝合、压迫止血。头皮血供丰富，其清创缝合的时限可放宽至24小时。清创时应仔细检查伤口深处有无骨折或碎骨片，如发现有脑脊液或脑组织外溢，需按开放性脑损伤处理；③头皮撕脱伤的患者，在压迫止血后，还应根据伤情决定是否行植皮术，对骨膜已撕脱的，有时需在颅骨外板上多处钻孔至板障，然后植皮。

（3）防治感染：除对伤口的彻底清创及抗感染治疗外，对休克患者还应防治肺部及泌尿系感染，并定时做口腔护理。

（4）防治休克。

（5）对意识清醒的患者应给予心理及情绪的支持，以防不安使休克加剧。对意识不清的患者应专人防护，防止坠床等意外。

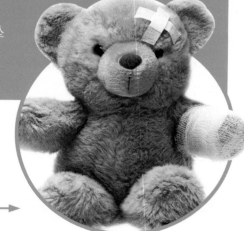

新生儿头皮血肿怎么办

新生儿出生后发现头皮血肿怎么办? 面临这个问题，家长们会非常的担心和害怕。其实，新生儿头皮血肿是由于出生时母亲的骨盆和新生儿的头部不相称即"不配套"引起的。胎位不正常如枕横位，当胎头到达骨盆壁时，头颅骨受压迫，或使用过产钳助产，牵拉力量过大引起头颅受伤。因此，在生后几小时至几天以后，血肿主要在头顶骨膜下，其范围大小不一样，小者像鸡蛋大，大者与颅骨块大小差不多，稍微隆起，圆形，边界清楚，不超过骨缝。出生后1~3天可渐渐增大，表面皮肤色泽正常，用手指压肿块有凹陷，稍微硬些，有弹性，不容易移动，有波动感觉，那是由于内有血流的关系。因为是骨膜下出血，血吸收比较慢，所以，需要2~4月才能消退，一般情况下在家治疗就可以了，治疗时需要保持皮肤清洁，防止继发感染。如果有感染时加用消炎药。生后头几天可用冰袋或冷水袋敷局部，避免加重出血，不要揉搓，或戴顶小帽子，减少头部和枕头磨擦的刺激。过了一星期以后可改用热敷，以帮助血肿周围血液循环，促进吸收血块。出血初期可服3天维生素K，在家护理4~8周以后血肿仍不消退，而且比较大时，建议到医院做一些需要的颅脑检查，及时做进一步治疗。

颅骨骨折有哪些症状

（1）颅盖骨折：表现为骨折局部的头皮肿胀和压痛，颅盖板障出血可积聚到硬脑膜外腔或骨膜下形成血肿。凹陷骨折时，当骨片下陷较深，刺破硬脑膜，损伤和压迫脑组织，可有偏瘫、失语、偏侧感觉障碍和局灶性癫痫等表现。骨

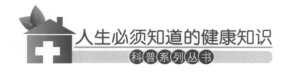

折常伴有外伤性蛛网膜下腔出血，出现头痛、颈强直和克氏征阳性等脑膜刺激症状，如合并颅内血肿时，常有进行性意识障碍，出现脑局部症状和颅内压增高症状等。

（2）颅底骨折：临床表现主要取决于骨折所在的不同颅窝和相关神经、血管等组织的损伤情况。

颅前窝骨折：前额部皮肤有挫伤和肿胀，骨折线可横过眶上壁、筛板、额窦和视神经管。当出血进入眶内，可见眼睑和结膜下淤血，出现一侧或两侧黑眼圈。骨折线通过额窦或筛窦时，常产生鼻出血和脑脊液鼻漏，气体由副鼻窦经骨折线进入颅腔内，气体分布于蛛网膜下腔、脑内或脑室内，称为外伤性颅内积气。骨折线累及筛板，撕裂嗅神经导致嗅觉丧失。当骨折线经过视神经管时，可因损伤或压迫视神经，致视力减退或丧失。颅前窝骨折也常伴有硬脑膜撕裂、额极和额叶底面的脑挫裂伤，可产生各种类型的颅内血肿。

颅中窝骨折：临床常见到颞部软组织肿胀，骨折线多限于一侧颅中窝底，有时经蝶骨体达对侧颅中窝底。当骨折累及颞骨岩部时，往往损伤面神经和听神经，出现周围性面瘫、听力丧失、眩晕或平衡障碍等。如骨折经过中耳和伴有鼓膜破裂时，多产生耳出血和脑脊液耳漏。骨折线经过蝶骨，其骨突或骨折片损伤颈内动脉时，可产生颈内动脉—海绵窦瘘，表现头部或眶部连续性杂音、搏动性眼球突出、眼球运动受限和视力进行性减退等。颈内动脉损伤亦可形成海绵窦段颈内动脉瘤，动脉瘤破裂后又形成颈内动脉—海绵窦瘘。当眶上裂骨折时，可损伤动眼、滑车和外展神经以及三叉神经第一支，出现眼球运动障碍和前额部感觉障碍。

颅后窝骨折：除着力点皮挫伤外，数小时内可在枕下或乳突部出现皮下淤血，骨折线经过枕骨鳞部和基底部，亦可经过颞骨岩部向前到颅中窝底。骨折线累及斜坡时，可于咽后壁见到黏膜下淤血，如骨折线经过颈内静脉孔或舌下神经孔，可分别出现下咽困难、声音嘶哑或舌肌瘫痪。骨折累及枕骨大孔，可出现延髓损伤症状，严重时需要积极救治。

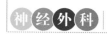

知识链接——疼痛的产生

　　疼痛的产生是由于人体某一部位受伤后，释放出一些化学物质，同时产生疼痛信号。这些物质会刺激神经末梢，使疼痛信号从受伤部位传向大脑，从而使人产生疼痛感。这种感觉起到保护人体的作用，它可以防止机体受到进一步的伤害。比如，手被火灼伤，人马上就会把手缩回来；皮肤若被针刺扎，人就会设法避开。痛觉又是人体内部的报警系统。比如，肚子痛可以提醒人们可能是肠胃出了毛病；牙痛则预示牙出了毛病；嗓子痛则告知人们得了感冒或喉部发炎。这样可以提醒人们及时去看病治疗，排除病情，保证了身体健康。所以，痛觉对人体具有重要的生物学意义，是人体不可缺少的，起到自我保护作用的一种生理反应。

头痛

颅骨骨折应如何治疗

　　单纯线形骨折本身不需特殊处理，但应警惕是否合并脑损伤。骨折线通过脑膜血管沟或静脉窦所在部位时，要警惕硬脑膜外血肿的发生，需严密观察或CT检查。骨折线通过气窦者可导致颅内积气，要注意预防颅内感染。颅底骨折本身无需特别治疗，着重于观察有无脑损伤及处理脑脊液漏、颅神经损伤等合并症。合并脑脊液漏时，需预防颅内感染，不可堵塞或冲洗，不做腰椎穿刺，取头高位卧床休息，避免用力咳嗽、打喷嚏和擤鼻涕，给予抗生素。绝大多数漏口会在伤后1~2周内自行愈合。如超过1个月仍未停止漏液，可考虑手术修补硬脑膜，以封闭瘘口。伤后视力减退者，疑为视神经受压迫时，应争取在12小时内行视神经探查减压术。

知识链接——大脑缺氧

氧气如同食物和水，是人体代谢活动的关键物质，是生命运动的第一需要，营养物质需通过氧化作用，才能产生和释放出化学能。大脑在进行思考和行使信息的接受和传递功能时，需要大量的氧气。

缺氧的一般表现为头晕、头痛、耳鸣、眼花、四肢软弱无力，继之有恶心、呕吐，呼吸浅快而弱，心跳快而无力。随着缺氧的加重，会渐次出现意识凝滞，全身皮肤、嘴唇、指甲青紫，血压下降，瞳孔散大，昏迷，最后因呼吸困难、心跳停止、缺氧窒息而危及生命。

慢性的缺氧会有思维迟钝、反应变慢、犯困，没有很大的体力消耗却感觉疲惫，心力交瘁，情绪波动大，性情改变，困得要命却睡不着，严重时会伴随多种前述的脑缺氧表现。

脑脓肿有什么症状

脑脓肿是指由细菌、真菌或原虫侵入脑组织而致的脑组织感染。脑脓肿在任何年龄均可发病，以青壮年最常见。

脑脓肿

多数患者有近期感染或慢性中耳炎急性发作史，伴发脑膜炎者可有畏寒、发热、头痛、呕吐、意识障碍（嗜睡，谵妄或昏迷）、脑膜刺激征等。周围血象呈现白细胞增多，中性粒细胞比例增高，血沉加快等。此时神经系统并无定位体征。一般不超过2~3周，上述症状逐渐消退。隐源性脑脓肿可无这些症状。

颅内压增高虽然在急性脑膜炎期可出现，但是大多数患者在脓肿形成后才逐渐表现出来。表现为头痛好转后又出现，且呈持续性，阵发性加重，剧烈时伴呕吐、脉缓、血压升高等。半数患者有视乳头水肿，重症患者可有意识障碍。上述诸症状可与脑膜脑炎期的表现相互交错，也可在后者症状缓解后再出现。

脑脓肿神经系统定位体征，因脓肿所在部位而异。颞叶脓肿可出现欣快、健忘等精神症状，对侧同向偏盲、轻偏瘫、感觉性失语或命名性失语（优势半球）等，也可无任何定位征。小脑脓肿的头痛，多在枕部并向颈部或前额放射，眼底水肿多见，向患侧注视时出现粗大的眼球震颤，还常有一侧肢体共济失调、肌张力降低、肌腱反射降低、强迫性头位和脑膜刺激征等，晚期可出现后组颅神经麻痹。额叶脓肿常有表情淡漠、记忆力减退、个性改变等精神症状，亦可伴有对侧肢体局灶性癫痫或全身大发作、偏瘫和运动性失语（优势半球）等。若副鼻窦前壁呈现局部红肿、压痛，则提示原发感染灶可能即在此处。顶叶脓肿以感觉障碍为主，如浅感觉减退，皮层感觉丧失，空间定向障碍，优势半球受损可出现自体不认症、失读、失写、计算不能等。丘脑脓肿可表现偏瘫、偏身感觉障碍和偏盲，少数有命名性失语，也可无任何定位体征。

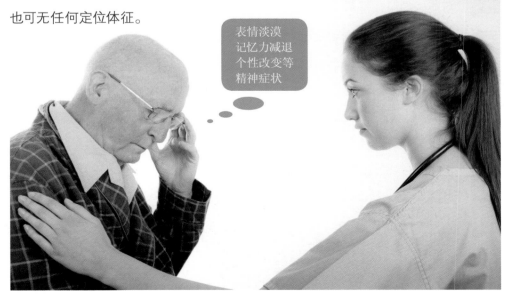

表情淡漠
记忆力减退
个性改变等
精神症状

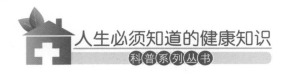
知识链接——人体的常见细菌

虽然呱呱落地的婴儿体内几乎是无菌的，但离开母体后，就同周围富含微生物的自然环境密切接触，因而人体的体表皮肤和与外界相通的口腔、上呼吸道、肠道、泌尿生殖道等黏膜及其腔道寄居着不同种类和数量的微生物。这些微生物中有相当一部分是会引起疾病的，但是我们称它们为正常菌群，因为这些寄生物在正常情况下与宿主相安无事，互相适应，而且各种微生物之间也相互制约而保持一个彼此共存的状态。

任何一种自然界的生物，如果体内连一个微生物都没有是不可能的，除非采取特殊的办法繁殖。

多汗的地方，例如胳肢窝和脚趾缝里微生物多，通常所说的汗臭味就是由微生物分解汗液造成的。婴儿臀部常容易出现湿疹，这不是因为尿本身刺激皮肤所致，而是由于细菌在残留尿液中生长并产生氨气引起的。因为氨气对皮肤有强烈刺激性，当长期不洗澡或洗脸不认真时，就可能由细菌或霉菌在身上或脸上引起皮疹、发炎，继而流出大量的脓液和污物。皮肤大面积烧伤或黏膜破损时，葡萄球菌便会侵袭创伤面而大量繁殖，引起创伤发炎溃烂。当机体着凉或疲劳过度时，在健康人的呼吸道里一定能分离出造成典型肺炎的肺炎链球菌，它会引起咽炎和扁桃体炎。龋齿是牙齿腐坏的一种常见形式，可能主要是由于正常菌群的稳定性被破坏而使某些厌氧细菌过量造成的。

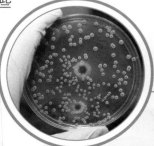
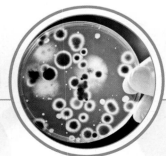

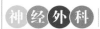

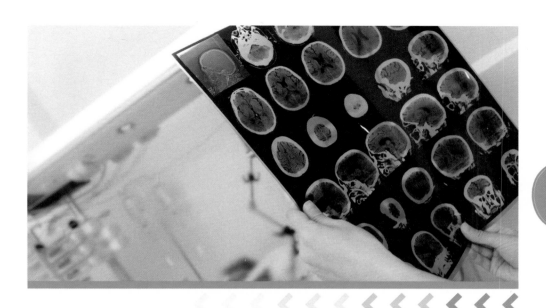

颅脑外伤的救治

脑脓肿怎么治疗

　　脑脓肿的治疗，应根据病程和不同的病理阶段，部位，单发，多房或多发以及机体的反应和抵抗力，致病菌的类型、毒力和耐药性，原发病灶的情况等因素，综合分析来制定合理有效的治疗方案。一般的治疗原则是：当脓肿尚未形成之前，应以内科综合治疗为主；一旦脓肿形成，则应行外科手术治疗。

　　(1) 急性化脓性脑炎和化脓阶段：主要是抗感染和降低颅内压等对症治疗，合理选择抗生素及应用脱水药物，辅以支持疗法和对症处理。经过一段时间的治疗，少数病例可以治愈，多数患者急性炎症可以得到缓解，病灶可迅速局限，为手术创造良好条件。但有少数严重患者，脓肿尚未形成，即已出现脑疝，甚至呈脑疝危象，则应采取紧急手术处理，以挽救生命。

　　(2) 脑脓肿包膜形成阶段：脓肿包膜形成后，应在应用抗生素、脱水药物、支持疗法等处理的同时，尽早施行外科手术治疗。根据脓肿的类型、部位、病情及技术、设备等条件，综合分析，选择最佳治疗方案。

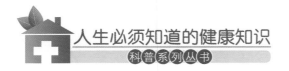
脑脓肿为什么容易复发

脑脓肿术后可能复发。造成脑脓肿复发的因素很多：

（1）手术治疗不彻底有残留的脓腔。

（2）未发现的小脓肿逐渐扩大形成明显的脓肿。

（3）原发病灶未处理彻底，感染又侵入颅内引起新的病灶，形成脓肿。

（4）手术时脓液外渗污染创面，又形成脓肿。术中虽经过氧化氢及抗生素液冲洗，但对某些细菌，尤其是耐药的金黄色葡萄球菌无法完全清除。

（5）不论手术或穿刺引流，都要尽量避免污染创口，对已有污染者，术中要及时送细菌培养及药敏试验，并送涂片染色检查，以便及时选用有效的药物治疗，连续应用不少于2~4周。

颅骨缺损如何治疗

颅骨缺损大多因开放性颅脑损伤或火器性穿透伤所致，部分患者是因手术减压或有病颅骨切除而残留骨缺损。直径3厘米以上的缺损，特别是位于额部有碍美观和安全的缺损，常有这样或那样的症状，如头昏、头疼、局部触痛、易激怒、不安

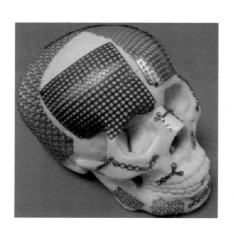

等。或者患者对缺损区的搏动、膨隆、塌陷存恐惧心理，怕晒太阳、怕震动，甚至怕吵闹声，往往自制力差、注意力不易集中和记忆力下降。由于对重型颅脑损伤、脑压较高的病例，常行去骨瓣减压之法，因而人为的巨大颅骨缺损亦为数不少。

颅骨缺损的治疗是施行颅骨修补成形术。目前比较常用的是钛板成形术。首先根

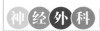

据患者颅骨缺损的状况，模拟颅骨的自然形态，经过CT的数据处理、医学的三维重建、颅骨自然曲面的表面绘制、计算机图形图像的辅助设计和钛金属的数字制造等5项程序，利用三维CT检查结果，为患者精确地设计预制出个性化的修补缺损的钛合金头骨，然后在手术中成功地将钛合金头骨固定在患者缺损的头上。这项技术实现了钛合金头骨与缺损部位的精确结合，实现了对脑组织有效的力学保护，达到良好的治疗效果，还减少了患者的痛苦，治疗风险也大大减少，患者术后恢复期缩短，可以较快地恢复工作，融入社会。

颅脑外伤的救治

外伤性颅骨缺损康复治疗要注意些什么

颅骨缺损大多因颅骨骨折清创术所致，部分患者是由于手术减压或有病损颅骨切除而残留颅骨缺损。其临床表现主要有：

（1）形态改变有碍观颜和缺乏安全感。

（2）易怒、焦虑、头痛、头昏，对缺损区搏动、膨隆、塌陷心存恐惧，怕晒太阳，怕震动、噪声，自制力差，注意力不集中和记忆障碍。

（3）因直接影响到颅内压的生理平衡，早期有脑移位、脑变形膨出，中后期可发生脑萎缩、脑软化、脑积水、积液、穿通畸形、甚至发作癫痫等。

另有一些患者在颅骨缺损修补后依然有担心，比如说对材料的长期稳定性、牢固性心存疑虑，总是感到局部不适，"骨头没长上""有一个大洞""会塌陷，会碰碎，会变形"等。还有些人仍

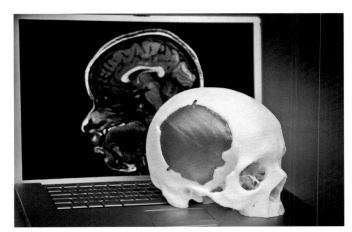

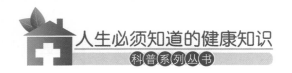

然缺乏安全感，对塑形不太满意。所以说颅骨缺损临床康复治疗的主要目的有两个方面：一是恢复局部保护作用与整形，积极治疗脑器质性损害，如脑软化、脑萎缩、脑积水等；二是对症康复治疗，如改善睡眠，消除焦虑，减轻头痛等。

目前对颅骨手术伤（切）口愈合后病情稳定者，局部无感染，无颅内压增高征象，缺损直径大于3厘米或位于重要功能区、颜面部以及有整形要求者，可适时早期进行颅骨修补术。

临床治疗时，可以选用的缺损材料有自体骨或异体骨、异种骨、金属代用品和非金属材料等。可视缺损大小、部位、材料性能和价格等具体掌握。

术前可多了解一些修补材料（特别是人工材料）的各项性能情况，如塑形和固定是否简便、材料的组织反应性如何、有无毒性、是否耐腐蚀抗老化、是否导电和传热、是否具有一定强度等。提倡选择应用自体骨或异体骨，将来能和颅骨融结为一体，会大大减轻康复的心理负担。

需要指出的是，无论是清创术还是减压术，去除颅骨都是治疗时的权宜之计，在清创完毕或是减压作用完成之后，颅骨缺损即是一种非正常生理状态，如颅骨保护作用消失，直接影响颅内压的生理平衡，局部脑脊液"大块"流向紊乱等，若此种非正常状态时间过长，会给患者的康复带来很大的影响。临床上可以看到，不少患者前来进行颅骨修补时，已有十分严重的不良表现，如癫痫、脑膨出、局部脑软化、脑室穿通畸形、脑萎缩、脑积水等，这种情况要引起注意，提倡适时早期修补。

知识链接——3D打印技术与颅骨修补

3D打印技术已经开始在钛合金人工颅骨修复手术中派上用场。有3D打印机帮忙，可以事先得到患者切除掉肿瘤后颅骨的树脂模型，手术中钛合金人工颅骨塑形有了实物参照，将更加精确和吻合。

我们平时所见的打印机，打印的"产品"是二维的文字、图片。3D

打印机打印的"产品"是三维的立体物件，如果打印机"墨盒"里装的是树脂原料，医用3D打印机依照设计图行事，就能打出一个树脂制品。随着社会科技的发展和人们生活水平的提高，临床颅骨缺损治疗不仅追求达到解剖、生理的复原，对外观美容的要求也越来越高，这就要求修补材料与颅骨缺损的嵌合要十分完美。3D数字技术的出现使得这一切成为可能。可以说，3D数字技术辅助的颅骨修补成型技术是一个创新之举。

3D打印应用于颅骨缺损的外科治疗，首先要通过CT薄层扫描患者头颅，3D数字重建患者颅骨缺损的状况，然后模拟颅骨的自然形态，经过3D数字重建患者颅骨自然曲面模型。接下来再通过计算机图像的辅助设计和钛金属的3D数字制造等程序，为患者精确地设计及制造出个性化的修补颅骨缺损的3D钛合金头骨。最后，通过医生在手术中成功地将其固定在患者缺损的头骨上。这项技术实现了3D技术与缺损部位的精确结合，减少了手术时间和患者的痛苦，创面暴露时间亦相应减少，有利于降低术后感染率及头皮下积液发生率，也利于缩短术后恢复期，可以较快地恢复健康，融入社会。

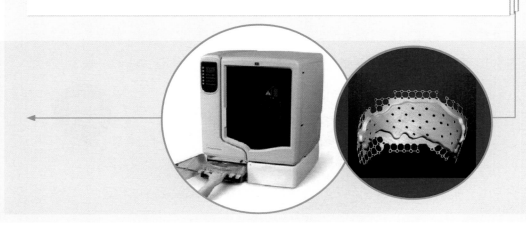

脑震荡和脑挫裂伤

什么叫脑震荡，能彻底治好吗

头部受到外伤或暴力打击后，引起暂时的意识丧失叫做脑震荡。脑震荡是颅脑损伤中最轻的一种脑损伤类型。

当头部受到猛烈撞击的一瞬间，脑脊液在脑室内猛烈移动、脑血管运动功能的紊乱、脑干的机械性牵拉或扭曲而引起了脑干网状结构功能障碍，其结果可造成短暂的意识丧失。在此种情况下，外伤只引起短暂的脑功能障碍，而无器质性损伤，因此，这种意识障碍是可恢复的。

脑震荡的主要临床表现是外伤后的意识丧失。一般来讲程度轻，历时短，可为一过性的意识恍惚，也可为短暂的昏迷，并可同时伴有四肢松软，反射消失，随着意识障碍的好转而恢复正常。昏迷时间，轻者数秒钟、数分钟即可缓解，重者最多不超过半小时。意识恢复后对受伤当时及受伤前的情况回忆不起来，称之为"逆行性遗忘"。清醒后常诉头痛、头晕、疲乏无力，少数患者可有恶心、呕吐，一般3~5天后

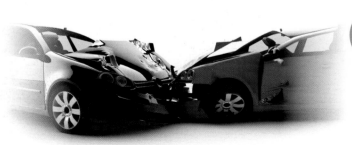

车祸致
脑震荡

自行消失。部分患者伤后还可有失眠、烦躁、情绪不稳、记忆力下降等表现,一般在数日至数周后即可好转,少数患者持续时间稍长些。清醒后神经系统检查无阳性体征。腰椎穿刺脑脊液压力及各项化验均正常。

脑震荡患者应注意休息,根据病情适当休息3~7天,一般不超过2周。对有主观症状者应给予对症治疗。经过休息和治疗后一般在短期内即可彻底好转,并不留下任何后遗症。对一些思想顾虑较多而影响健康恢复者,应加强心理治疗,解除思想顾虑,需要时可配合针灸、中药治疗。

虽然脑震荡是一种预后良好的疾病,但是为了避免遗漏其他一些严重的颅脑损伤(如颅内血肿),对典型的脑震荡患者,在伤后2~3天以内需要严密观察,注意病情变化及再度昏迷的出现。经过观察确无异常情况发生时,再确定脑震荡的诊断,则更为安全可靠。

知识链接——神经康复学

神经康复学在我国是一个新兴年轻的学科。它与神经病学不同,神经病学是研究神经系统结构、功能和临床疾病的诊断治疗的学科,而神经康复学则是神经病学与康复医学相结合的一门学科,也是神经病学与康复医学的边缘科学,是专门研究神经疾病所致的障碍及由障碍引起的并发症的预防、处理和康复。

神经康复学在我国方兴未艾。不少人仍然将它与疗养、理疗等画等号,也不知道它的具体内容,以致有许多本应早期应用康复治疗的患者,由于缺乏对神经康复的认识,失去了良好的康复时机,使患者不能满意地回归社会和家庭,有的甚至卧床不起,更谈不上生活质量了。我们提倡对颅脑损伤后的患者及时开展正规神经康复,减少残疾,提高患者的生活质量。

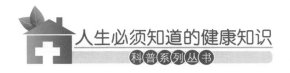
脑震荡应如何治疗

（1）病情观察：伤后可观察24小时，注意意识、瞳孔、肢体活动和生命体征的变化。如回家休息，应在24小时注意有无头痛、恶心、呕吐和意识不清等情况，如症状加重即应到医院检查。

（2）对症治疗：头痛较重时，嘱其卧床休息，减少外界刺激，可给予适量止痛药。对于烦躁、忧虑、失眠者给予改善睡眠功能药物。另可给予改善神经营养药物等。

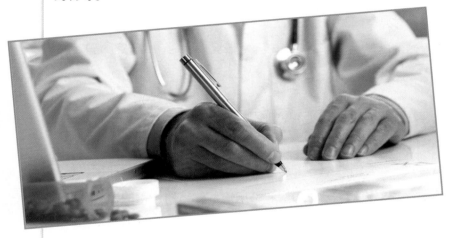

知识链接——外伤后的失忆

受伤后常见两种类型的失忆，一种是顺行性遗忘症，就是受伤以后经过的事情不能形成记忆，做一件事可以不厌其烦地做，对他来说总是新鲜的，他总不记得他刚刚做过的事。还有一种叫逆行性遗忘症，是发病之前经验记忆的丧失，不能回忆受伤之前的一段时间的经历。

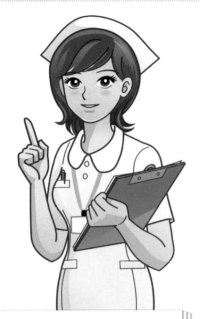

脑震荡的症状有哪些

（1）意识障碍：程度较轻而时间短暂，可以短至数秒钟或数分钟，但不超过半小时。

（2）近事遗忘：清醒后对受伤当时情况及受伤经过不能回忆，但对受伤前的事情能清楚地回忆。

（3）其他症状：常有头痛、头晕、恶心、厌食、呕吐、耳鸣、失眠、畏光、注意力不集中和反应迟钝等症状。

颅脑外伤的救治

知识链接——大脑的可塑性

长期以来一直认为，脑皮质的神经重建是脑卒中后神经功能恢复的基础。所谓可塑性，实质上是指大脑功能的部分可恢复性。神经功能的可恢复性分为自然康复和非自然康复。

自然康复是病理生理过程中的本身现象，如急性脑梗死或脑出血，它的脑部损害包括病灶直接破坏神经细胞的核心部分、周边脑水肿部分以及对侧和周边代偿性分流部分。随着病程迁延，水肿消退，神经精神症状减轻，这种康复过程称为自然康复过程。当初的症状称修饰性症状，或假损害性症状。

在康复疗效评定时只能评定自然康复期的长短，而不能评定功能改善程度。此外，需有相同的基线，进行比较。

非自然康复是指直接病灶损害后的神经症状康复。这种康复建立在脑的可塑性基础上。其理论基础有功能代偿、抑制解除后联系再通以及神经功能重建等。

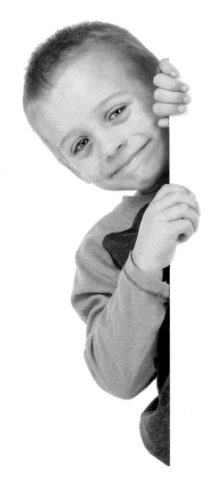

什么是儿童脑震荡

　　在儿童出现意识障碍期间，可能会伴有皮肤苍白、出汗、血压下降、心动徐缓、呼吸浅慢、肌张力降低、各种生理反射迟钝或消失等表现，但很快会随着意识的恢复而消失。此后可能会有头痛、头昏、恶心、呕吐等症状，通常在短期内好转而恢复。神经系统检查常无阳性体征表现。

　　儿童脑震荡的一般处理原则是：

　　（1）让孩子安静地休息一段时间，以利恢复。

　　（2）耐心地做好安抚工作。孩子情绪烦躁或大声哭闹会影响伤情恢复。

　　（3）保持环境的安宁可以帮助孩子平静心情，更好地配合治疗。

　　（4）适当给予镇静药物。如果孩子长时间地哭闹不安，可以适当地用药物镇静。

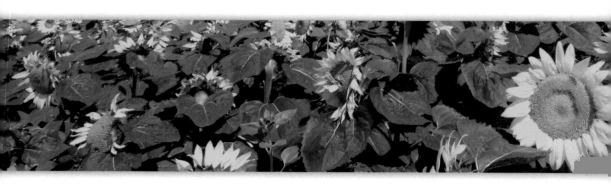

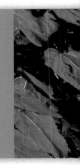

知识链接——颈托的作用

（1）颈托可使颈椎保持制动与稳定状态，从而减少颈椎活动对血管、神经组织的刺激，有助于炎症水肿的消除和吸收。

（2）维持颈椎内在平衡，保持椎间关节相对稳定，在颈椎失稳状态下，有助于防止小关节紊乱和错位的发生。

（3）可以控制矫正颈椎不良位置，以保持恢复正常的颈椎形态。

（4）局部制动，有利于颈椎错位整复后的稳定与关节囊韧带的修复。

（5）作为手术后一种固定、保护措施，有助于手术植骨的愈合及颈部创面的恢复。

（6）对于颈椎间盘突出症、神经根型颈椎病、椎动脉和交感神经型颈椎病的急性发作期进行颈托制动，可有效地控制病情发作与发展，通过制动减轻急性发作期的疼痛症状，达到急发期的静养目的。

颈托作为暂时性、过渡性的辅助治疗颈椎病的工具，一旦达到所需的治疗目的，应及时解除，不宜长期使用。长期使用颈托可能会引起颈背肌肉萎缩与颈部关节僵硬。对于佩戴时间较长的患者，解除固定后需要积极主动地进行颈部功能锻炼与肌肉锻炼，让肌肉与关节组织尽快得到恢复。

脑挫裂伤是如何发生的

由于暴力作用于头部，在冲击点和对冲部位均可引起脑挫裂伤。以充血、水肿和点状出血为主，如果脑皮质和软脑膜仍保持完整，即为脑挫伤，如出现脑实质破损、断裂，软脑膜亦撕裂，即为脑挫裂伤。严重时均合并脑深部结构的损伤。

脑挫裂伤有哪些临床表现

脑挫裂伤的临床表现因致伤因素和损伤部位的不同而各异，轻者可没有原发性意识障碍，如单纯的闭合性凹陷性骨折。而重者可致深度昏迷，严重功能损伤，甚至有生命危险。

(1)意识障碍：是脑挫裂伤最突出的临床表现之一，伤后多立即昏迷，由于伤情不同，昏迷时间由数分钟至数小时、数天、数月乃至迁延性昏迷不等。长期昏迷者多有广泛脑皮质损害或脑干损伤存在。一般常以伤后昏迷时间超过30分钟作为判定脑挫裂伤的参考时限。

(2)生命体征改变：一般早期都有血压下降、脉搏细弱及呼吸浅快，这是受伤后脑功能抑制所致，常于伤后不久逐渐恢复。脑挫裂伤患者体温亦可轻度升高，一般约38℃，若持续高热则多伴有下丘脑损伤。

(3)头痛：症状只有在患者清醒之后才能陈述。如果伤后持续剧烈头痛，频繁呕吐，或一度好转后又复加重，应究其原因。必要时可行辅助检查，以明确颅内有无血肿。对昏迷的患者，应注意呕吐时可能误吸，有引起窒息的危险。

(4)早期性癫痫：多见于儿童，表现形式为癫痫大发作和局限性发作，发生率约5%~6%。

(5)神经系统体征：依损伤的部位和程度而不同，如果仅伤及额、颞叶前端等所谓"哑区"，可无神经系统障碍的表现；若是脑皮质功能区受损时，可出现相应的瘫痪、失语、视野缺损、感觉障碍以及局灶性癫痫等征象。脑挫裂伤早期没有神经系统阳性体征者，若在观察过程中出现新的定位体征时，即应考虑到颅内发生继发性损害的可能，应及时进行检查。

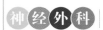
脑挫裂伤应该如何治疗

脑挫裂伤的治疗以非手术治疗为主，应尽量减少脑损伤后的一系列病理生理反应，严密观察颅内有无继发血肿，维持机体内外环境的生理平衡，注意预防各种并发症的发生。除颅内有继发性血肿或有难以遏制的颅内高压外，一般不需外科处理。

（1）非手术治疗：①严密观察病情变化；②保持呼吸道通畅；③对症处理高热、躁动、癫痫发作、尿潴留等，防治肺部、泌尿系统感染，治疗上消化道溃疡等；④防治脑水肿及降低颅内压；⑤改善微循环；⑥保持呼吸道通畅。

（2）手术治疗：原发性脑挫裂伤一般不需要手术治疗，但当有继发性损害引起颅内高压甚至形成脑疝时，则应手术治疗。

脑挫裂伤有哪些后遗症

脑挫裂伤根据损伤部位不同，临床表现也不一样，多以肢体运动障碍、言语障碍（失语症）、认知功能障碍（记忆力、注意力等损伤）、感觉障碍等表现为多见，有的患者可以出现智力减退、人格改变以及精神心理障碍（如抑郁等）。这些神经功能障碍由损伤所致，无法预防，只能通过康复训练和药物治疗加以改善。康复训练对肢体运动障碍、语言障碍效果比较好；其他障碍可以进行药物治疗；认知功能障碍、智力减退、人格改变恢复比较困难。

脑挫裂伤后可能遗留的并发症有：

（1）间断性头疼头晕，影响正常工作生活。

（2）耳鸣，听力下降，或者耳部闷胀不适。

（3）继发性癫痫，俗称"羊癫疯"。

（4）颅底骨折不愈，脑脊液漏，反复颅内感染，需行手术修补。

（5）神经衰弱，精力、精神差，不能适应正常工作等。

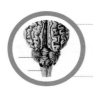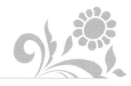

脑干损伤

什么是脑干损伤

脑干包括中脑、桥脑和延髓。脑干损伤是指中脑、脑桥和延髓的损伤，是一种严重的颅脑损伤，常分为两种，一是原发性脑干损伤，由外界暴力直接作用下造成的脑干损伤；二是继发性脑干损伤，继发于其他严重的脑损伤之后，如脑疝或脑水肿而引起脑干损伤。单纯的脑干损伤并不多见。

知识链接——"植物人"

植物人是与植物生存状态相似的特殊的人体状态。除保留一些本能性的神经反射和进行物质及能量的代谢能力外，认知能力（包括对自己存在的认知力）已完全丧失，无任何主动活动，又称植物状态、不可逆昏迷。植物人的脑干仍具有功能，向其体内输送营养时，还能消化与吸收，并可利用这些能量维持身体的代谢，包括呼吸、心跳、血压等。对外界刺激也能产生一些本能的反射，如咳嗽、喷嚏、打哈欠等。但机体已没有意识、知觉、思维等人类特有的高级神经活动。脑电图呈杂散的波形。植物状态与脑死亡不同，脑死亡指包括脑干在内的全脑死亡。脑死亡者，无自主呼吸，脑电图呈一条直线。

脑干损伤有哪些临床表现

（1）意识障碍：原发性脑干损伤患者，伤后常立即发生昏迷。轻者对痛刺激可有反应；重者昏迷程度深，一切反射消失。昏迷为持续性，时间多较长。

（2）瞳孔和眼运动改变：中脑损伤时，初期两侧瞳孔不等大，伤侧瞳孔散大，光反射消失，眼球向下外倾斜。两侧损伤时，两侧瞳孔散大，眼球固定。脑桥损伤时，可出现两瞳孔极度缩小，光反射消失，两侧眼球内斜，同向偏斜或两侧眼球分离等征象。

（3）生命体征变化：如呼吸功能紊乱常在伤后立即出现，心血管功能紊乱表现为呼吸心跳迅速停止，体温变化多由于交感神经功能受损，出汗功能障碍，影响体热发散所致。当脑干功能衰竭时，体温则可降至正常体温之下。

（4）内脏症状：如上消化道出血、顽固性呃逆、神经源性肺水肿等。

脑干损伤如何治疗

脑干损伤的病情重，目前的治疗效果尚不满意。对于轻度脑干损伤的患者，可按脑挫裂伤治疗，部分患者可获得良好疗效。而对于重者，其残死率很高。所以，在救治工作的同时，要密切注意防治各种并发症，故护理工作也尤为重要。

（1）保护中枢神经系统：酌情采用冬眠疗法，降低脑代谢；积极抗脑水肿；使用激素及神经营养药物。

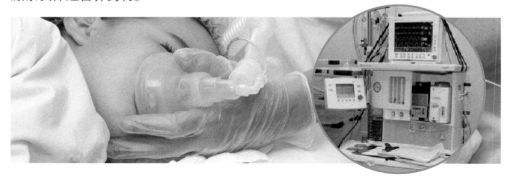

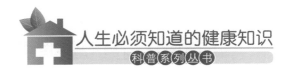
（2）全身支持疗法：维持营养，预防和纠正水、电解质紊乱。

（3）积极预防和处理并发症：最常见的是肺部感染、尿路感染和褥疮。加强护理，严密观察，早期发现，及时治疗。对于意识障碍严重、呼吸功能紊乱的患者，早期实施气管切开，但气管切开后应加强护理，减少感染机会。

（4）继发性脑干损伤：应尽早明确诊断，及时去除病因。若拖延过久，则疗效不佳。

（5）恢复期：应着重于脑干功能的改善，可用苏醒药物，高压氧舱治疗，增强机体抵抗力和防治并发症。

知识链接——脑干

　　脑干呈不规则的柱状形，上连大脑，下通脊髓，由上而下由中脑、脑桥、延髓三部分组成。脑干的功能非常复杂，除了上下的传导功能外，还参与调解睡眠、呼吸、循环、吞咽、消化等功能，是维持生命基本活动的重要组成部分。

脑干损伤有哪些风险

　　脑干不仅含有大部分的脑神经核（除了嗅神经和视神经），全身感觉、运动传导束皆通过脑干，呼吸循环中枢亦位于此，而脑干网状结构则是参与维持意识清醒的重要结构。所以，脑干损伤后，除了有局部脑神经受损的表现外，意识障碍、运动感觉障碍的表现往往较重，还可能呼吸循环功能衰竭，危及生命。

　　（1）意识障碍：轻者对痛刺激可有反应，重者昏迷程度深，一切反射消失。昏迷为持续性，时间多较长。

（2）眼球运动和瞳孔调节功能：在脑干损伤时可有相应变化，临床上有定位意义。中脑损伤时，初期两侧瞳孔不等大，伤侧瞳孔散大，光反射消失，眼球向下外倾斜；两侧损伤时，两侧瞳孔散大，眼球固定。脑桥损伤时，可出现两瞳孔极度缩小，光反射消失，两侧眼球内斜，同向偏斜或两侧眼球分离等征象。

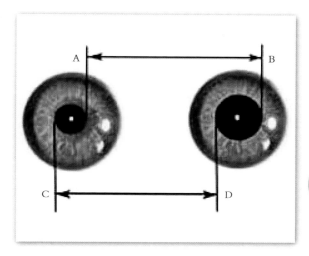

（3）去皮质强直：是中脑损伤的重要表现。表现为伸肌张力增高，两上肢过伸并内旋，下肢亦过度伸直，头部后仰呈角弓反张状。损伤较轻者可为阵发性，重者则持续发作。

（4）锥体束征：包括肢体瘫痪、肌张力增高、腱反射亢进和病理反射出现等。如脑干一侧性损伤则表现为交叉性瘫痪，包括肢体瘫痪、肌张力增高、腱反射亢进及病理反射阳性。严重损伤处于急性休克期时，全部反射可消失，病情稳定后才能恢复。

（5）生命体征变化：如呼吸功能失常，出现呼吸节律的失常，如陈-施呼吸、抽泣样呼吸和呼吸停止。在脑干继发性损害的初期，如小脑幕切迹疝形成时，先出现呼吸节律紊乱，小脑扁桃体疝压迫延髓可出现呼吸停止。当延髓损伤严重时，表现为呼吸、心跳迅速停止。体温变化多由于交感神经功能受损，出汗功能障碍，影响体热发散所致。当脑干功能衰竭时，体温则可降至正常体温之下。

（6）内脏症状：如上消化道出血、顽固性呃逆和神经源性肺水肿。

原发性脑干损伤与其他的颅脑损伤往往同时存在，临床症状重叠，鉴别诊断较为困难。对于伤后立即昏迷并进行性加重、瞳孔大小多变、早期发生呼吸循

颅脑外伤的救治

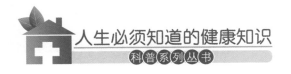
环功能衰竭、出现去皮质强直及双侧病理征阳性的患者,原发性脑干损伤的诊断基本成立。

　　脑干是人体基本活动的重要器官,脑干的损伤将危及人的生命,脑干主要负责人的呼吸、新陈代谢、血液的流通等。因此,脑干的损伤可能会对这些正常功能造成或大或小的影响。

知识链接——高压氧治疗

　　患者在高于一个大气压的环境里吸入100%的氧治疗疾病的过程叫高压氧治疗。高压氧治疗应在专科医生指导下进行,根据患者的情况选择不同的氧浓度和吸氧方式。

　　一般来说,凡是缺氧、缺血性疾病,或由于缺氧、缺血引起的一系列疾病,高压氧治疗均可取得良好的疗效。某些感染性疾病和自身免疫性疾病,高压氧治疗也能取得较好的疗效。

　　高压氧不是一个固定的模式。由于压力的不同,吸氧浓度的不同,治疗效果不同;不同的疾病可能选择不同的治疗压力和吸氧方式。

　　高压氧单独治疗疾病的情况是少见的。就供氧角度来说,高压氧其最经济、最确实、最安全的供氧方式是任何其他方法无法替代的。尽管这样,高压氧也要根据不同的疾病,结合不同的药物,才能取得较好的疗效。

　　每种疾病都有其最佳治疗时机。每种疾病何时开始治疗是十分关键的,在最佳治疗时机期间,疗效较好,远离了最佳治疗时机,疗效就要打折扣了。如高压氧结合其他药物对急诊、早期突聋和面瘫的治疗极其有效，但如果患者在数月或数年之后才来治疗，其疗效可想而知。

根据不同的疾病选择不同的疗程。每种疾病治疗多长时间，是根据该种疾病的性质和患者的个体差异而定的。对于普通的肢体外伤，缺氧、缺血组织的成活多在两周左右就可见分晓了；对于冠心病这样的心血管疾病，一个月左右患者会发现心前区不适减少了，减轻了，用药少了；但对于神经系统的疾病，如脑损伤，轻的患者需要治疗数星期，重的患者可能要数月；对植物状态的患者治疗时间有时可达半年以上。

每次吸氧的时间不宜过长，一般控制在60~90分钟，要采取间接吸氧，避免氧中毒。另外，患者不得将火柴、打火机、易燃、易爆物品带入高压氧舱内，不能穿化纤衣物进舱，以免发生火灾。患者进舱前不吃产气多的食物，如豆制品、薯类等。进舱前还应排空大小便。患者要服从医务人员的安排，掌握吸氧的方法。治疗中如发现异常，应通过舱内电话与医护人员联系。

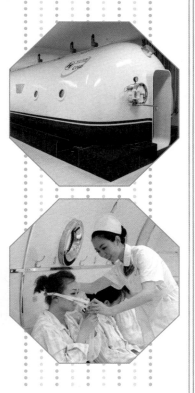

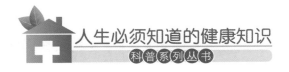
脑干损伤后应如何护理

此前已有介绍，脑干是管理调节体温、呼吸、心跳、血压等生命体征的中枢，脑干损伤可在短时间内引起呼吸、心跳停止。所以说脑干损伤是神经系统急重症，病死率极高。

脑干损伤患者常出现不同程度的昏迷，生命体征紊乱，一般都是需要接入ICU抢救，甚至要做气管切开，上呼吸机辅助呼吸。如果患者平安度过危险期，其后续的治疗和护理也是十分棘手的，对于患者家属来说需要注意以下几点：

（1）要注意提供安全、舒适环境：将患者安置于安静、整洁、舒适的病室中，定时开窗通风，湿式清扫，保持室内空气新鲜，限制或减少人员探视，每日都应进行室内空气消毒。

（2）如果患者持续发热，对脑功能的恢复非常不利。

（3）一定要做好咳痰管理：因为患者常处于昏迷状态，咳痰反射变弱，痰咳不出来。要定时做好有效扣背，防止肺部感染。

（4）要加强饮食营养：对于鼻饲患者，除了营养师配比的肠内营养，也可以用果汁、婴儿米粉、小米粥、藕粉汁等。但不可一次灌注过多，防止呕吐。

（5）护理方面：要给患者按时翻身扣背，预防褥疮。按摩可以促进血液循环、预防关节炎和肌肉萎缩。每天给患者泡脚或洗脚，即使在昏迷中，也可听音乐或给予言语鼓励。

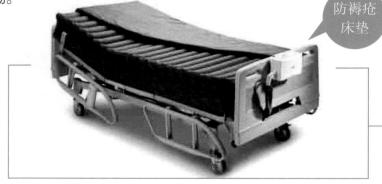

防褥疮床垫

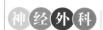

外伤后颅内血肿

什么是硬膜外血肿

硬膜外受到较轻的外伤暴力时，存在颅底骨折脑脊液漏者，因颅内压明显低于正常，使血肿变大形成亚急性硬膜外血肿。脑膜中动脉及其分支因外伤产生假性动脉瘤破裂也是亚急性硬膜外血肿形成的可能原因之一。

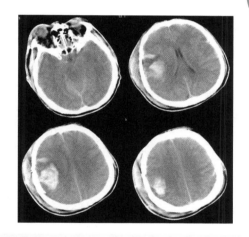

硬膜外血肿有哪些表现

本病多见于青壮年男性，因其从事生产劳动及其他户外活动多，且其硬脑膜与颅骨连接没有妇女、儿童及老人紧密，好发于额、顶、颞后及枕部。因颅内压增高缓慢，可长时间出现颅内压慢性增高表现，头痛、头晕、恶心、呕吐等逐渐加重，延误诊治者可出现意识障碍、偏瘫、失语等。

明确的外伤史，X线平片见到骨折，结合临床表现可作出初步诊断，个别外伤史不明确者要与慢性硬膜下血肿及其他颅内占位性病变进行鉴别。及时的CT、磁共振（MRI）可以确诊。

知识链接——肢体残疾的分级

肢体残疾一级：不能独立实现日常生活活动

（1）四肢瘫：四肢运动功能重度丧失。

（2）截瘫：双下肢运动功能完全丧失。

（3）偏瘫：一侧肢体运动功能完全丧失。

（4）单全上肢和双小腿缺失。

（5）单全下肢和双前臂缺失。

（6）双上臂和单大腿（或单小腿）缺失。

（7）双全上肢或双全下肢缺失。

（8）四肢在不同部位缺失。

（9）双上肢功能极重度障碍或三肢功能重度障碍。

肢体残疾二级：基本上不能独立实现日常生活活动

（1）偏瘫或截瘫，残肢保留少许功能（不能独立行走）。

（2）双上臂或双前臂缺失。

（3）双大腿缺失。

（4）单全上肢和单大腿缺失。

（5）单全上肢和单上臂缺失。

（6）三肢在不同部位缺失（除一级中的情况）。

（7）二肢功能重度障碍或三肢功能中度障碍。

肢体残疾三级：能部分独立实现日常生活活动

（1）双小腿缺失。

（2）单前臂及其以上缺失。

（3）单大腿及其以上缺失。

肢体残疾四级：基本上能独立实现日常生活活动

（1）单小腿缺失。

（2）双下肢不等长，差距在5厘米以上（含5厘米）。

（3）脊柱强（僵）直。

（4）脊柱畸形，驼背畸形大于70度或侧凸大于45度。

（5）单手拇指以外其他四指全缺失。

（6）单侧拇指全缺失。

（7）单足跗跖关节以上缺失。

（8）双足趾完全缺失或失去功能。

（9）侏儒症（身高不超过130厘米的成年人）。

（10）一肢功能中度障碍或两肢功能轻度障碍。

（11）类似上述的其他肢体功能障碍。

颅脑外伤的救治

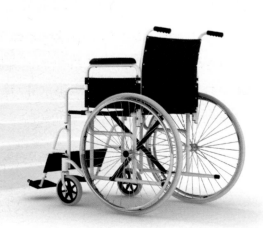

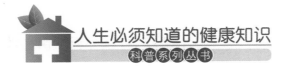
硬膜外血肿应该如何治疗

对于意识清醒或轻度嗜睡，瞳孔无变化，血肿量小，中线结构移位不多，且病情稳定者，可在严密临床观察的前提下予以保守治疗，主要措施是脱水、激素、止血、抗感染以及活血化瘀等治疗。应用脱水剂时在早期不宜大剂量，应以能缓解症状为宜，以免颅内压下降过多，导致硬膜外血肿扩大。在保守治疗期间，应密切注意患者意识、瞳孔及生命体征的变化，并利用CT作动态观察，一旦出现手术指征应急诊施行手术，清除血肿，以缓解颅内高压。

硬膜外血肿术前应注意哪些情况

注意有无中间清醒期的出现，如伤后头痛、呕吐加重，意识障碍逐渐加深，一侧瞳孔逐渐散大，对光反射迟钝或消失，对侧肢体瘫痪，应考虑有血肿形成，应立即通知医生并协助做好CT等各项检查，以便进一步诊治。

凡需手术者，要做好术前准备，如禁食、剃头、配血等，准备好抢救物品及药品。

硬膜外血肿术后护理要注意哪些问题

硬膜外血肿术后的护理，主要应注意以下问题：

（1）卧位：患者回病房后去枕平卧，头偏向一侧，6小时后抬高床头15°～30°，头颈部枕冰枕或戴冰帽，以减轻脑水肿，降低脑细胞的耗氧量，减少头部伤口渗血。要保持头部敷料干燥，防止伤口感染。

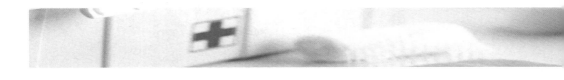

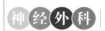

（2）病情观察：定时观察神志、瞳孔、血压、呼吸、心率等体征及呕吐情况并记录，全麻未清醒者应每15~30分钟观察1次。清醒后按医嘱每1~2小时观察1次，神志、瞳孔、血压、脉搏、呼吸及呕吐情况可反映颅内情况的变化，患者神志清醒后又逐渐出现意识障碍并进行性加重，一侧瞳孔散大，对光反射迟钝或消失，对侧肢体偏瘫，血压代偿性升高，脉搏、呼吸变慢，呕吐逐渐加重，说明有继发性颅内出血或脑水肿的危险，应立即通知医生并积极配合抢救。

（3）呼吸道护理：手术均在全麻插管下进行，清醒前患者易发生舌后坠、喉痉挛、呼吸道分泌物增多，咳嗽、吞咽反射减弱，呕吐物易误吸而引起吸入性肺炎。因此，术后要保持呼吸道通畅，及时吸出呼吸道分泌物。昏迷患者呼吸道分泌物多，常发生通气不足而致低氧和高碳酸血症，缺氧使脑细胞肿胀，从而使颅内压增高，使病情加重，有时需行气管切开，气管切开术后应每日清洁、煮沸消毒内套管，及时吸出呼吸道分泌物，保持气管切口处敷料的清洁干燥，严格无菌操作。

（4）引流管护理：保持头部引流管的通畅，发现不畅及时通知医生处理，认真观察并记录引流液的色及量，保持头部引流管的固定，防止脱落及扭曲。

（5）营养：给患者高蛋白、高热量、高维生素的饮食，注意饮食卫生，防止腹泻，对禁食及鼻饲者进行每日口腔护理。

（6）皮肤护理：昏迷、卧床患者不能自动翻身易引起压疮的发生。因此，要做好患者的皮肤护理，睡气垫床，保持床单的平整、清洁、干燥，按时翻身，促进局部血液循环，防止压疮的发生。护理时动作轻柔，避免拖、拉、推。

（7）功能锻炼：术后有肢体偏瘫或活动障碍者，要保持肢体于功能位置，急性期过后要尽早给患者按摩、推拿，帮助患者活动肢体，促进肢体功能恢复，防止足下垂、肢体僵硬及失用性萎缩等。

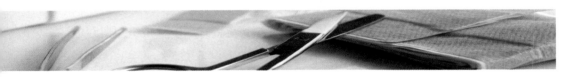

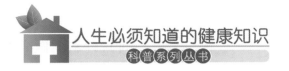
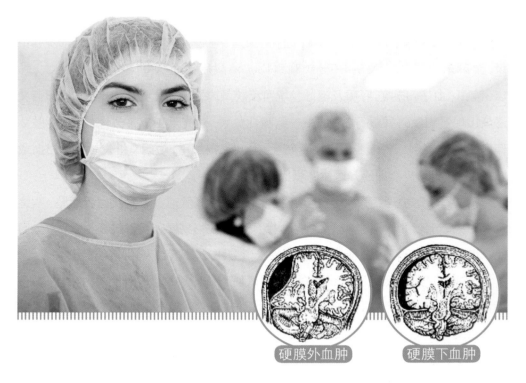

硬膜外血肿　　　硬膜下血肿

什么是硬膜下血肿，与硬膜外血肿有什么区别

　　首先明确一个概念，什么是硬膜？硬膜是在颅骨和脑组织之间的一层坚韧的薄层膜状结构，是保护我们的脑组织的屏障。这样就出现了两个间隙：硬膜和颅骨之间的"硬膜外"以及硬膜和脑组织之间的"硬膜下"，在这两个间隙出血造成的血肿，也就被称为硬膜外血肿与硬膜下血肿。其中硬膜外血肿因为有硬膜的阻挡，不会直接接触到脑组织，并且因为硬膜的限制，血肿不容易出现扩散，很容易包成一块，在CT或磁共振上面会出现一个凸透镜形状的影子。因为不合并脑其他损伤，意识比较清楚。而硬膜下血肿基本上属于直接在脑组织表面出血，所以出血很容易向周边扩展，其表现就会在靠近脑组织的一边看到血肿贴着脑组织的纹理，另一边贴着硬膜，变成新月形状。这种情况下，因为出血很可能就来自于脑组织，所以往往有脑组织明显挫伤，比较容易引起脑水肿。

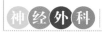
老年患者硬膜下血肿有哪些特点

（1）外伤史轻微或不明确：中青年硬膜下血肿患者常有明确的中度、重度脑外伤史，而老年患者多只有轻微的头部外伤史。由于当时未引起注意或因记忆障碍而遗忘，部分患者否认有外伤史。

（2）潜伏期长：老年人外伤后至出现症状多数在3个月以上，有的达数年；而中青年患者多在数天至数周出现症状。由于病情发展缓慢，潜伏期长，更增加了老年患者及家属对外伤史的遗忘。因此，仔细追问受伤史至关重要。

（3）精神症状突出：老年硬膜下血肿患者首发和主要症状是精神症状，如痴呆、人格改变、记忆障碍、定向力和判断力及自知力丧失等。由于血肿仅产生脑叶或皮质受压，偏瘫等局灶体征不明显，昏迷及意识障碍少见。

（4）出血量大：由于包膜新生血管再出血等原因，老年硬膜下血肿患者出血量比中青年大(常超过100毫升)，且出血量常与症状不成正比。

（5）颅高压不明显：老年人因颅腔相对扩大，脑组织受压及颅内高压表现不如中青年患者典型。

（6）硬膜下血肿的CT显示：有高密度、低密度、等密度和混杂密度影4种表现，老年患者显示等密度者较中青年多。因此，应注意脑室系统受压和中线结构移位等现象，并进一步行磁共振（MRI）或脑血管造影或强化CT检查以确诊。

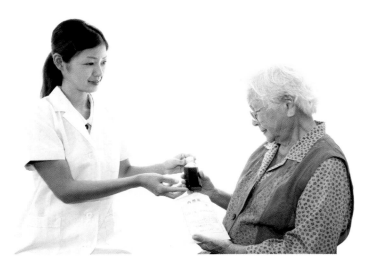

知识链接——挥鞭样损伤

挥鞭样损伤(whiplash injury)是一种特殊的颈部损伤,指由于身体剧烈加速或减速运动造成身体与头部的运动不同步,导致颈椎连续过度伸屈而造成的颈髓损伤,最常见于交通事故。

当各种高速前进的机动车急剧刹车,或在停车后突然受到后方高速行驶的车辆撞击,如车座靠背太矮,头颈部无座靠抵挡,乘车人由于身体猛然向前运动,头颈部后仰,继而前倾,发生过伸展及过屈曲性运动,使黄韧带向椎管内皱折,压迫脊髓,或发生脊椎脱位,造成挫伤、出血。

健康人颈椎屈伸活动以第4~第5和第5~第6颈椎最大,颈椎第1~第3及第6~第7活动度较小。可将第6、第7颈椎比作鞭柄,而将上部颈椎比作鞭条,故第5、第6颈椎常发生损伤,亦可发生在第1、第2颈椎或环枕关节。损伤可见韧带或关节束撕裂、关节内出血及软骨撕脱。严重者亦可造成关节脱位、骨折及颈髓受损。

发生挥鞭样损伤的患者应紧急去医院救治,搬运时应保持头颈部的中立位,切勿扭转,过屈或过伸,三人搬运时动作要协调,一人固定头部,保持头、颈、胸在同一水平面,轻搬轻放,颈部两侧沙袋或衣物固定制动。

硬膜下血肿应该如何治疗

硬膜下血肿出血量少的情况下,很快被吸收,不需特殊内科治疗,如果想加快血肿消失,在颅压不是很高时,可行腰椎穿刺治疗,放出血性脑脊液。

如果出血量比较大,或出现颅内压增高或脑受压症状和体征时,即需进行手术治疗。一般的治疗方法为颅骨钻孔引流术、血肿清除和去骨瓣减压术,需要有专科医师根据患者情况选择合适的术式。

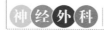

照顾硬膜下血肿患者要注意什么问题

硬膜下血肿不同时期的护理重点不同,家属在护士指导下应注意以下几点:

急性期患者

（1）保持呼吸道通畅：昏迷的患者头偏向一侧,便于口腔分泌物及呕吐物自然流出。及时吸痰,必要时可行气管切开术。

（2）维持有效循环血量：急性颅脑损伤发生休克的主要原因是失血,需要开放静脉通路、输血或血浆代用品,以维持血液循环。如有开放性损伤,可采取加压包扎,临时关闭正在出血的血管。

（3）注意观察意识、瞳孔、生命体征的变化：发现异常及时报告,以预防脑疝的发生。

（4）昏迷患者加强口腔护理、皮肤护理、翻身叩背,预防肺炎及褥疮的发生。

（5）对于躁动不安的患者,应注意安全防护,如约束患者,安置床挡。

（6）为急诊入院患者做好术前准备工作。

（7）病床旁备好急救物品和抢救药物。

对亚急性期的患者要严密观察患者的意识、瞳孔、生命体征,及早发现异常,防止病情恶化。同时要观察患者头痛的程度,如果头痛加剧,呕吐频繁,意识障碍进行性加重,提示病情恶化。

慢性期患者

要注意观察患者的神志、瞳孔、生命体征的改变。同时观察头痛的程度。对实施钻孔引流术后的患者,注意观察引流液的量、色,并及时记录,还应观察引流袋的位置、引流管是否通畅。更换引流管时应无菌操作,防止感染。

（本章编者：李鹏超 刘勇）

颅脑外伤的救治

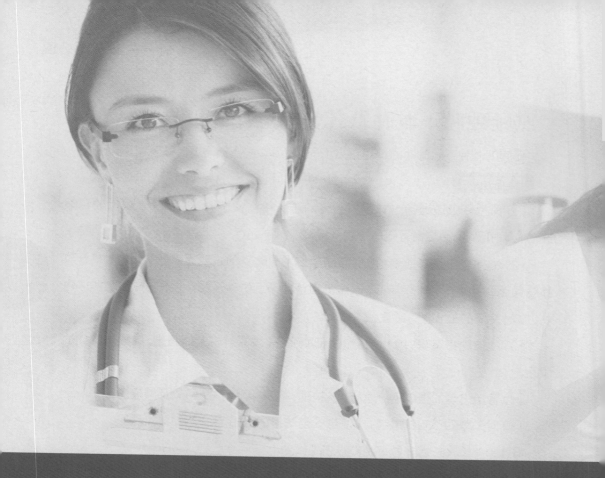

NAOXUEGUAN JIBING DE ZHENDUAN HE ZHILIAO

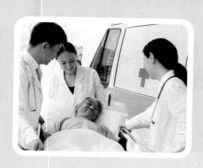
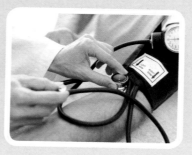
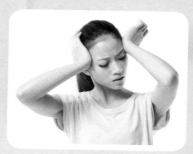

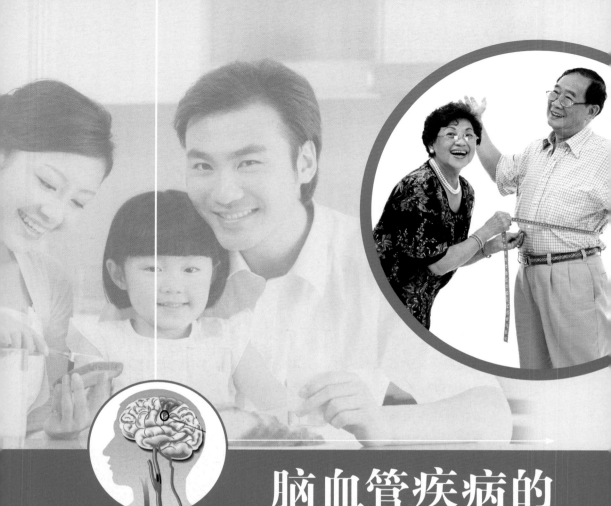

脑血管疾病的诊断和治疗

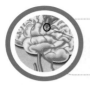 # 基础知识

人脑供血血管是什么样的

人体的大脑是协调和支配人体各项功能活动的中枢，其重要功能的完成需要大量的营养和氧。人脑血管的作用是向脑组织提供完成其重要功能所需的物质和氧。

人类的脑供血血管主要由4根重要的血管组成。位于颈部前外侧有2根较为粗大的颈动脉，另2根位于颈部后外侧颈椎骨质包围的椎动脉。颈动脉在颈又分成颈外动脉和颈内动脉，其中颈外动脉主要供应头面部的软组织和颅骨内的一些结构，颈内动脉从颅骨的骨孔进入颅腔内，继续分支形成供应脑组织的大血管，如眼动脉、大脑中动脉、大脑前动脉，供应眼球和大脑的大部分结构。颈后两侧的椎动脉进入颅腔内立即汇合形成基底动脉，基底动脉继续形成一些分支，如供应小脑的小脑上动脉、小脑前后下动脉和供应脑干的穿支血管。

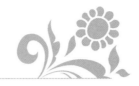

人类的脑供血血管主要由4根重要的血管组成

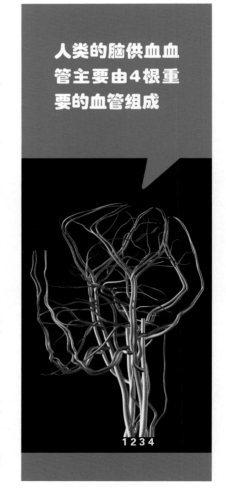

1 2 3 4

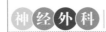

脑卒中
又称中风

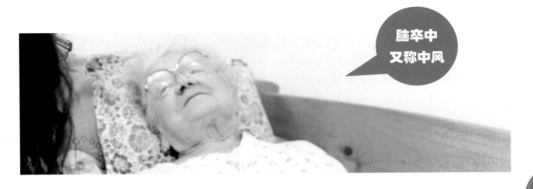

什么是脑卒中，和中风是一回事吗

　　脑血管病名称较多。有的诊断为脑血管意外，有的诊断为脑卒中，还有的诊断为中风，其实，这些都叫脑血管病。

　　那么，脑血管病为什么有这么多名称呢？这是随着传统医学和现代医学的发展而形成的。由于这个病来势较快，病情险恶，变化多端，犹如自然界的风一样"善行多变"，所以，古代医学家把这类病称为"中风"。而目前有些医生称此病为"卒中"，也就是说这种病的发生较突然的意思。其中的"卒"即突然的意思，"中"则为得中或被击中之意，所以这类病也称为"卒中"。另外，这种病由于它的发生是脑血管本身意外地出了毛病，因此，又叫脑血管意外。以上几种说法都是一个意思。

知识链接——大脑动脉环

　　又称大Willis环，位于脑底下方、蝶鞍上方，视交叉、大结节、乳头体周围，由前交通动脉、两侧大脑前动脉始段、两侧颈内动脉末段、两侧后交通动脉和两侧大脑后动脉始段吻合而成。当构成此环的某一动脉血液减少或被阻断时，通过环调节，血液重新分配，以减少缺血部分，维持脑的营养和机能活动。大脑动脉环可将颈内动脉和椎－基底动脉相互吻合，是建立脑侧支循环的重要结构，同时其还将左右两侧大脑半球相互联系。

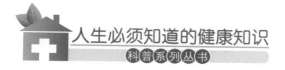

脑血管疾病主要有哪些

　　脑血管病按其进程，主要分为急性脑血管病和慢性脑血管病两种。急性脑血管病包括短暂性脑缺血发作、脑血栓形成、脑栓塞、高血压脑病、脑出血和蛛网膜下腔出血等；慢性脑血管病包括脑动脉硬化、脑血管病性痴呆、脑动脉盗血综合征等。我们通常所说的脑血管病，一般指的是急性脑血管病，由于发病急，常危及人的生命，容易引起人们的重视。而慢性脑血管病病程长，容易被人忽视。

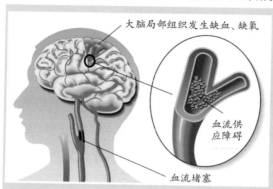

大脑局部组织发生缺血、缺氧

血流供应障碍

血流堵塞

　　脑血管病按其性质又可分为两大类，一类是缺血性脑血管病，临床较多见。由于脑动脉硬化等原因，使脑动脉管腔狭窄，血流减少或完全阻塞，脑部血液循环障碍，脑组织受损，从而发生一系列症状。另一类是出血性脑血管病，多由长期高血压、先天性脑血管畸形等因素所致。由于血管破裂，血液溢出，压迫脑组织，血液循环受阻，患者常表现脑压增高、神志不清等症状。

　　此外，临床上还有一些出血和梗死并存的脑血管病，即混合性脑卒中。

什么是脑血管造影

　　在X线透视下，通过人大腿根部的一根大血管（医学上称之为股动脉）插入一根较细的导管，将这根导管送入供应脑的血管分支中，打入一些造影剂，并同时记录这些造影剂通过脑血管的图像，这就是脑血管造影。通过这些图像医生可以明确脑血管的各种病变，从而诊断和实施治疗方案。

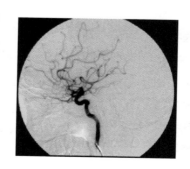

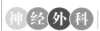

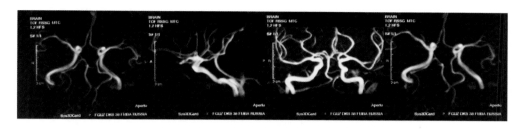

哪些情况需要脑血管造影

脑血管造影是确诊脑血管病最可靠的手段之一。以下患者需要做脑血管造影检查：①其他辅助检查证实颅内存在明确的血管病变，需要造影明确病变类型、程度，以决定治疗方式的；②医生高度怀疑颅内存在血管性病变需要造影证实的；③需要造影排除脑内血管性疾病，为其他疾病的诊断做参考的；④脑血管患者介入治疗后需要复查的。

知识链接——辐射对人体有害吗

电磁辐射可以按照频率分类，从低频率到高频率，包括无线电波、微波、红外线、可见光、紫外线、X射线和伽马射线等。依其能量的高低及电离物质的能力分为电离辐射或非电离辐射。对人体有明确损害的是电离辐射——具有足够的能量可以将原子或分子电离化。辐射电离辐射主要有三种：α辐射、β辐射及γ辐射（或称射线）。

与医学关系最大的就是X线，很多影像学检查，如X线、CT、血管造影、术中C臂等用的正是X线。CT的辐射最大，普通X线辐射最小。有研究显示，一次CT检查的辐射剂量约是X线检查的10~20倍。但随着CT设备的不断发展，人们做CT检查时所受的有效辐射剂量在不断减小，一般每年做2~3次CT检查不会明显增加风险。

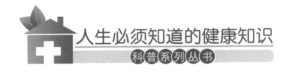
什么是介入治疗

　　介入治疗是利用现代高科技手段进行的一种微创性治疗——就是在医学影像设备的引导下，将特制的导管、导丝等精密器械引入人体，对体内病变进行诊断和局部治疗。介入治疗应用数字技术，不仅扩大了医生的视野，而且借助导管、导丝还延长了医生的双手，它的切口（穿刺点）仅有几毫米大小，就可治疗许多过去无法治疗、手术治疗或内科治疗疗效欠佳的疾病，如肿瘤、血管瘤、脑血管病等。介入治疗具有不开刀、创伤小、恢复快、效果好的特点。

缺血性脑卒中能做介入手术吗

　　缺血性脑卒中就是我们常说的脑梗死，它主要是由于供应脑部血液的动脉出现粥样硬化和血栓形成，使管腔狭窄甚至闭塞，导致局灶性急性脑供血不足而发病。常规是以内科治疗为主，如溶栓治疗、脱水治疗、抗凝治疗和营养支持治疗等。

　　缺血性脑卒中的治疗原先较少采取外科手术的方法，但目前介入治疗急性缺血性脑血管病已经取得了很大的发展和应用，如多模式的血管再通技术，包括动脉内溶栓、机械取栓、机械碎栓、包括静脉溶栓在内的各种方法联合应用等，使得血管再通率大为提高，这不仅可以延长时间窗、减少出血并发症，也可以改善患者的预后。

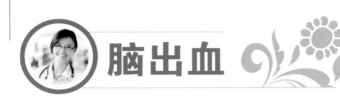

什么是脑出血

我们说的脑出血是指非外伤性脑实质内的出血。种种病因导致血液从破裂处溢出血管外，破入脑实质或颅内，即为脑出血。它们中的绝大多数由高血压病引起，长期的高血压和动脉硬化病变使脑动脉壁脆弱易破，这些脑内的小动脉在血压骤升时可能会破裂，称为高血压性脑出血。

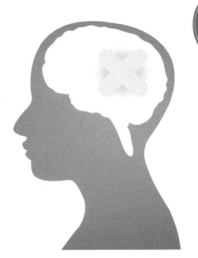

脑出血的原因有哪些，哪种最常见

造成脑出血的病因多种多样，最常见的原因是高血压病和脑动脉硬化。在血压骤然升高的冲击下发生小动脉破裂，医生把这种脑出血命名为高血压动脉硬化性脑出血。

下列几种疾病也能造成脑出血：

（1）脑血管畸形和动脉瘤：脑血管畸形是一种先天性的疾病。脑动脉瘤有先天性的和继发性的。继发性的动脉瘤中较多见的有动脉硬化性动脉瘤和细菌性动脉瘤。血管畸形和动脉瘤都因血管壁结构上的缺陷而容易发生破裂和出血。这种出血多数发生在脑底部和大脑的表面，造成蛛网膜下腔出血，也有少数出血破入脑组织

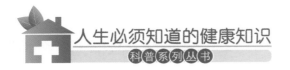
内而造成脑内出血。

（2）肿瘤出血（瘤卒中）：是指脑肿瘤血管的出血。肿瘤新生血管的结构常不完整而血流丰富，因而容易发生破裂和出血。

（3）动脉炎：红斑狼疮、结节性动脉周围炎、结核病和风湿病常并发动脉炎。此时，因血管壁坏死造成血管破裂和出血。

（4）血液病：白血病、再生障碍性贫血、血小板减少性紫癜、血友病等，因身体本身的凝血功能障碍而易发生出血。

（5）脑梗死内出血：脑血管闭塞后造成脑组织缺血和坏死称为脑梗死。梗死病灶内血管可发生出血，这种出血亦称红色梗死或出血性梗死。

（6）抗凝剂引起的脑出血：常用的抗凝剂有肝素、新抗凝和双香豆素等。不合理地应用抗凝药物后，破坏了体内的凝血功能也能造成脑出血。

（7）外伤性脑出血：头部外伤能造成脑血管的破裂，形成脑内出血。

各种脑出血的病例当中，高血压病动脉硬化性出血是最多见的。

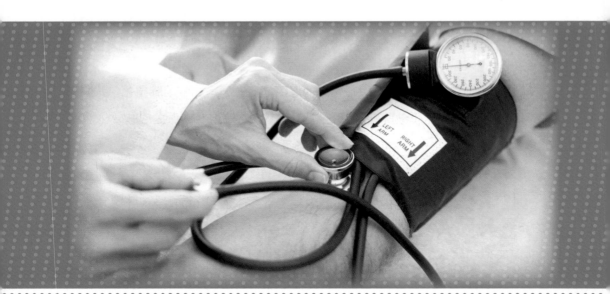

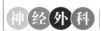
为什么高血压患者会发生脑出血，应当如何预防

高血压病是造成脑出血的主要原因，但为什么有的高血压患者会发生脑出血，而有的高血压患者不发生脑出血呢？这些问题至今尚未完全清楚。一般认为，高血压病发生脑出血要有两个主要因素。

（1）高血压病造成脑内小动脉的损害：高血压病使脑内动脉处于痉挛状态，久之发生小动脉壁的变化（纤维性变）和小动脉内膜破裂，从而形成小动脉壁的动脉瘤，即所谓小动脉的粟粒状动脉瘤（直径为300~900微米）。一般认为，在脑出血发生之前已有这种小动脉壁的损害。

（2）血压的骤然增高：在原有高血压病的基础上，血压骤然升高，冲击小动脉壁，造成粟粒状动脉瘤的破裂，血液溢出血管外，形成脑组织内的出血。导致血压骤然增高的因素很多，如情绪激动、精神紧张等。经常能看到，一些长期高血压的患者在情绪激动后，血压骤升而发生脑出血。

有了高血压病，尤其是长期高血压患者应如何预防脑出血呢？根据上面的叙述，我们认为应注意以下三点：

（1）积极治疗高血压病：预防脑出血的关键是控制高血压，这是医学界的共识。控制高血压的药物很多，患者一般都要长期服用降压药物。症状减轻，血压得到控制后不宜立即停药，需定期检测血压和调整药物，以巩固疗效。

（2）生活有规律：学会安排好自己的工作、学习和生活，避免过分的紧张和疲劳，或自觉劳累和紧张后安排适当休息。要学会善于控制自己的情绪，正确对待周围环境及发生的事务，避免情绪激动。饮食宜清淡，并参加适合体力的锻炼，如散步、做操等活动。

（3）有症状及早就医：发生剧烈头痛、头晕、肢体麻木、短暂的肢体无力、眼底出血和鼻出血等症状时，应及时去医院诊治，因为这些症状可能是血压增高和血管痉挛的结果，应及时检测血压和采取治疗措施，以免血压急剧增高而诱发脑出血。

脑血管疾病的诊断和治疗

知识链接——应激性溃疡

应激性溃疡是继发于创伤（包括手术、脑出血等）、烧伤、休克等的一种急性胃黏膜病变，以胃为主的上消化道黏膜发生急性炎症、糜烂或溃疡，严重时可发生大出血或穿孔。应激性溃疡可属于多器官功能障碍综合征（MODS），也可单独发生。

临床上轻者仅有上腹痛和其他胃部症状，常被忽视，严重时的症状是呕血和排柏油样便。大出血可导致休克，反复出血可导致贫血。胃十二指肠发生穿孔时即有腹部压痛、肌紧张等腹膜炎表现。此外，需注意有无并发的肺、肾等病变（即MODS）的表现。

治疗首先要处理原发病，其次是维持胃内pH值在4.0以上，及时去除应激因素，纠正供氧不足，维持水、电解质及酸碱平衡，尽早给予营养支持等措施，以肠内营养为主，可应用配方饮食。另外，还包括预防性应用制酸剂、抗生素和控制感染等措施。可配合静脉应用止血药和抑制胃酸分泌药物。局部可放置胃管引流及冲洗或胃管内注入制酶剂。可行冰生理盐水或苏打水洗胃至胃液清亮后为止。包括胃肠减压、胃管内注入硫酸铝等保护胃和十二指肠黏膜、H2受体拮抗剂和质子泵抑制剂等。有些时候需胃镜下止血，可采用电凝、激光凝固止血以及胃镜下的局部用药等。

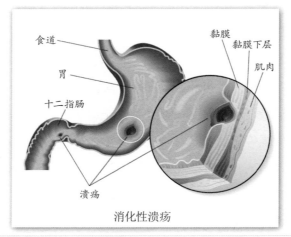

食道
黏膜
黏膜下层
肌肉
胃
十二指肠
溃疡

消化性溃疡

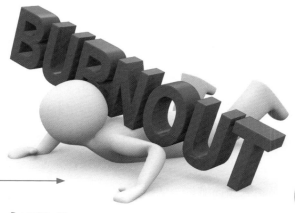

脑出血的先兆症状有哪些

脑出血一般起病较急而且突然，发病时间多数只有数分钟或数小时。有些患者在起病初期会或多或少表现出一些异常情况，即出现一些有预兆的前驱表现。常见的脑出血的先兆症状有：

（1）突然感到一侧身体麻木、无力、活动不便、手持物掉落、嘴歪、流涎、走路不稳等。

（2）与人交谈时突然讲不出话来，或吐字含糊不清，或听不懂别人的话。

（3）暂时性视物模糊，以后可自行恢复正常，或出现黑蒙或失明。

（4）突然感到头昏或眩晕，周围景物出现旋转，站立不稳甚至晕倒在地。这些表现可以短暂地出现一次，也可以反复出现或逐渐加重。

当上述先兆症状出现时，重视的同时要保持情绪镇静，避免因血压波动而加重病情。应尽早到医院就诊，并详细告诉医生已出现的先兆表现，以便明确诊断，及时治疗。

脑出血有哪些主要表现

脑出血常在劳累、生气、着急后突然发病，表现为血压骤然升高，可达200／100毫米汞柱或更高，并很快出现下列严重的症状。

（1）头痛、呕吐和意识障碍：脑出血后脑组织肿胀、颅内压增高，导致患者头痛、呕吐和意识障碍，医学上把这些症状称为脑出血的全脑性症状。头痛经常是最早出现的症状。最初头痛仅位于出血的一侧，但很快发展为整个头痛，并可使患者烦躁不安。患者大多有呕吐，频繁地吐出胃内的食物残渣和胃液，有的患者呈喷射状呕吐。多数患者在发病几分钟或几小时内发生意识障碍，轻者仅有乏困和嗜睡表现，叫醒后仍能配合检查。重者昏迷不醒，对各种刺激均无反应。脑出血昏迷的患者常有颜面潮红、口角歪斜、出汗多、流口水、大小便失禁，病侧上下肢或两侧上下肢肌肉松弛、呼吸带鼾声、呼吸时浅时深、时有呼吸暂停。

（2）半身瘫痪和失语：出血破坏脑组织，使脑组织功能丧失，从而造成患者半身瘫痪和失语，这种症状称为脑出血的局灶性症状。出血部位不同，局灶性症状也可有所不同，但半身瘫痪是最常见的。因为一侧大脑半球支配对侧半身的活动，所以半身瘫痪发生在出血大脑半球的对侧。譬如，左侧大脑半球出血，其半身瘫痪发生在右侧。

脑出血患者的半身瘫痪（偏瘫、半身不遂）常常表现为一侧上肢和下肢的瘫痪，同时有口角无力和松弛（呼吸时病侧口角漏气），伸舌时舌尖向瘫痪一侧偏斜，瘫痪的半身经常同时有麻木感或感觉丧失。如果左侧大脑半球出血，患者在发生右侧半身瘫痪的同时，常不会说话，有时也不能理解他人的语言，或两者兼有，这就是所谓的失语。

由于出血部位和出血多少的不同，脑出血患者的表现也有轻有重。轻型脑出血患者的全脑症状较轻，患者意识清楚，能配合医生检查。医生能查到半身瘫痪和失语等症状。重型脑出血患者在发病后几分钟内即处于深度昏迷状态。上述全脑性症状严重的患者，不能配合医生的检查。医生往往仅能发现患者血压增高（较平时血压明显升高），两眼向一侧注视，口角歪斜，一侧或两侧肢体肌肉松弛，四肢不能主动活动，患者呼吸带鼾声或呼吸不规则。重型患者很快发生病危征象，救治无效，常有生命危险。

脑血管疾病的诊断和治疗

知识链接——中国神经外科先驱

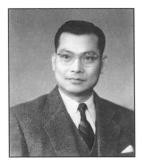

赵以成教授可谓是开创我国神经外科的先驱。赵教授1934年毕业于北京协和医学院，1938年曾留学加拿大蒙特利尔神经病学研究所，师从著名的神经外科专家 Penfield教授，从事神经病理及神经外科临床研究，1940年回国后一直从事神经外科工作。1952年赵以成教授先后在天津和北京创立了神经外科及北京市神经外科研究所。他为我国神经外科的创建做出了杰出贡献，也是我国神经外科的主要创始人。

1952年赵以成教授受卫生部委托组织了全国第一个神经外科专科医师培训班，培养了许多神经外科骨干力量。我国著名的神经外科专家王忠诚、薛庆澄、韩哲生、曹美鸿、蒋先惠、李秉权、易声禹、孙文海、郑广义等人均师出此班。他们学成后分赴我国各地开展神经外科工作，其中有不少人成了各地区神经外科学术带头人，使我国的神经外科队伍如雨后春笋般蓬勃发展起来。

脑出血应如何治疗

脑出血患者发病早期要注意保持安静，卧床休息，就地采取一些治疗措施。搬动时要尽可能保持平稳，减少颠簸，及早转送医院救治。

脑出血早期病危的主要原因是颅高压脑疝形成，造成中枢性呼吸循环衰竭。

控制血压是防止脑出血加重或者再次出血的关键。一般要将血压控制在140/90毫米汞柱内为好。降压不宜过快，要使血压渐渐下降。

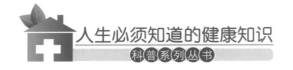
脑出血后期病危的主要原因是全身各系统器官功能衰竭等严重并发症，如上消化道出血，泌尿道、呼吸道感染和褥疮，心肾功能衰竭等。

手术治疗脑出血的方法有开颅去除颅内血肿、脑室外引流、颅骨钻孔抽吸脑内血肿等术式。

如何护送脑出血患者去医院

脑出血是一种危重和需要急救的疾病，需尽早送患者去医院抢救治疗。为了能及时、安全地护送脑出血患者去医院，避免病情在路途中骤然加重，运送患者时要注意以下事项：

（1）护送前准备：护送前检查测量血压，观察瞳孔、呼吸和脉搏。如果患者危重者可作临时处理。瞳孔散大和呼吸困难常由脑水肿和颅内压增高引起，可以给以脱水剂治疗。有呼吸困难者也可给呼吸兴奋剂，病情稍有稳定后尽快送医院急诊。

（2）途中要保护好患者：急救车护送患者时，患者能在车上躺平，并有随车医生护送。如无急救车，可用平板三轮车运送患者。避免头部发生剧烈摇晃和震动。头的位置要偏向一侧，便于呕吐物能从口腔内流出，不致误入气管内发生窒息，发生呼吸困难者可给氧气吸入。如患者神志尚清楚，要多给以劝说和安慰，避免精神过分紧张病情加重。

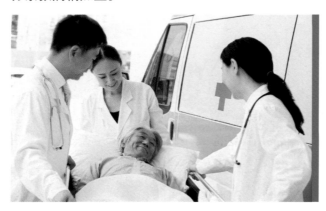

（3）送就近医院治疗：脑出血是一种常见疾病，一般医院都有救治这类患者的条件。送就近医院能得到及时的治疗，也可减少路途中的摇晃和颠簸。舍近求远的做法不仅没有好处，也会增加危险。

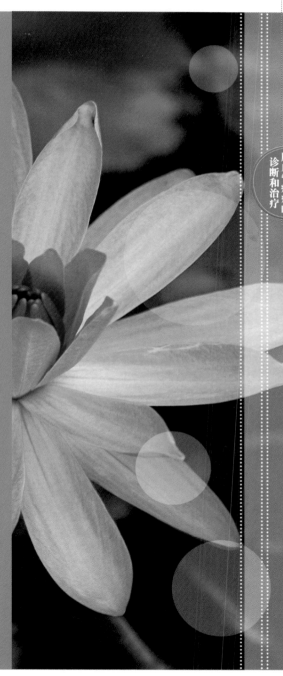

脑出血后遗症的主要表现有哪些

脑出血最常见的后遗症是偏瘫，具体表现为一侧肢体肌力减退、活动不利或完全不能活动，常伴有同侧肢体的感觉障碍，如冷热、疼痛等感觉减退或完全不知。有时还可伴有同侧的视野缺损。脑出血后遗症还可以表现在以下几方面：

较大范围或多次复发的脑出血意外，可留有精神和智力障碍，如人格改变、消极悲观、抑郁寡欢、精神萎靡、易激动等。

脑出血后遗症型失语主要包括三个方面：①运动性失语：表现为患者能听懂别人的话语，但不能表达自己的意思；②感觉性失语：无语言表达障碍，但听不懂别人的话，也听不懂自己所说的话，表现为答非所问，自说自话；③命名性失语：表现为看到一件物品，能说出它的用途，但却叫不出名称。

其他症状还有头疼、眩晕、恶心、失眠、多梦、注意力不集中、耳鸣、眼花、多汗、心悸、步伐不稳、颈项酸痛疲乏无力、食欲缺乏、记忆力减退、痴呆、抑郁等。

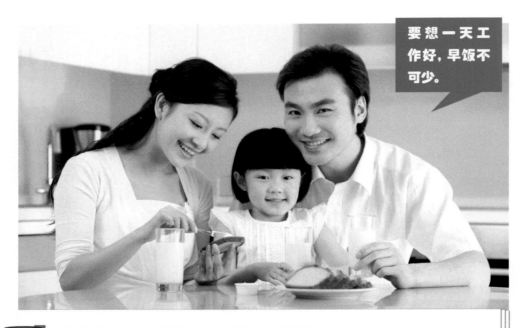

要想一天工作好，早饭不可少。

知识链接——葡萄糖对大脑的重要性

大脑只能利用葡萄糖作为能量使用，其他单糖不行。因此，血液中的葡萄糖含量不足，每百毫升血液中低于70毫克，就会出现低血糖症状，头晕、恶心、眩晕、出冷汗甚至昏厥，低于50毫克生命将受到威胁。这些症状都是因为大脑缺葡萄糖所引起的。

如此重要的葡萄糖却无法在脑部储存，需要不断从血液中获取。而血液中的葡萄糖由米饭、面包、面条等淀粉类食物在人体内经过消化吸收后转化而成。葡萄糖通过血液循环供应到脑部后剩余的部分将以肌糖原、肝糖原的形式储存在肌肉及肝脏内，来作为人体运动的能量，也可供夜间睡眠过程中脑部消耗用。

由于在睡眠过程中脑部也会消耗葡萄糖，清晨起床后人体易出现葡萄糖不足的情况。只有及时补充，才能保证大脑处于良好的清醒状态。所以，要想一天工作好，早饭不可少。

脑出血后遗症的影响因素有哪些

一般脑出血后会引起不同程度的脑组织破坏和脑功能障碍，即使经过积极的治疗，仍可能留下不同程度的后遗症。这些后遗症的产生可能与以下因素有关：

（1）出血量：出血量的多少直接影响到临床症状的严重程度。大脑半球内出血量在25毫升以上就可能会留有后遗症，而且出血量越多，后遗症也就越重。

（2）出血的部位：不同部位的出血，脑功能受损的程度也不一样，比如在基底节区的出血，常遗留较重的肢体功能障碍，而脑干这种性命攸关的部位，即使小的出血病灶也常威胁生命。

大脑有很多部位是没有具体功能的，如果出血部位没有影响特定的功能区，就不会留下相应的神经功能障碍。

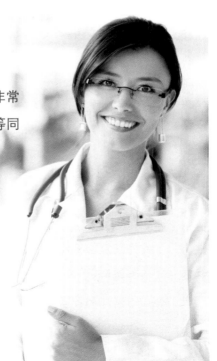

脑出血后遗症的功能康复方法有哪些

恢复期治疗对于脑出血后遗症患者来讲非常重要。一些人把康复看得特别简单，甚至把其等同于"锻炼"，急于求成常常事倍功半，严重的还可能会导致关节肌肉损伤、骨折、肩部和髋部疼痛、痉挛加重、异常痉挛模式和异常步态以及足下垂、足内翻等问题。下面我们介绍一些功能康复的办法：

（1）面瘫的功能锻炼：用拇指自两眉之间经眉弓、太阳穴到目内眦，再下经鼻翼旁、鼻唇沟、嘴角至下

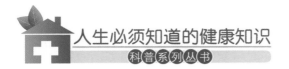
颌角，缓缓按揉，直到发热发酸为止。

（2）语言功能训练：要耐心细致地一字一句进行练习，练习时注意力要集中，情绪要稳定，说话节奏宜慢，先从简单的单字、单词练习。鼓励患者大胆与人交谈，也是一种语言锻炼的方法。

（3）半身不遂的功能训练：①坐卧练习：由家属扶患者反复做起坐、躺下动作；或在床的脚端拴一根绳子，让患者健康的手抓住绳子自行做起卧训练；②上肢锻炼：护理人员（或家属）站在患者患侧，一手握住患侧的手腕，另一手置肘关节略上方，将患肢行上、下、左、右、伸曲和旋转运动；护理人员一手握住患肢手腕，另一手做各手指的运动；③下肢功能训练：一手握住患肢的踝关节，另一手握住膝关节略下方，使髋膝关节伸、屈、内外旋转、内收外展。一手握住患肢的足弓部，另一手做各足趾的活动。也可让患者坐在凳子上，进行行走练习，进一步可搀扶患者行走练习；④日常生活动作训练：家庭护理的最终目的是使患者达到生活自理或协助自理。逐渐训练患者吃饭、穿衣、洗漱、如厕及一些室外活动，争取由完全照顾过渡到协助照顾，直至生活自理；⑤康复器练习：应用电动脚踏车康复器练习，可提高大脑功能和身体健康水平。

知识链接——大脑对血液的需求

脑是神经系统的高级中枢，其代谢活动特别旺盛，并完全依赖着血液循环的连续供应。正常人脑的重量约为1400克，占体重的约2%。为了维持其正常机能和代谢，不管是在睡眠、觉醒、安静或活动时，机体始终保持着相对恒定的脑血液循环，即成年人脑组织每100克每分钟需氧42~53毫升和葡萄糖75~100毫克。在正常氧分压和葡萄糖含量下，要求有每分钟约750毫升的血液进入脑血液循环，约占心脏总输出量的1/5。

24小时内，成人通过脑的血液总量可达1.438升、耗氧72升、葡萄糖144克。由此可知，脑血液循环的需要量是极大的。当心脏停搏后，脑电波活动可迅速消失；若供血连续停止30秒，则神经细胞代谢受累，2分钟后则代谢停止，5分钟后神经细胞开始凋亡，大脑皮质开始出现永久性损害，10~15分钟后小脑出现永久性损害，20~30分钟后延脑的呼吸、血管运动中枢开始出现不可逆的损害。

脑出血患者的饮食营养需要注意些什么

脑出血患者除需药物治疗外，合理调配饮食营养，对康复也是非常重要的。

如已病情稳定，但有不同程度的意识障碍和吞咽困难时，应采用鼻饲饮食，将易消化的流汁状饮食，如浓米汤、豆浆、牛奶、新鲜蔬菜汁、果汁等分次灌入，或分5~6次灌入混合奶1000~2000毫升，灌入食物不宜过热过冷。

若脑出血患者神志清醒，但进食时有时发生呛咳，则应给予糊状饮食，这类饮食如蒸蛋羹、肉末菜末稠粥、肉末菜末烂面条、牛奶冲藕粉、水果泥或将饭菜用捣碎机捣烂后给患者食用。

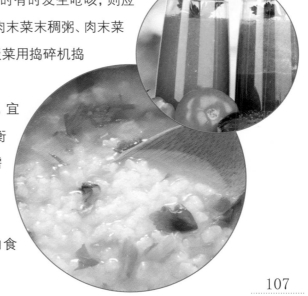

脑出血患者康复期无吞咽困难，宜以清淡、少油腻、易消化的柔软平衡膳食为主。在营养结构调配方面需注意以下几点：

首先，应限制动物脂肪，如猪油、牛油、奶油等以及含胆固醇较高的食

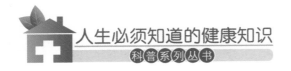
物,如蛋黄、鱼子、动物内脏、肥肉等,因为这些食物中所含饱和脂肪酸可使血中胆固醇浓度明显升高,引发动脉硬化。可应用植物油,如豆油、茶油、芝麻油、花生油等。

其次,饮食中应有适量蛋白质,常吃些蛋清、瘦肉、鱼类和各种豆类及豆制品,以供给身体所需要的氨基酸和蛋白质。

另外,要多吃新鲜蔬菜和水果,因其中含维生素C和钾、镁等。可多吃含碘丰富的食物,如海带、紫菜、虾米等。

还有就是每日食盐在6克以下为宜,因食盐中含有大量钠离子,人体摄入钠离子过多,可增加血容量和心脏负担,并能增加血液黏稠度,从而使血压升高,对脑卒中患者不利。还要忌用兴奋神经的食物,如酒、浓茶、咖啡及刺激性强的调味品。

知识链接——基底核

基底核旧称基底节,是埋藏在两侧大脑半球深部的一些灰质团块,是组成锥体外系的主要结构。它主要包括尾状核、豆状核(壳核和苍白球)、屏状核以及杏仁复合体。

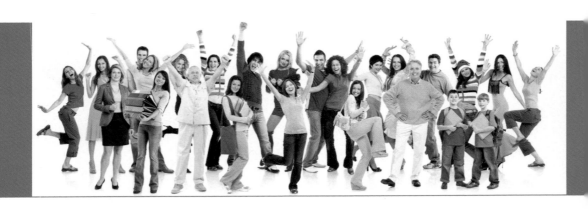

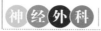

青少年会发生脑卒中吗，常见的原因有哪些

青少年也可能发生脑卒中，如脑出血、蛛网膜下腔出血、脑血栓形成或脑栓塞，均可在青少年期间发生。当然，青少年脑卒中的常见原因不是高血压病和动脉硬化，而是其他疾病，例如脉管炎症、心脏疾病、先天性血管疾病、外伤和其他内科疾病，如血液病、结缔组织疾病等。列举如下：

感染性脉管炎如结核病、风湿病、隐球菌病和梅毒等，均能并发脑内脉管炎。钩端螺旋体病也常并发脑动脉炎。上述脉管炎一般都因脑动脉闭塞而造成脑梗死。特别需要注意的是，发生颈部、咽喉和扁桃体的化脓性感染，也可播散到颈内动脉，导致动脉内膜炎，并造成颈内动脉狭窄或闭塞。

非感染性脉管炎，如节结性动脉周围炎、系统性红斑狼疮、血栓闭塞性脉管炎等，均可并发脑内的脉管炎，多数因动脉狭窄或闭塞造成脑梗死，有时亦见少量脑出血。

烟雾病(颅底动脉环闭塞症)，在青少年主要表现为缺血性脑血管病，在成人主要表现蛛网膜下腔出血。

颅脑外伤，常因脑血管破裂而造成脑出血或蛛网膜下腔出血。颅底骨折也可造成脑底动脉闭塞或破裂。颈部严重钝击伤可造成颈内动脉内膜挫伤，并发生动脉狭窄或闭塞。

颅内肿瘤并发脑血管病称为瘤卒中。瘤卒中以脑出血和蛛网膜下腔出血多见，是由于肿瘤组织中的血管破裂所致。有时肿瘤的增长可压迫血管，造成脑血管闭塞。

其他内科疾病，如白血病、血小板减少性紫癜、血友病等，均可能并发脑出血和蛛网膜下腔出血。真性红细胞增多症能并发脑血管狭窄或闭塞。青年人的肾性高血压患者也能并发脑卒中。

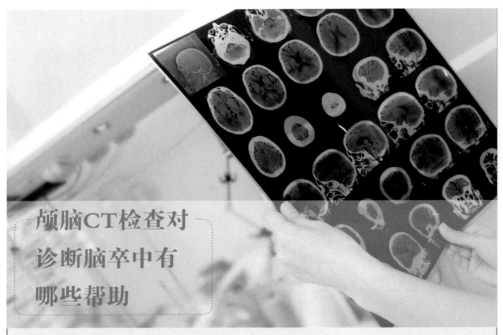

颅脑CT检查对诊断脑卒中有哪些帮助

　　CT检查是电子计算机X线体层摄影，对于脑卒中的诊断价值很高。脑出血患者做颅脑CT检查，可发现颅内有高密度的血肿病灶，能提示血肿的部位，计算出血肿的大小和数量。可见到血肿周围常有脑水肿所造成的框边样的低密度带以及邻近的脑组织因受血肿压迫而移位。脑梗死患者做颅脑CT检查能发现脑内有低密度的梗死病灶，同样能提示梗死病灶的部位，计算出梗死病灶的大小和数量。脑梗死的急性期，在CT检查上有时也能发现框边样的低密度带和邻近脑组织的移位。此外，CT检查也能发现出血性脑梗死，即在低密度梗死灶内有小点状和小片状的高密度出血灶。静脉注射对比剂后能提高CT检查的检测能力，并能发现颅内的动脉瘤和血管畸形。

　　CT检查还能指导对脑卒中患者治疗的选择，例如脑出血和脑梗死患者是否适合手术治疗。临床上对于出血性脑梗死的预后，估计急性期的发展和今后肢体功能的恢复，CT检查也有一定的帮助。

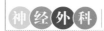

中老年人怎样预防脑出血

中老年人积极预防、治疗高血压和动脉硬化，减少患脑出血的各种危险因素，是降低脑出血的发病率和致死率的关键。

(1)避免血压骤然升高：对于患高血压、动脉硬化的中老年人，应注意积极控制高血压，需长期、有效、积极地控制血压在正常范围内。因为高血压是发生脑出血的重要原因，有70%~80%的脑出血是高血压引起的。同时，还需要保持良好的精神情绪，避免精神紧张、情绪不稳定或激动时，血压突然升高，从而诱发脑出血。当中老年人在生活中遇到外界的不良刺激时，要避免焦虑、烦躁、忧虑、悲伤等情绪波动，保持一个心境开阔、情绪乐观、幽默平和的心理状态，有助于调节大脑皮层的植物神经功能。

(2)积极治疗容易引起脑出血的原发病：糖尿病所致的脂代谢异常容易发生动脉硬化。另外，高脂血症，特别是低密度脂蛋白的增高，也是引起动脉硬化的危险因素，纠正高脂血症可降低脑血管病的危险。

(3)增加自身保健意识：40岁以上中年人应每年定期查体，及时发现高血压及糖尿病等。

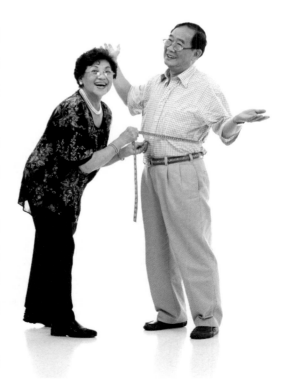

养成良好的生活方式也是很重要的。中老年人要做到工作、学习忙而不乱，生活起居规律有序。每日保持充足的睡眠，晚间不要长时间沉溺于电视、麻将、舞会等娱乐活动中，防止大脑皮层过度兴奋而影响睡眠。

合理营养，每日三餐选择新鲜蔬菜、蛋

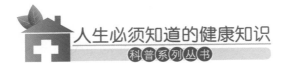
白质及豆制食品，少食过甜、过咸和高脂食物，多食水果，晚餐不宜过饱，控制体重，以减少心脏负担。

戒烟酒，常锻炼，动静相结合。中老年人可选择散步、体操、太极拳、家务劳动等运动量较小的活动。平时应注意培养自己的文化艺术修养和生活情趣，经常参加绘画、书法、阅读、写作、缝纫、编织及各种手工制作等活动。

此外，要养成定时排便的良好习惯，防止因便秘、排便时腹腔压力过大，造成血压升高。平时要尽量避免做猛然弯腰、低头、抬举重物等动作，避免剧烈运动，尤其是有高血压的老年人，要防止突然脑部血流压力过高而发生脑出血。

（4）控制脂肪、胆固醇及盐分的摄取量：对高龄者而言，三餐需准时进食，营养不足会造成血管脆弱，增加脑出血发作的可能性，胆固醇也需留意，最好不要吃太多肉类。老人极须摄取蛋白质，但需减少盐分才能降低血压。此外，维生素及矿物质不要过于不足，注意营养均衡。

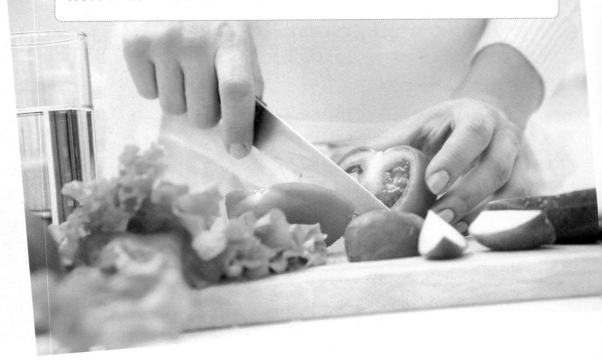

新生儿颅内出血是怎么回事，应怎样治疗

新生儿颅内出血是新生儿常见的严重疾病，是造成围生期新生儿夭折的主要原因之一。临床表现为拒奶、嗜睡、反应低下、肌张力低下、拥抱反射消失等。经常出现阵发性呼吸节律不整及呼吸暂停，伴发绀。严重时出现惊厥及昏迷，表现有面色苍白、前囟膨隆、双眼凝视、瞳孔不等大或散大固定、光反射消失。

可采取的治疗办法有：

控制出血，有需要时输新鲜血浆或全血，控制入液量，在维持正常脑灌注的同时降低颅内压，抗惊厥，高压氧治疗。支持疗法，维持正常的通气，维持水、电解质和酸碱平衡，维持体温和代谢正常等。要预防出血后脑积水。脑硬膜穿刺和外科治疗可视情况选择。

脑血管疾病的诊断和治疗

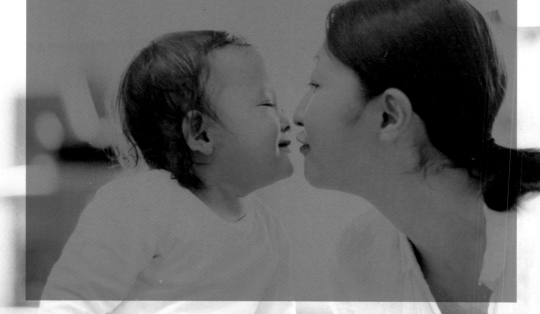

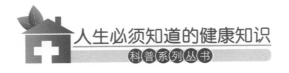
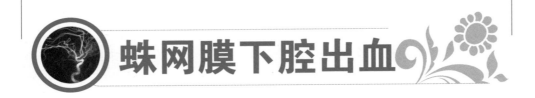

蛛网膜下腔出血

什么是蛛网膜下腔出血，最常见的病因是什么

通俗地讲，所谓蛛网膜下腔出血就是由于各种原因导致血管破裂，溢出的血液进入颅内或椎管内蛛网膜下腔所引起的一系列病症。

引起蛛网膜下腔出血最常见的原因是先天性颅内动脉瘤和血管畸形，其次为高血压脑动脉粥样硬化、颅内肿瘤、血液病、各种感染引起的动脉炎、肿瘤破坏血管、颅底异常血管网症。还有一些原因不明的蛛网膜下腔出血，即使做了脑CT扫描或全脑血管造影也可能找不到病因，称为原发性蛛网膜下腔出血。

蛛网膜下腔出血有哪些临床表现

蛛网膜下腔出血多出现在青壮年人群，常常在情绪激动中或用力情况下急性发生。其主要表现有：多数患者发作会有突发剧烈头痛、呕吐、颜面苍白、全身冷汗等；部分患者可有烦躁不安、胡言乱语、甚至意识不清乃至昏迷；少数人可出现癫痫发作和精神症状；还有部分人会出现颈部僵硬、腰背腿痛，也可有轻偏瘫、视力障碍等。

如何治疗蛛网膜下腔出血

蛛网膜下腔出血的治疗是否合理和及时极为重要，合理及时的治疗不仅能减轻患者的痛苦和挽救患者的生命，而且可减少肢体瘫痪等残疾，多数患者生活能自理，甚至重返工作岗位。治疗主要包括几个方面：

（1）安静卧床休息：急性期患者需卧床休息，包括在床上用便盆，不得下地大便和小便。患者家属应尽量减少探视和谈话，卧床的时间一般为3~4周，因为在这个时期内再次出血的危险较大，过早活动有导致再次出血的风险，有的患者因过早下地大便而发生再次出血。

（2）防止再次出血：出血发生后，出血动脉收缩，破裂处由凝血块堵塞而停止出血。这种凝血块在初期并不牢固，在血液中纤维蛋白溶解的作用下，凝血块可能发生溶解，造成再次出血。需应用药物，以防再次出血。

（3）降低颅内压力：出血和脑水肿导致颅内压增高，患者剧烈头痛和呕吐，并有发展为脑疝的危险。应用脱水药物降低颅内压力，能减轻上述症状和防止出现脑疝。

（4）外科治疗：可用于某些颅内动脉瘤、脑血管畸形所造成的蛛网膜下腔出血。对这类患者手术治疗能根除潜在危险，防止再次出血。应用较多的方法是动脉瘤蒂夹闭或结扎，或选择介入治疗。

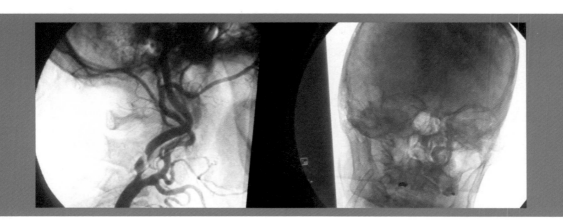

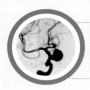 颅内动脉瘤

颅内动脉瘤是由什么原因引起的

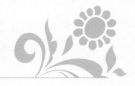

尽管医学在不断发展，但动脉瘤的发病原因还不是十分清楚。就目前的研究来看，动脉瘤形成的病因概括有以下几种：

（1）先天性因素：脑动脉管壁的厚度为身体其他部位同管径动脉的2/3，并且周围缺乏组织支持，但承受的血流量大，尤其在动脉分叉部，管壁中层缺少弹力纤维，平滑肌较少。由于血流动力学方面的原因，分叉部又最易受到冲击，这与临床发现分叉部动脉瘤最多、向血流冲击方向突出是一致的。管壁的中层有裂隙、胚胎血管的残留、先天动脉发育异常或缺陷(如内弹力板及中层发育不良)都是动脉瘤形成的重要因素。

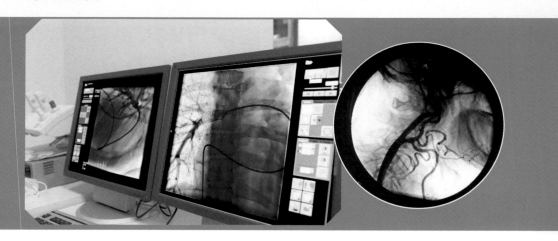

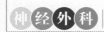

（2）动脉硬化：动脉壁发生粥样硬化，使弹力纤维断裂及消失，因而动脉壁不能承受巨大压力。硬化造成动脉营养血管闭塞，使血管壁变性。40~60岁是动脉硬化发展的明显阶段，同时也是动脉瘤的好发年龄，这足以说明两者的相互关系。尤其是梭形动脉瘤多与动脉硬化有关，也可由于先天性动脉发育不良引起。

（3）感染：感染性动脉瘤约占全部动脉瘤的4%。身体各部的感染皆可以小栓子的形式，经血液播散停留在脑动脉的周末支，少数栓子停留在动脉分叉部。颅底骨质感染、颅内脓肿、脑膜炎等，也会由外方侵蚀动脉壁，引起感染性或真菌性动脉瘤。感染性动脉瘤的外形多不规则。

（4）创伤：颅脑闭合性或开放性损伤、手术创伤，由于异物、器械、骨片等直接伤及动脉管壁，或牵拉血管造成管壁薄弱，形成真性或假性动脉瘤。和平时期的创伤性动脉瘤多，位于颈内动脉的海绵窦部，由于该部的颅骨骨折引起。

颅内动脉瘤有哪些临床表现

研究表明，多数颅内动脉瘤在破裂之前并没有明显的症状。只有极少数患者，因动脉瘤影响到邻近神经或脑部结构而产生特殊的表现，如动脉瘤大到一定程度，可引起头痛、恶心、呕吐等颅内压增高的症状。概括地说，动脉瘤症状大致可分为破裂前先兆症状、破裂时出血症状、局部定位体征以及颅内压增高症状等。

（1）先兆症状：40%~60%的动脉瘤，在破裂之前有某些先兆症状，表现为全头痛、恶心、颈部僵硬疼痛、腰背酸痛、畏光、乏力、嗜睡等；也可表现为局部头痛、眼面痛、视力下降、视野缺损和眼球外肌麻痹等；还有一些表现为运动障碍、感觉障碍、幻视、平衡功能障碍、眩晕等。

（2）出血症状：80%~90%的动脉瘤患者，是因为破裂出血引起蛛网膜下腔出血才被发现，表现为头痛、眩晕、颈部僵硬，甚至突然晕倒、呼吸衰竭等。出血症状的轻重与动脉瘤的部位、出血的急缓及程度等有关。破裂出血后还可出现一系列的全

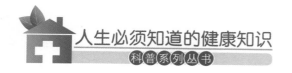
身性症状，如血压升高、体温升高、心律失常、胃肠出血等。

（3）局部定位症状：动脉瘤破裂后可因出血破坏或血肿压迫脑组织以及脑血管痉挛等而出现相应的症状，如眼睑下垂、眼球外展、瞳孔扩大、光反射消失、面部阵痛、感觉减退、口角歪斜、咀嚼无力等。

（4）颅内压增高症状：如头痛、头晕、恶心呕吐等，部分还会有眼底水肿、视网膜出血等。

颅内动脉瘤应该如何治疗

动脉瘤其实是血管瘤样突起，是人脑内的"定时炸弹"，一旦发病，后果很严重。CT和MRI优势可显示动脉瘤，确诊的手段是进行脑血管造影，确诊后可以选择保守治疗或外科治疗。保守治疗可以暂缓病情进展，但不能从根本上解决问题；外科治疗有两种方法，一种是介入治疗，创伤较小；另外一种就是开颅手术，进行夹闭等处理。至于如何选择治疗方法，需要专科的医生根据患者的具体情况决定。

如何预防颅内动脉瘤破裂出血

研究表明，颅内动脉瘤患者在破裂出血之前，90%的患者没有明显的症状和体征，因而不容易被发现。大多数患者是突然发病的，甚至发生在睡眠中。目前来看，重体力劳动、咳嗽、用力大便、奔跑、饮酒、情绪激动、忧虑、性生活等都可能是动脉瘤破裂的原因，避免或限制上述活动对防止动脉瘤破裂可能会有帮助。但是要彻底预防动脉瘤破裂还是需要外科治疗手段。

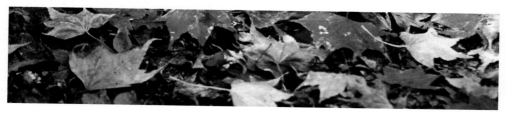

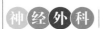
脑动静脉畸形

脑动静脉畸形是由什么原因引起的

　　脑动静脉畸形是一种先天性疾患，是胚胎发育过程中脑血管发生变异形成的。一般情况下，在胚胎第4周时，脑原始血管网开始形成，出现原始的血液循环。以后原始血管再分化出动脉、静脉和毛细血管。在胚胎早期，原始的动脉及静脉是相互交通的，以后由于局部毛细血管发育异常，动脉及静脉仍然以直接沟通的形式遗留下来。由于没有正常毛细血管的阻力，血液直接由动脉流入静脉，使静脉因压力增大而扩张，动脉因供血多，也逐渐增粗，加上侧枝血管形成及扩大，形成迂曲、缠结、粗细不等的畸形血管团，血管壁薄弱处扩大成囊状。血液由供血动脉流入畸形血管团，通过瘘道直入静脉，再汇聚到一至数根引流静脉后离开血管团，流向静脉窦。可以看出，脑动静脉畸形的病理机制，是由于缺乏毛细血管结构，产生一系列脑血流动力学的改变，导致出现相应的临床症状和体征。

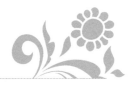

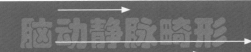

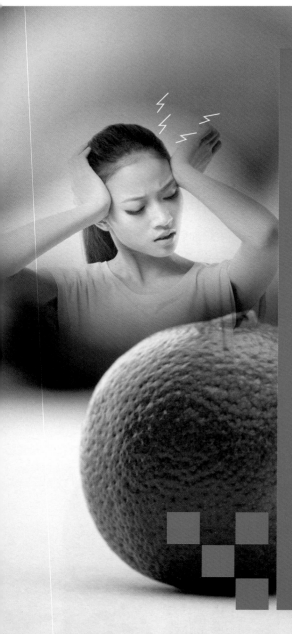

脑动静脉畸形有哪些临床表现

一般而言，小型动静脉畸形没有任何症状或体征，绝大多数动静脉畸形会出现一定的临床表现，常见的有以下几种：

（1）出血：发生率为20%~88%，并且多为首发症状。动静脉畸形越小，越容易出血。一般多发生于青年人。

（2）抽搐：约有一半以上患者伴有癫痫发作，表现为大发作或局灶性发作。

（3）头痛：半数以上患者有长期头痛史，类似偏头痛，局限于一侧，可自行缓解，一般表现为阵发性和非典型的偏头痛，可能与脑血管扩张有关。出血时头痛较平时剧烈，多伴呕吐。

（4）进行性神经功能障碍：发生率约40%，主要为运动或感觉性功能障碍。

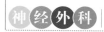

脑动静脉畸形应该如何治疗

　　脑动静脉畸形的治疗目的是防止出血，改善脑组织血供，缓解神经功能障碍，控制癫痫等不良状况，提高患者生活质量。目前的治疗方法主要包括保守治疗、手术治疗、介入治疗和立体定向放射治疗。

保守治疗

　　对于年龄较大，仅有癫痫症状者或畸形位于脑重要功能区及脑深部病变者，均可采用保守治疗。主要目的是防止或制止出血及再出血，控制癫痫、缓解症状等。

　　(1)保持正常生活规律：避免剧烈运动、情绪波动和劳累，保持大便通畅，高血压者适当降低血压。

　　(2)抗癫痫治疗：根据癫痫的类型选择抗癫痫药物，长期坚持规律服药，以控制癫痫发作。

　　(3)对症治疗：有出血者，可按蛛网膜下腔出血对症治疗。有颅内压增高者，可给予甘露醇等脱水剂降低颅内压。如血肿较大，颅内压增高严重者，则宜手术清除血肿。其他症状可以选择进行相应的对症处理，以减轻患者的不适和难受症状。

介入治疗

　　通过特殊导管，将栓塞物质直接送到畸形的供血动脉，予以栓塞。

手术治疗

　　随着手术显微镜的应用和显微外科技术的改进，此法越来越被人们采用。需要了解的是，在切除大型高血流量的病变后，常发生脑组织急性血管源性水肿、血浆及红细胞外渗的危险情况，这称为"正常灌注压突破"。原因是高血流量的动静脉瘘被切除或阻断后，周围正常脑组织的毛

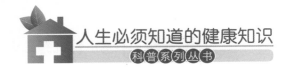
细血管床灌注压突然增高，这些血管因长期处于低灌注压状态而丧失血管的自动调节功能，对突然的高灌注压和高流量不能产生收缩反应，反而呈麻痹扩张，因此造成广泛渗血水肿。

γ刀疗法

此疗法为无创性放射线治疗，对于位置较深、在邻近重要结构区、不能手术的动静脉畸形患者，尤为实用。

什么是颅内海绵状血管瘤，应该如何治疗

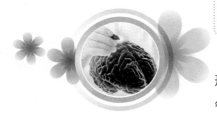

海绵状血管瘤并非真性肿瘤，而是一种脑血管畸形。它是由很多薄壁血管组成的像海绵一样的异常血管团紧密相贴聚集而成。

颅内海绵状血管瘤的治疗主要有以下几种方法：

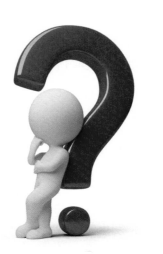

（1）保守治疗：根据本病的发展特点，对无症状的或仅有轻微头痛的海绵状血管瘤，可保守治疗，并定期随访。

（2）手术治疗：有明显症状，如神经功能缺失、有出血、难治性癫痫、病灶增大或有高颅内压者，均需手术治疗。手术治疗的目的是全切病变，消除病灶出血风险，减少或防止癫痫发作，恢复神经功能。

（3）放射治疗：常规放疗及立体定向放射外科治疗对海绵状血管瘤的疗效不确定。因此，仅对位于重要功能区或手术残留的病灶才辅助放疗。

知识链接——微创神经外科

　　微侵袭（微创）神经外科（minimally invasive neurosurgery）是神经外科领域中一个新的极具活力的发展方向，由Hellwig和Bauer于1992年命名。它在治疗理念上强调不仅要切除病变，更要最大限度的保护神经功能。

　　微创神经外科主要包括：内窥镜神经外科（endoscopic neurosurgery）、立体定向神经外科（stereotatic neurosurgery）、血管内神经外科（endovascular neurosurgery）、放射神经外科（redioneurosurgery）和显微神经外科（microneurosurgery）等。近年来，微创神经外科得到了飞速发展，各种微创神经外科的治疗方法可单独进行，也可互相结合，使治疗方法更加完备。

　　微创神经外科学的理念是在诊断和治疗神经外科疾病时，以最小的创伤，达到最大程度的恢复，并且要求其贯彻于全部治疗中，包括神经外科手术的每个步骤，如术前、术中以及术后过程。

　　微创神经外科手术的特点是小型化、智能化、闭合化，手术更安全可靠，同时可以缩短住院时间和康复期，降低医疗费用。

（本章编者：李鹏超 刘勇）

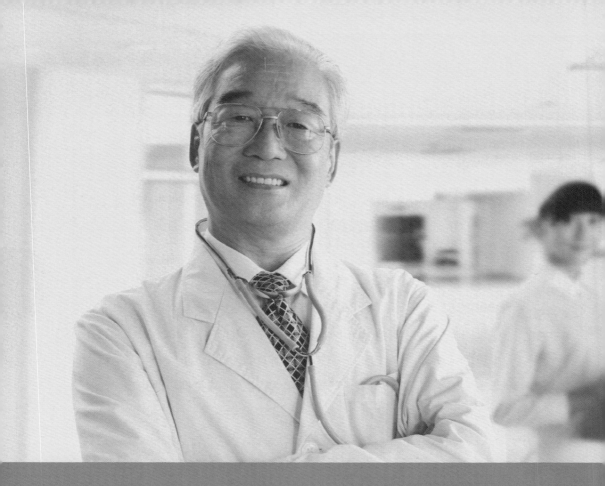

NAO HE JISUI ZHONGLIU ZHENLIAO

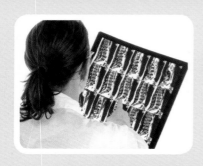
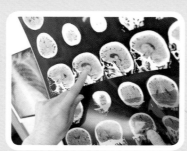
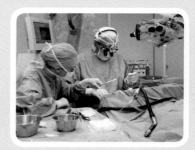

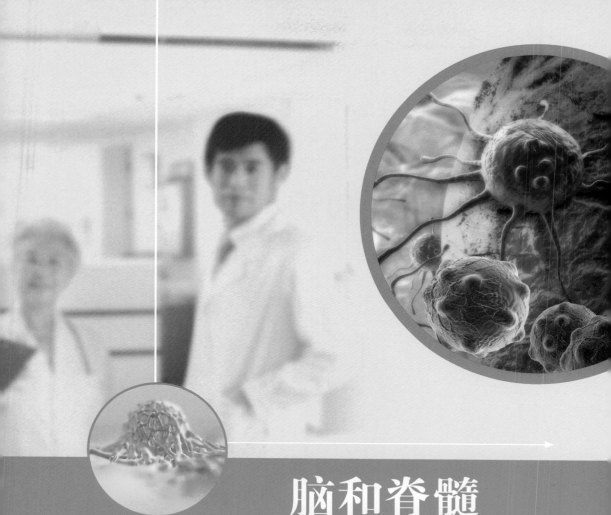

脑和脊髓肿瘤诊疗

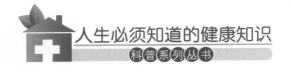
 基础知识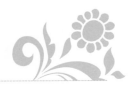

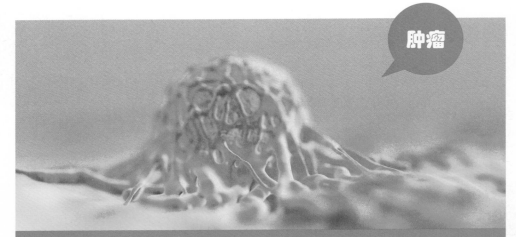

肿瘤

脑肿瘤都有哪些类型

一般来讲，原发于颅内或者转移到颅内的肿瘤都属脑肿瘤。男女比例从整体来说，没有太大的差别，有些肿瘤在女性多一些，比如说脑膜瘤，有些肿瘤像胶质瘤，大概男性略高一点。总体来看，脑肿瘤现在的发病率大概占全身各部位肿瘤的第五位。

脑肿瘤按世界卫生组织（WHO）的分类最主要的是脑胶质瘤，占40%到50%，接近一半。其次是脑膜瘤，可能占20%左右，垂体瘤10%到15%，其他还有先天性的肿瘤、转移瘤、生殖细胞瘤，还有淋巴瘤、造血系统的肿瘤等。总体来说脑瘤的比例大概是以胶质瘤为主。

如何区分良性脑肿瘤和恶性脑肿瘤

一般来说良性脑肿瘤生长缓慢，不易侵袭周围组织，也不易向远处转移；恶性脑肿瘤则生长迅速，侵袭性强，但很少向其他部位转移。需要指出的是，与其他器官不同，良性的脑肿瘤有时也可能会产生巨大的危害，这是因为脑和脊髓被包裹限制在一个相对独立且容积有限的空间里，无论良、恶性肿瘤只要产生占位效应，就会对神经组织产生压迫和损害。

世界卫生组织（WHO）对脑肿瘤分为四级，级别越高，恶性程度越高。有时可以见到同一种脑肿瘤，因为生长速度或异常形态程度的不同，有良、恶性之分。

知识链接——癌症

癌症这个词最早是由希腊名医希波克拉底（Hippocrates，公元前460-370年）提出的，他被誉为"医学之父"。希波克拉底用"carcinos"和"carcinoma"来描述非溃疡性和溃疡性的肿瘤。在希腊语中，"carcinos"和"carcinoma"都是指"螃蟹"，之所以用这样的一个词来命名这个病，是由于癌症的可扩散性，很容易让人联想到螃蟹那钳子向四处张开时的样子。

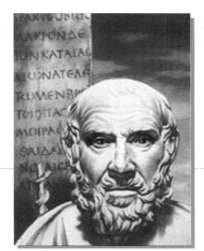

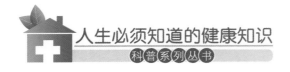
人为什么会得脑肿瘤

总体上说，脑肿瘤发病原因并不明确，有关病因学调查归纳起来，分环境因素与宿主因素两类。环境致病原包括：物理因素，如离子射线与非离子射线，化学因素，如亚硝酸化合物、杀虫剂、石油产品等，感染因素，如致瘤病毒和其他感染。但除了治疗性的离子射线照射以外，迄今还没有毫无争议的环境因素。患者的患病史、个人史、家族史同颅内肿瘤发生发展的关系，有些已经肯定，有些并未受到广泛的认可。

知识链接——手机与脑肿瘤

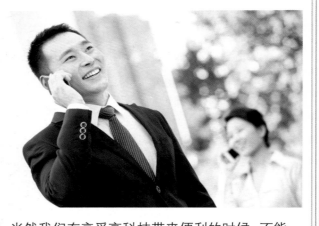

手机给人们生活带来了很多便利，甚至大家觉得离不开手机。网上有这么一说，叫"无手机恐惧症"。就是不带手机了，就很惊恐，总怕有什么事。当然我们在享受高科技带来便利的时候，不能忽视其可能潜在的副作用。手机辐射是否致癌的问题已经争论了很久了，曾经有一些报道说并未发现使用手机与增加患癌率有明显关系。但近来又开始了新一轮的争论，起因大概就是在2011年5月底，世界卫生组织所属的国际癌症研究中心发布了一个信息，把手机列为可能致癌的物品，同时公布的还有像咖啡、咸菜等其他东西，也为可能致

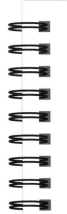

癌物。这个致癌分成四级，第一级肯定跟致癌有关，第二级叫有可能致癌，第三级没有定论，第四级就是无关。把手机列为第二级就是可能致癌，列为2B，B的意思是致癌的可能性偏小。毕竟我们没有找到十分确切的研究结果。但既然WHO发布这么一个信息，还是希望引起大家的关注和重视。年轻人，特别是小孩，减少使用手机是有必要的，因为小孩的颅骨比较薄，而且属于发育期，最主要的是可能比成人使用手机积累的时间更长，一旦有问题的话，到那个时候就不好处理了。所以，进行适当的防护还是有用的。

脑
肿
瘤
和
脊
髓
肿
瘤
诊
疗

脑肿瘤主要有几种

　　脑肿瘤是神经系统中常见的疾病之一，对人类神经系统的功能有很大的危害。一般分为原发和继发两大类。原发性颅内肿瘤可发生于脑组织、脑膜、颅神经、垂体、血管残余胚胎组织等。继发性肿瘤指身体其他部位的恶性肿瘤转移或侵入颅内形成的转移瘤。脑肿瘤也称颅内占位性病变。

　　脑肿瘤可发生于任何年龄，以20~50岁最为多见。少儿以颅后窝及中线肿瘤较多见，主要为髓母细胞瘤、颅咽管瘤及室管膜瘤。成人以大脑半球胶质细胞瘤（即神经胶质瘤，简称胶质瘤）最为多见，如星形细胞瘤、胶质母细胞瘤、室管膜瘤等，其次为脑膜瘤、垂体瘤及颅咽管瘤、神经纤维瘤、海绵状血管瘤、胆脂瘤等。

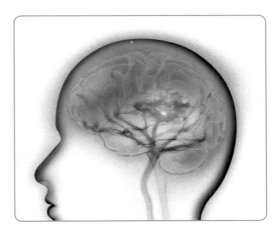

知识链接——脑胶质细胞

胶质细胞是广泛分布于中枢和周围神经系统中的支持细胞。包括脊椎动物中枢神经系统中的少突胶质细胞和星形胶质细胞以及周围神经系统中的神经鞘细胞。

胶质细胞在中枢神经系统中包括星形胶质细胞，少突胶质细胞和无突胶质细胞；在周围神经系统中为施万细胞和卫星细胞。胶质细胞具有支持和引导神经元的迁移，参与神经系统的修复和再生，参与免疫应答，形成髓鞘和血脑屏障，物质代谢和营养的作用以及参与神经细胞外的钾离子浓度的维持等作用。

星形胶质细胞还具有营养作用，协助神经元的代谢，星形胶质细胞通过血管周足和突起连接毛细血管与神经元，对神经元起到运输营养物质和排除代谢产物的作用。

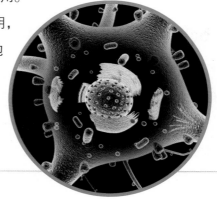

脑肿瘤有什么早期症状

要问脑肿瘤会有什么早期症状，换句话说就是问人们在什么情况下需要警惕自己有无得脑肿瘤的可能。

临床上，颅内肿瘤的症状归纳起来可分为颅内压增高症状和局灶症状两大类。由于人的颅腔是一个相对密闭的腔，脑内长肿瘤后，肿瘤的生长使颅腔内容物增加，导致颅腔内压力升高从而引起的症状，我们称之为颅内压增高症状。当人们出现头痛，呕吐并且有持续发作、阵发加重的时候，就要考虑是否有颅内压增高的可

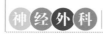

能，应该及时就医。另外，有些患者因为视力变化去看医生，检查发现有视乳头的水肿，此时有颅内压增高的可能。神经外科所说的颅内压增高三主症：头痛、呕吐、视乳头水肿。

除了因脑肿瘤引起高颅压的症状外，由于肿瘤生长部位不同，可以引起一些局灶性症状。比如，额叶的肿瘤会出现随意运动、语言表达及精神活动等多方面的障碍，常有一侧肢体活动不灵便，不少患者还可能出现癫痫；顶叶的病变可以导致一侧肢体感觉的障碍；枕叶的病变则会出现视觉障碍，如幻视、视野缺损等。

垂体肿瘤因为垂体的特殊功能常出现机体内分泌的紊乱，女性患者多为月经紊乱、闭经、溢乳，男性则出现性功能减退、毛发脱落等。此外，不少垂体瘤患者还会出现视力减退。脑干的肿瘤可以引起眼球运动、面部感觉障碍，还可能出现声音嘶哑、吞咽困难等。

当然，也有一部分患者在得了脑瘤后，可能没有明显症状出现。对于一些患有肺癌、肝癌、乳腺癌等其他部位肿瘤的患者来讲，如果出现上述脑部症状，要考虑是否有颅内转移。

脑肿瘤的常见早期症状如下：

（1）进行性加重的头痛，同时伴随其他一些症状，如呕吐、视力下降、记忆力差、反应变慢。

（2）听力下降和耳鸣。

（3）视力下降或伴复视。

（4）记忆力下降或反应迟钝。

（5）嗅觉下降或幻嗅。

（6）步态不稳。

（7）一侧肌力减退或肢体发麻。

（8）癫痫发作。

知识链接——磁共振血管造影（MRA）

磁共振血管造影（MRA）可发现血管狭窄和闭塞的部位。该检查主要有两种方式，一种为不用经静脉注射对比剂，利用血液流动与静止的血管壁及周围组织形成对比而直接显示血管；另一种方法为高压注射器注入对比剂（为钆制剂）。磁共振血管造影已经成为磁共振检查的常规技术之一。直接MRA不用对比剂，简便无创，成本低，对于显示血管有非常实用的价值，已经成为临床不可少的检查方法之一。

脑肿瘤可以做哪些检查

随着现代医学的发展，医学影像学特别是CT和MRI的出现，使得脑肿瘤的诊断准确率有了较高幅度的提升。临床医学影像能够及早发现病变，并具有以下特点：①能够确定诊断；②能够反映肿瘤的生物学特征；③能够指导治疗；④能够及时评价治疗的效果；⑤判断肿瘤的预后。但事实上，现有的影像学检查还存在着许多不足，如敏感性较高但特异性不足，不能准确区分所有肿瘤的性质，不能指导特异性的靶向治疗，不能早期预见治疗的成败和判断预后等。目前国际上诊断脑肿瘤的金标准还是组织病理学诊断。因此，在一些情况下，对于经过磁共振等检查后依然不能确定病变的性质，还需要进行组织病理学检查。

知识链接——MRS

　　磁共振波谱分析（MRS），是利用磁共振进行一种无创伤性研究活体器官组织的代谢、生化变化及化合物定量分析的方法，目前主要在脑部疾病的诊断中应用较多。通过检测某些特定的生化指标的变化来判断病变的代谢情况，特别是在鉴别胶质瘤复发与放射性坏死以及恶性肿瘤与炎症方面具有一定的临床意义。不足之处在于检查时间较长，很多磁共振机器没有配备相应的系统软件，故并非有磁共振就可以进行MRS检查。

肿瘤和诊疗脑脊髓

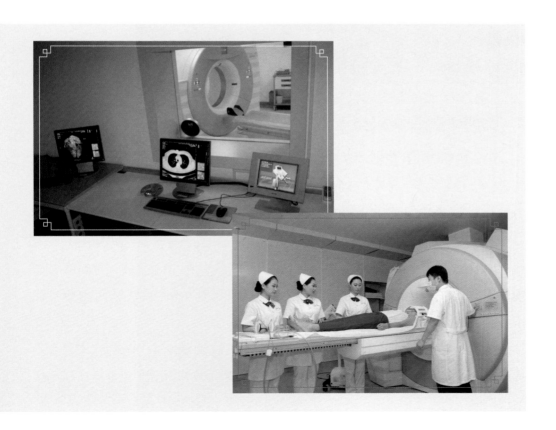

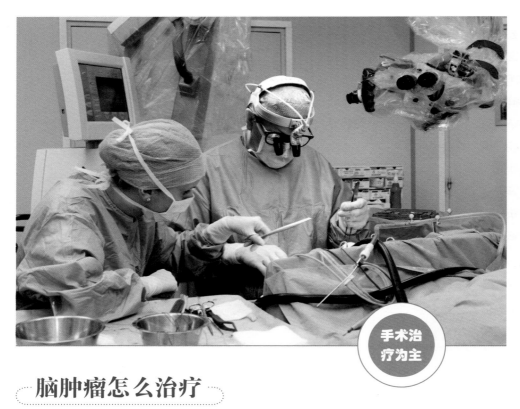

手术治疗为主

脑肿瘤怎么治疗

颅内肿瘤的治疗原则是以手术治疗为主、辅以放射和化学药物治疗。另外，针对患者的不同病情还需采取其他对症治疗措施，包括控制颅内高压、应用皮质类固醇、抗癫痫类药物、纠正代谢异常及支持治疗等。

手术治疗方式分两大类：①病变切除手术；②姑息性手术，包括内减压、外减压、脑脊液分流术，目的仅为暂时降低颅内压，缓解病情。直接手术治疗是颅内肿瘤最基本、最有效的治疗方法。手术的原则是：尽可能地切除肿瘤，同时尽量保护周围脑组织结构与功能的完整。

手术后除放射治疗外，尚可通过不同途径和方式给予化学药物治疗。有时为了提高恶性肿瘤手术后的效果或延长生存期，还可采用放疗、化疗、免疫治疗等综合治疗措施。

知识链接——围手术期

围手术期是指围绕手术的一段时期，包含手术前、手术中及手术后的一段时间，具体是指从确定手术治疗时起，直到与这次手术有关的治疗基本结束为止。患者和家属在围手术期这段时间，需要知道神经外科临床上有不少诊疗工作要落实，具体如下：

（1）术前阶段：会向患者及家属解释和交流病情，进行最佳的诊断检查以及尽可能使患者放松，如局部剃头备皮可减少患者不良情绪的影响。制定诊断治疗方案时，应权衡利弊，全面考虑诊疗代价和治疗效果，应用现代技术争取付出最小的生理、精神和医疗费用代价，使治疗效果达到最佳。

（2）手术操作：医生会在开颅时准确定位，缩小开颅范围；充分合理利用各种功能监测，选择适当的安全麻醉。手术时选择最佳路径，减少对脑及血管组织的损伤。关颅时，注意最准确的解剖复位，缝合时注意减少瘢痕，保护容貌，获得最佳的治疗效果。

（3）术后处理：对症减轻疼痛和不适，尽可能地缩短重症监护室的观察时间、及时撤除各种监测，以利于早期康复。

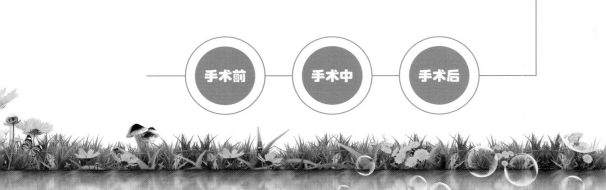

手术前　手术中　手术后

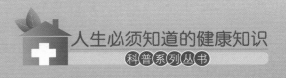
脑肿瘤化疗后需要注意什么

现有化疗药物中绝大多数在抑制或杀伤癌细胞的同时,对机体内正常细胞也有毒害作用,尤其是骨髓造血细胞与胃肠道黏膜上皮细胞。患者最常表现的是白细胞或血小板减少,食欲缺乏、恶心呕吐或腹泻。因此,化疗期间应每周至少查一次血常规,包括血红蛋白、白细胞和血小板。当白细胞减少时,应避免去人多的场所,以免增加细菌或病毒交叉感染的机会。需要注意的是,如果白细胞数降至2000/微升以下或伴有发热,最好回医院由医生治疗。

血小板数下降的危险是引起出血,此时应避免撞伤,且宜进软食,皮肤有出血点时应及时告诉医生。目前,尚无升高血小板的特效药物,主要靠输注新鲜血小板。化疗期间,饮食应以卫生、清淡、富有营养的食物为主。现有较好的止吐药物,一般对症处理后可大大减轻胃肠道反应。患者间个体差异较大,恶心呕吐的程度不一,故不要将化疗与呕吐等同,避免自我暗示。此外,应注意口腔卫生,坚持每餐后漱口,以免出现口腔溃疡。化疗中出现腹泻,尤其是每天超过5次时,应及时告诉医生处理。有些化疗药可致脱发,患者或家属应有心理准备,可预备好假发,一般停用化疗后2~3个月即可长出新发,不致造成长期影响。

知识链接——肌力分级

根据肌力的情况,一般均将肌力分为0~5级,共六个级别:

0级:完全瘫痪,测不到肌肉收缩。

1级:仅见到肌肉收缩,但不能产生动作。

2级:肢体能在床上平行移动,但不能抵抗自身重力,即不能抬离床面。

3级:肢体可以克服地心吸引力,能抬离床面,但不能对抗外力。

4级:肢体能做对抗外力的运动,但不完全。

5级:肌力正常。

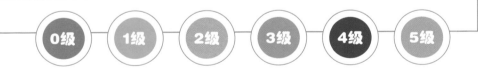

0级　1级　2级　3级　4级　5级

脑肿瘤放疗后会有哪些不良反应

全身性不良反应通常是指患者在放疗过程中及放疗结束后出现的食欲缺乏、疲乏无力、头晕头痛、失眠及免疫功能低下等情况。另外,部分患者会有恶心呕吐、消化不良、胃胀不适等消化道反应,一般情况不很严重的话,不需要特殊处理,患者可以通过自身调节和适应来减轻这些症状。

(1)急性不良反应:发生于脑瘤治疗期间,除了原有症状加重,可能还并有恶心呕吐,这是因放射线造成的短暂性脑水肿。此种情形可应用脱水药物和激素治疗,

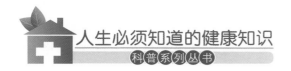
一般4~6周即可缓解。若反而更加恶化，则需考虑是否为颅内肿瘤发生变化。此外，若耳朵位于放射线照野，则于第3~4周可能发生急性浆性中耳炎。若为全脑及脊髓照射，将影响造血功能，患者也易出现疲劳、乏力等情形。

（2）次急性不良反应：发生于放射线治疗结束后6~12周，可能由于放射线造成脑内微血管通透性改变及短暂性脱髓鞘反应，但仍很难与肿瘤是否复发区别。

（3）晚期不良反应：是最严重的为放射线引发的坏死，多发生于治疗后半年开始至数年。

知识链接——正电子发射/计算机体层扫描（PET/CT）

正电子发射/计算机体层扫描也称PET/CT，通过应用放射性同位素来判断病变的代谢情况。在判断肿瘤的良恶性、判断肿瘤的残留情况以及鉴别肿瘤复发和放射性坏死的方面具有一定的意义。PET/CT最大的优点是能够同时进行全身扫描，在脑转移瘤的诊断中价值较高，不足之处是需要应用放射性同位素和价格较昂贵。

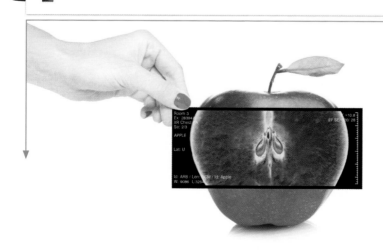

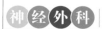
哪些脑肿瘤患者需要进行化疗

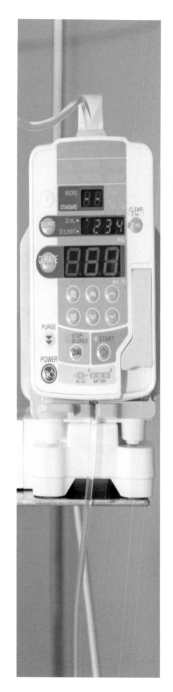

脑肿瘤的化疗原则上是用于恶性肿瘤术后，与放疗协同进行。

需要指出的是，化疗并不能完全彻底地杀灭癌细胞，残留的癌细胞容易复发扩散，而且化疗会带来不良反应，如头晕、恶心、呕吐、食欲缺乏、发热、脱发、白细胞减少等，使机体免疫力下降，抗癌能力减退。身体素质更差，可使病情恶化，加快扩散转移。具体的病种有间变性星型细胞瘤、多型性胶质母细胞瘤、间变性室管膜瘤、间变性少突胶质细胞瘤、髓母细胞瘤、神经母细胞瘤、生殖细胞瘤、中枢神经系统淋巴瘤、原始神经外胚层肿瘤等。复发颅内恶性肿瘤可以应用化疗，对儿童髓母细胞瘤并在脊髓内播散种植化疗可作为首选方法。其他如手术有残留或基因检测提示有恶性变倾向的低级别星形胶质细胞瘤（Ⅱ级）可以化疗。少突胶质瘤是化疗敏感肿瘤，有肿瘤残留的低级别少突胶质瘤（Ⅱ级）推荐化疗。对于高级别胶质瘤（Ⅲ～Ⅳ级），无论手术切除彻底与否，都建议进行化疗。

研究表明，脑肿瘤细胞本身对化疗药物耐药是影响化疗疗效的重要原因。对患者进行系统和正规的化疗，应多咨询专业的神经肿瘤化疗医生，实施系统的个体化化疗。

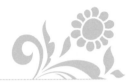

 # 主要神经系统
肿瘤常见问题

什么是垂体腺瘤

　　垂体腺瘤是神经系统常见的良性肿瘤，人群发生率一般在1/10万，在颅内肿瘤中发病率仅低于脑胶质细胞瘤和脑膜瘤。垂体腺瘤主要从以下几方面危害人体：①垂体激素过量分泌引起一系列的代谢紊乱和脏器损害；②肿瘤压迫使其他垂体致激素低下，引起相应靶腺的功能低下；③压迫鞍区的结构，如视神经、海绵窦、下丘脑等，导致相应功能的严重障碍。垂体腺瘤好发于青壮年，对患者生长、发育、劳动能力、生育功能都有一系列严重影响。

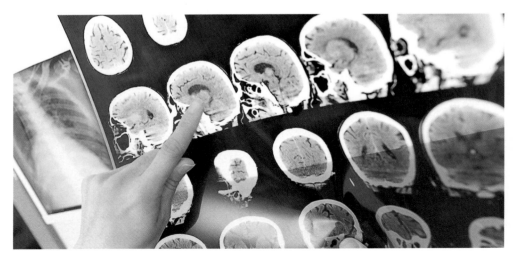

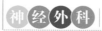
知识链接——垂体

　　垂体是人体最重要的内分泌腺,分前叶和后叶两部分。它分泌多种激素,如生长激素、促甲状腺激素、促肾上腺皮质激素、促性腺素、催产素、催乳素、黑色细胞刺激素等,还能够储存下丘脑分泌的抗利尿激素。这些激素对代谢、生长、发育和生殖等有重要作用。

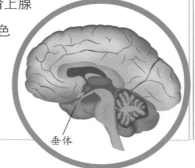

垂体

垂体腺瘤有哪些临床表现

　　脑垂体为重要的内分泌器官,内含数种内分泌细胞,分泌多种激素,如果某一内分泌细胞生长肿瘤,则可发生特殊的临床表现。其详细情况分别叙述如下。

不同种类垂体腺瘤的内分泌表现

　　(1)生长激素细胞腺瘤:早期瘤仅数毫米大小,主要表现为分泌生长激素过多。未成年患者会生长过速,甚至发育成巨人。成人以后主要表现为肢端肥大,如面容改变,额头变大,下颌突出、鼻大唇厚、手指变粗、穿鞋戴帽觉紧,数次更换较大的型号,甚至需要特别制作。有的患者出现饭量增多,毛发、皮肤粗糙,色素沉着,手指麻木等。重者全身乏力、头痛、关节痛、性功能减退、闭经不育,甚至并发糖尿病。

　　(2)催乳素细胞腺瘤:女性主要表现为闭经、溢乳、不育,重者腋毛脱落、皮肤苍白细腻、皮下脂肪增多,还有乏力、易倦、嗜睡、头痛、性功能减退等。男性则表现为性欲减退、阳痿、乳腺增生、胡须稀少,重者生殖器官萎缩、精子数目减少、不育等。

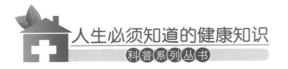

（3）促肾上腺皮质激素细胞腺瘤：临床表现为身体向心性肥胖、满月脸、水牛背、多血质、腹部大腿部皮肤有紫纹等。重者闭经、性欲减退、全身乏力甚至卧床不起。有的患者并发高血压、糖尿病等。

视力视野障碍

早期垂体腺瘤常无视力视野障碍。若肿瘤长大，向上伸展，压迫视交叉，则出现视野缺损。如果不及时治疗，视野缺损可再扩大，并可伴有视力减退，以致全盲。因为垂体瘤多为良性，初期病变可持续相当时间，待病情严重时，视力视野障碍可突然加剧，如果肿瘤偏于一侧，可致单眼偏盲或失明。

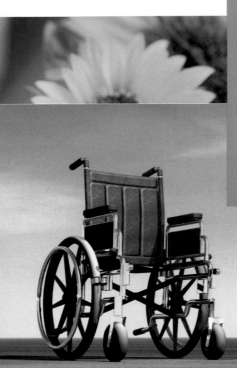

其他神经症状和体征

如果垂体瘤向后上生长压迫垂体柄或下丘脑，可致多饮多尿；如果肿瘤向侧方生长侵犯海绵窦壁，则出现动眼神经或外展神经麻痹；如果肿瘤穿过鞍隔再向上生长至额叶腹侧部，有时出现精神症状；如果肿瘤向后上生长阻塞第三脑室前部和室间孔，则出现头痛、呕吐等颅内压增高症状；如果肿瘤向后生长，可压迫脑干致昏迷、瘫痪或去大脑强直等。

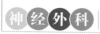

知识链接——巨人症

巨人症系垂体分泌生长激素过多所致，起病缓慢，早期可无症状，而后逐渐出现面增长变阔，眉及双颧隆突，巨鼻大耳，唇舌肥厚，下颌渐突出，牙齿稀疏，鼻翼与喉头增大，语言钝浊，容貌趋丑陋。指趾粗短、掌跖肥厚，全身皮肤粗厚、多汗、多脂。少数甲状腺肿大，基础代谢率增高，甲状腺功能亢进。内脏普遍肥大，胸廓增大。男子性欲亢进，女子多数月经紊乱、闭经、不育。半数伴糖耐量损害，多饮多尿，伴高催乳素血症者可乳溢。晚期

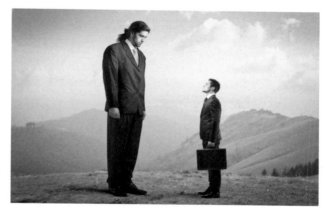

可有头痛、视野缺损和高血压，也可出现继发性甲状腺功能减退症，继发性肾上腺皮质功能减退，性腺萎缩和性功能减退症，骨质疏松，脊柱活动受限等。垂体性巨人症表现为儿童期生长过度，身材高大，四肢生长尤速。食欲亢进，臂力过人。晚期（衰退期）体力日渐衰弱。

脑和脊髓肿瘤诊疗

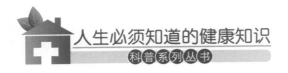
垂体腺瘤应该如何治疗

垂体腺瘤是常见的神经内分泌肿瘤之一,绝大多数的垂体腺瘤都是良性肿瘤。对于垂体腺瘤的治疗主要包括手术治疗、放射治疗以及药物治疗。垂体腺瘤手术治疗方法很多,可分为经颅和经蝶窦入路。

放疗对垂体腺瘤有一定的疗效。

治疗垂体腺瘤的药物,目前主要是溴隐亭,其对泌乳素腺瘤具有显著的治疗作用。药物治疗适应于不能或不愿意接受手术的年轻女性患者,但该药不良反应较重,停药后血中泌乳素水平立即回升,故其应用范围受到限制。

知识链接——侏儒症

凡身高低于同一种族、同一年龄、同一性别的小儿的标准身高30%以上,或成年人身高在120厘米以下,称为侏儒症或矮小体型。侏儒症是由于多种原因导致的生长激素分泌不足而致身体发育迟缓。侏儒症病因可归咎于先天因素和后天因素两个方面。最常见的是继发于垂体病变。垂体病变引起的侏儒症,称为垂体侏儒。垂体侏儒的病因有两种,一种是原发性,病因不明,部分属遗传性疾病。一种是继发性,即由于垂体周围组织有各种病变,包括肿瘤,如颅咽管瘤、垂体黄色瘤等;感染,如脑炎、脑膜炎、结核病、血管病变及外伤等。

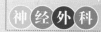

垂体腺瘤手术有哪些并发症，术后应注意什么

垂体腺瘤手术后应注意观察并发症的发生以便做好应急措施。

垂体腺瘤可能出现的术后并发症具体如下：

（1）鼻塞和鼻腔分泌物异常：手术后数月内，常出现鼻塞及鼻腔不断有少量血性分泌物或者清凉液体流出。可在鼻腔内滴注滴鼻液消炎，或到耳鼻喉科清理鼻腔内分泌物1~2次。

（2）头痛：是典型的垂体腺瘤可能出现的术后并发症。可能由鼻黏膜水肿、蝶窦内炎症等多因素引起，重者可服用止痛药对症处理。

（3）鼻腔出血：多发生在术后拔出鼻腔填塞的纱条后，个别在数天后，轻者鼻腔暂时填放棉球即可见效。

（4）低钠血症：一般发生在术后第4~8天，表现为低热、无力、头痛、恶心、呕吐、神志变差。诊断明确后输液补充高渗盐水，限制饮水。

（5）尿崩症：表现为饮水多和尿多。一天在4000毫升以上。

（6）视力减退：较为常见。

（7）垂体功能低下：表现为发热、全身无力、头痛、恶心、呕吐、不思饮食等。检查血皮质醇和甲状腺激素，诊断明确后，可在医生指导下使用强的松和甲状腺素治疗。

（8）脑液鼻漏：鼻腔内不断流清水，低头时加重，伴有头痛，可能有发热。重者需手术修补。

一旦出现上述术后并发症，应及时到医院进行检查，尽快采取治疗措施。

知识链接——尿崩症

尿崩症是由于各种原因使抗利尿激素（ADH）的产生和作用发生障碍，肾脏不能保留水分，临床上表现为多尿、烦渴、多饮与低比重尿等症状。临床上多数是由于ADH缺乏导致的中枢性尿崩症，也有部分是由于肾小管对ADH的反应障碍导致的肾性尿崩症，也有各种因素导致饮水过多所表现的多饮、多尿症状。尿崩症可发生于任何年龄，但以青年多见。

正常人每天排尿量为1000~2000毫升，平均约为1500毫升。尿崩症患者尿量增多，24小时尿量可多达5~10升，症状轻者24小时尿量仅为2.5~5升，但最多不超过18升。尿比重<1.010，常为1.005~1.006。尿崩症治疗原则：及时纠正高钠血症，维持水代谢平衡，密切监测水的摄入和排出之间的平衡以及抗利尿激素治疗之间的关系；正确补充水分，恢复正常血浆渗透压。对于继发性尿崩症应尽量治疗其原发病，药物治疗包括激素替代疗法（包括加压素水剂、尿崩停和去氨加压素）、抗利尿药物（氢氯噻嗪和氯磺丙脲）等。药物治疗目的是保证适当的水的摄入和体内离子平衡，防止夜尿和影响夜间睡眠。

什么是星形细胞瘤

星形细胞肿瘤是指以星形胶质细胞形成的肿瘤，是脑胶质瘤中最常见的。为浸润性生长的肿瘤，多数肿瘤切除后有复发可能，且复发后肿瘤可演变成间变性星形细胞瘤或多形性胶母细胞瘤。间变性星形细胞瘤又称为恶性星形细胞瘤，肿瘤细胞间变程度在星形细胞瘤与多形性胶母细胞瘤之间。

知识链接——星形细胞

星形胶质细胞是所有胶质细胞中体积最大的一种，它的数量是神经元的10倍。细胞呈星形、核圆形或卵圆形，染色比较浅。它具备以下功能：

（1）引导神经元移动的作用，使神经元到达他们应该到达的地方。

（2）提供神经元所需的营养，如葡萄糖等。

（3）维持神经元周围的离子平衡。

（4）在神经传导物质上具有一定的作用。星形胶质细胞能够隔离神经突触间的空间，因而影响神经传导物质。

（5）星形胶质细胞脑中的讯息传送速度比神经元要来得慢，故它只能扮演补助性的角色。

（6）近年研究发现星形胶质细胞也会参与神经元活性的调控。

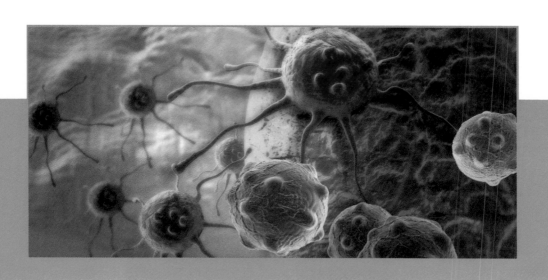

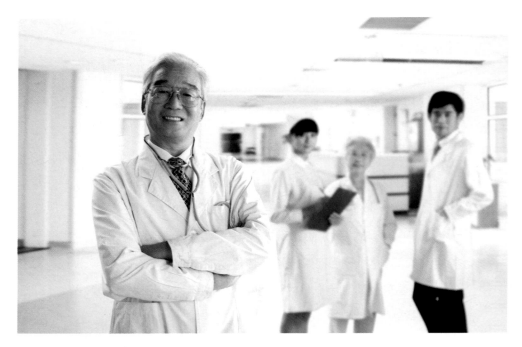

星形细胞瘤有哪些表现

星形细胞瘤临床症状包括一般症状和局部症状，前者主要表现为颅内压增高，后者则取决于病变的部位和肿瘤的病理类型及生物学特性。

一般来讲，肿瘤的不断生长占据颅腔内空间、肿瘤阻塞脑脊液循环通路造成脑内积水和(或)脑水肿、脑脊液的回吸收障碍等均可造成颅内压增高。正常颅腔容积比脑组织约大10%，当脑组织的体积增加8%~10%时，可能无颅高压症状的出现，而当颅内占位病变占据150毫升以上的容积时，即可能产生相应的颅高压症状，主要包括头疼、呕吐、视盘水肿、视力视野改变、癫痫、复视、头颅扩大(儿童期)和生命体征改变等。而大脑半球的星形细胞瘤发病缓慢，病程较长，多数先出现由于肿瘤直接破坏所造成的定位体征和症状，随后又出现颅内压增高的症状。小脑星形细胞瘤由于较早地影响脑脊液循环通路，多先出现颅内压增高症状。脑干的星形细胞瘤进展较快，病程较短，早期出现脑神经损害和锥体束征，而颅内压增高的症状常见于晚期。

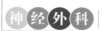
星形细胞瘤应该如何治疗

当患者出现明显的神经系统症状或影像学检查发现肿瘤明显增大,应积极治疗。治疗以手术为主,争取做到肿瘤全切除。肿瘤范围切除愈广,可减少易引起恶变的肿瘤细胞。由于肿瘤经常自皮质表面一直长向深部白质。在皮质处肿瘤常有清楚界限,而深部白质处肿瘤与正常组织界限不清。因此,当深部肿瘤生长于丘脑、基底节、脑干等重要结构处,全切肿瘤可导致严重的神经功能损害,仅可予大部切除肿瘤。一般实质性星形细胞瘤难以做到根治性切除,术后可结合放疗、化疗等综合治疗,争取提高疗效。

脑和脊髓肿瘤诊疗

知识链接——射波刀

射波刀是一种最新的立体定向放射治疗方法。

射波刀其实并不是一把有形的刀,但是它的聚焦照射产生的效果类似手术刀。射波刀英文原名为Cyberknife,中文翻译为"射波刀""赛博刀""电脑刀"或"网络刀"。它是将计算机技术、肿瘤的实时追踪技术和直线加速器放射治疗完美地结合在一起的外科放射治疗新技术。

通常普通外科的手术刀是外科医生手术时使用的有形刀。外科手术时,患者需要麻醉,有手术切口和出血,会产生一定的痛苦。射波刀则能从1200多条射线中选择150~250条,然后从不同方向聚焦照射肿瘤,对肿瘤产生的杀伤力如同手术的切割作用。好处在于它的精准性,可在肿瘤的边缘处产生极为精确的手术切割效果,使肿瘤外围的正常组织受到的损伤较少。

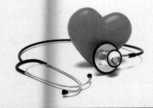

胶质母细胞瘤的治疗效果如何

胶质母细胞瘤是星形细胞肿瘤中恶性程度最高的胶质瘤，属世界卫生组织分类的第Ⅳ级。胶质母细胞瘤生长速度快、病程短，70%~80%患者病程在3~6个月，病程超过1年者仅10%。胶质母细胞瘤以手术、放疗、化疗及其他综合治疗为主。手术应做到在不加重神经功能障碍的前提下，尽可能多地切除肿瘤。扩大肿瘤切除范围，既可以有效地内减压，又能减轻术后脑水肿，降低神经系统并发症的发生率。如果肿瘤位于重要功能区（语言中枢或运动中枢），为了不加重脑功能的障碍多数仅能做部分切除，对位于脑干、基底神经节及丘脑的肿瘤可在显微镜下严格做到切除肿瘤，手术结束时可做外减压术。术后常规放疗，也可合并应用化疗或免疫治疗。

因肿瘤恶性程度高、术后易复发，胶质母细胞瘤患者预后差，95%未经治疗的患者生存期一般不超过3个月，患者的预后与多因素有关。虽然对胶质母细胞瘤的综合治疗可暂时缓解病情，但不能治愈肿瘤，胶质母细胞瘤患者经肿瘤肉眼全切、放疗、化疗等综合治疗后，2年生存率为10%，可以说目前没有预防胶质母细胞瘤复发的办法。

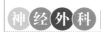

知识链接——伽马刀

　　"伽马刀"名为"刀",但实际上并不是真正的手术刀,它是一个布满直准器的半球形头盔,头盔内能射出201条钴-60高剂量的离子射线——伽马射线。它经过CT和磁共振等现代影像技术精确地定位于某一部位,我们称之为"靶点"。它的定位极准确,误差常小于0.5毫米。每条伽马射线剂量梯度极大,对组织几乎没有损伤。但201条射线从不同位置聚集在一起可致死性地摧毁靶点组织。它因功能犹如一把手术刀而得名,具有无创伤、不需要全麻、不开刀、不出血和无感染等优点。

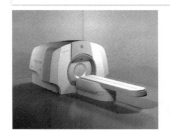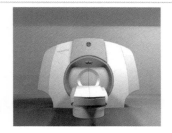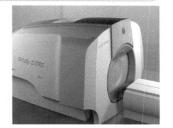

室管膜瘤应该如何治疗

　　目前认为手术全切肿瘤是室管膜瘤的首选治疗方案。对于未能行肿瘤全切除的患者,术后放疗的效果和风险还没有得到一致结论。由于绝大多数为瘤床原位复发,因此对室管膜瘤不需行脑脊髓预防性照射。成人患者术后化疗无显著效果。

　　影响室管膜瘤预后的因素包括肿瘤的部位、组织学类型、复发的速度和年龄等,其中前两者起决定作用。

　　另外,儿童恶性室管膜瘤复发较快,预后较差。根据神经影像、脑神经受损体征等所表现出的脑干受侵犯状况也与预后差密切相关。

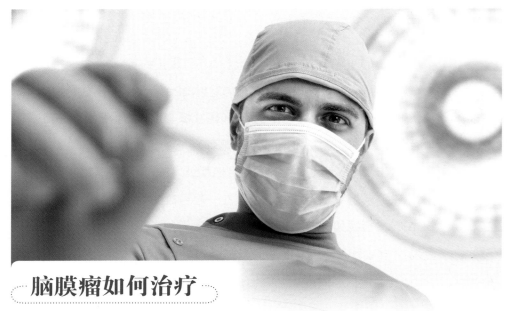

脑膜瘤如何治疗

　　脑膜瘤起源于硬脑膜下方的蛛网膜，约占所有原发性脑肿瘤的27%，大部分为良性，属Ⅰ级，生长缓慢，边界清楚。脑膜瘤对药物和放射治疗均不敏感，手术切除是可供选择的方法。脑膜瘤属实质外生长的肿瘤，大多属良性，如能早期诊断，在肿瘤尚未使周围的脑组织与重要颅神经、血管受到损害之前手术，应能达到全切除的目的。但是有一部分晚期肿瘤，尤其是深部脑膜瘤，肿瘤巨大，与神经、血管、脑干及丘脑下部粘连太紧，或将这些神经、血管包围而导致不易分离，这种情况下，不可勉强全切，以免加重脑和颅神经损伤以及引起术中大出血的危险。

颅咽管瘤有哪些临床表现

　　颅咽管瘤是由外胚叶形成的颅咽管残余的上皮细胞发展起来的一种常见的胚胎残余组织肿瘤，为颅内最常见的先天性肿瘤，在鞍区肿瘤中占第二位，多位于鞍上，好发于儿童，成年人较少见。颅咽管瘤的临床表现包括以下几个方面：肿瘤占位效应及阻塞室间孔引起的高颅压表现；肿瘤压迫视交叉、视神经引起的视力障碍；

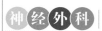

肿瘤压迫下丘脑、垂体引起的下丘脑–垂体功能障碍。具体如下：

（1）颅内压增高表现：颅咽管瘤的体积较大，作为颅内占位性病变，它可直接通过占位效应引起颅内压升高。颅咽管瘤还可压迫第三脑室，阻塞室间孔而使颅内压升高，这可能是引起高颅压最主要的原因。颅内压增高症状在儿童多见，最常见的表现为头痛，可轻可重，多于清晨发生，伴有呕吐、耳鸣、眩晕、畏光、视盘水肿、展神经麻痹等，也可有发热、颜面潮红、出汗等自主神经功能紊乱的表现。头痛多位于眶后，也可为弥漫性，并向后颈、背部放射。

（2）视神经受压表现：表现为视力、视野改变及眼底变化等。

（3）下丘脑症状：颅咽管瘤压迫下丘脑及垂体还可引起多种内分泌代谢紊乱和下丘脑功能障碍。肿瘤侵及饱食中枢，可引起多食或厌食；肿瘤侵及体温调节中枢，可出现发热；肿瘤损及下丘脑抑制性神经元，则可引起垂体功能亢进，常见的表现有性早熟、肢端肥大症、皮肤色素加深、皮质醇增多症等；部分患者有肥胖、嗜睡、精神失常、血管舒缩功能紊乱等症状。

（4）垂体功能障碍症状：腺垂体功能减退较垂体功能亢进常见。

知识链接——视野缺损

眼球不动，向前注视一点，所能看到的空间范围，成为视野，是黄斑中心凹以外的视力。视野缺损即视野范围受损，如管状视野、偏盲等。

视野检查是测定被检眼在视觉范围内各特定点的视功能。检查视网膜上不同点的不同光敏感度，以确定其与正常敏感度的偏差，眼病可以引起视野中普遍的或局部的视敏度缺失，视野检查就是要早期发现这些缺失并紧密随访。检查选用自动视野计，它可以提供不受硬件或软件质量影响的中心视野和90°全视野检测，可做动态和静态的，也可以选择蓝–黄光的视野测试模式。

肿瘤和脊髓诊疗

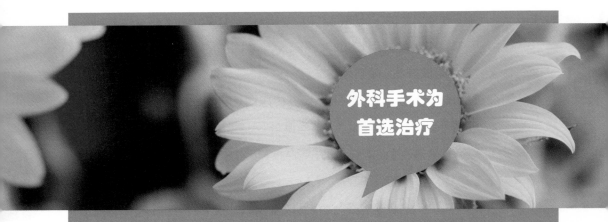

外科手术为
首选治疗

颅咽管瘤的治疗方法有哪些

外科手术为颅咽管瘤的首选治疗方法。

手术治疗的目的，是通过切除肿瘤达到解除肿瘤对视神经交叉及其他神经组织的压迫，解除颅内压增高，而下丘脑–垂体功能障碍则较难恢复。对于实质性肿瘤，手术可切除瘤体；对于囊性肿瘤，手术可放去囊液，从而缓解肿瘤的压迫症状。由于颅咽管瘤为良性肿瘤，除部分与视神经交叉、灰结节、垂体柄、下丘脑、第三脑室底等某处粘连外，大多数与周围组织结构有胶质反应边界或蛛网膜分界，因此原则上应力争做到肿瘤全切除。

一般来说，成功的手术可有效缓解视神经交叉受压引起的视力、视野改变以及高颅压引起的头痛等症状，还能使腺垂体功能得到恢复。不过，很多鞍上型颅咽管瘤与周围脑组织(特别是下丘脑)紧密相连，增加了手术的难度，强求完全切除肿瘤会有危险的，可采取部分切除，但部分切除的缺点是术后复发率很高。所以，临床上会根据肿瘤生长部位、大小、形状、钙化程度、囊肿部分的位置以及与周围组织的关系和容易接近脑脊液通路等因素，选择不同的手术入路或方式。

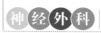

颅咽管瘤会有哪些内分泌障碍

颅咽管瘤患者的内分泌功能障碍根据肿瘤部位的不同而表现各异，既可从下丘脑，又可从垂体柄的下丘脑-垂体血管来影响下丘脑激素的分泌。同时，还可通过侵犯与破坏垂体组织来影响垂体激素分泌。在颅咽管瘤手术中，垂体柄结构的保护极为重要，因为肿瘤常起源于此处，术中为了保留垂体柄常需要细致耐心地进行手术操作，这有利于防止术后下丘脑-垂体内分泌功能的紊乱。在手术根治颅咽管瘤后，患者会有不同程度的下丘脑-垂体功能障碍，引发尿崩症。儿童患者生长激素缺乏也较普遍。另外，患者存在多种激素缺乏，少数患者术后也可有青春期早熟的并发症，尿崩症和高泌乳素血症也可见到。

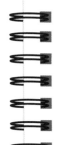

知识链接——颅内生殖细胞肿瘤

颅内生殖细胞肿瘤是一组起源于胚生殖细胞的肿瘤，男性发病明显高于女性。依据肿瘤部位、性质、大小等不同，临床表现也不同。如肿瘤在松果体区多引起颅压增高和眼球运动障碍；鞍区常有多饮多尿和发育迟滞；底节丘脑则多为轻偏瘫等。颅内生殖细胞瘤多对放疗敏感。

儿童髓母细胞瘤怎么治

髓母细胞瘤是最常见的儿童原发恶性脑肿瘤。是中枢神经系统恶性程度极高的神经上皮性肿瘤之一，属于原始神经外胚层肿瘤的一种，在世界卫生组织的神经系统肿瘤分级中属于Ⅳ级。髓母细胞瘤生长于小脑和四脑室，其发生率仅次于星形细胞瘤。发病高峰年龄在7岁左右。髓母细胞瘤具有高度的脑膜转移倾向，尤其在低龄儿童中常见。

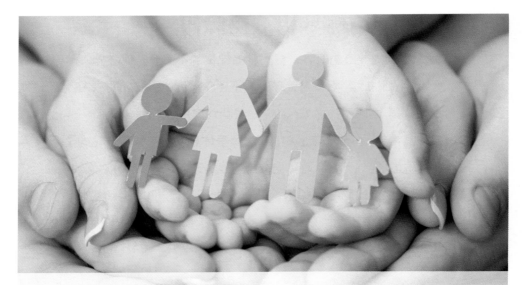

髓母细胞瘤是一种对放疗和化疗都敏感的肿瘤。手术后治疗包括放疗和化疗。近年来髓母细胞瘤患儿的预后明显改善，在部分早期髓母细胞瘤患儿中甚至达到了较高的5年生存率。治疗效果的改善主要归功于三个方面：首先是外科手术技术的提高；其次是放疗尤其是全脑、全脊髓放疗的应用；再次是最近几年对化疗在儿童髓母细胞瘤的治疗中作用认识的提高。

知识链接——放疗

放疗是放射疗法的简称，是利用放射线如放射性同位素产生的α、β、γ射线和各类X射线治疗机或加速器产生的X射线、电子线、质子束及其他粒子束等治疗恶性肿瘤的一种方法。肿瘤放射治疗就是用放射线治疗癌症。放射治疗已经历了一个多世纪的发展历史，在伦琴发现X射线、居里夫人发现镭之后，很快就分别用于临床治疗恶性肿瘤。直到目前，放射治疗仍是恶性肿瘤重要的局部治疗方法。大约70%的癌症患者在治疗癌症的过程中需要用放射治疗，约有40%的癌症可以用放疗根治。放射治疗在肿瘤治疗中的作用和地位日益突出。放射治疗已成为治疗恶性肿瘤的主要手段之一。放射疗法近年发展较快。由于超高压治疗机的使用，辅助工具的改进和经验的积累，治疗效果得到显著提高，目前已成为癌症治疗中的重要手段之一。中国有70%以上的癌症需用放射治疗，美国统计也有50%以上的癌症需用放射治疗。放射治疗几乎可用于所有的癌症治疗，对许多癌症患者而言，放射治疗是可行的治疗方法。

　　成千上万的患者单用放射治疗或并用放射治疗、手术治疗、化学治疗和生物治疗后，都治愈了他们的癌症。医生在患者手术前，可以用放射治疗来皱缩肿瘤，使之易于切除；手术后，用放射治疗来抑制残存癌细胞的生长。

脑和脊髓肿瘤诊疗

什么是听神经鞘瘤

　　听神经鞘瘤(Acoustic neurinoma) 是一典型的神经鞘瘤，此瘤为常见的颅内肿瘤之一，多数发生于听神经的前庭段，大多是单侧性，少数为双侧性。听神经鞘瘤属良性病变，一般不发生恶变和转移，占颅内肿瘤的7%~10%，发病年龄多在30~60岁，20岁以下者少见，女性略多于男性。

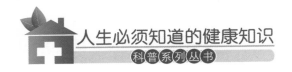

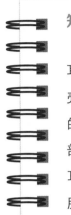

知识链接——耳蜗的结构

　　耳蜗（Cochlea）是内耳的一个解剖结构，它和前庭迷路一起组成内耳骨迷路，是传导并感受声波的结构。耳蜗的名称来源于其形状与蜗牛壳的相似性，其英文Cochlea，即是拉丁语中"蜗牛壳"的意思。耳蜗是外周听觉系统的组成部分，其核心部分为柯蒂氏器，是听觉转导器官，负责将来自中耳的声音信号转换为相应的神经电信号，交送大脑的中枢听觉系统接受进一步处理，最终实现听觉知觉。耳蜗的病变和多种听觉障碍密切相关。

听神经鞘瘤有哪些临床表现

　　听神经鞘瘤最常见的症状，有听力减退（耳聋）、头晕和耳鸣。这些症状可同时或先后出现，其发生率主要与肿瘤起始部位、生长速度、发展方向、肿瘤大小、血供情况以及是否囊变等诸多因素有关。

　　听神经的颅内段可分为两部分，即内侧部分和外侧部分，位于内听道内者称为外侧部，自脑干发生处至内耳孔处称为内侧部，两部分相接处大致是神经胶质髓鞘和雪旺氏细胞髓鞘分界带。由于肿瘤大部分发生在外侧部，大多数患者的首发症状为进行性单侧听力减退伴以耳鸣、眩晕，占70%左右，并且此症状持续时间较长，一般3~5年，耳鸣常为高音调，似蝉鸣或汽笛声，并为连续性。

　　当肿瘤起源于听神经近端，由于内侧部肿瘤没有骨壁的限制，早期不会对听神经造成影响，其首发症状并非听力障碍，而是以头痛、恶心呕吐、视力障碍为首发症状。少数老年患者可出现精神方面改变，表现为精神萎靡不振、意识淡漠、对周围事物反应迟钝等。

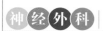

知识链接——人体平衡的感受器

前庭是人体平衡系统的主要末梢感受器官，长在头颅的颞骨岩部内。人的耳朵分为外耳、中耳和内耳(内耳又称"迷路")，前庭就在人的内耳中，是内耳器官之一，由三个半规管和球囊、椭圆囊组成。它和耳蜗紧密相连，总称位听器官。前庭器官小且复杂，弯弯曲曲硬管里套着软管，半规管内和球囊、椭圆囊内还充满着叫内淋巴液的液体。前庭器官有特殊的解剖结构和功能特征。前庭感受器感知人体在空间的位置及其位置变化，并将这些信息向中枢传递，主要产生两个方面的生理效应：一方面对人体变化的位置和姿势进行调节，保持人体平衡；另一方面参与调节眼球运动，使人体在体位改变和运动中保持清晰的视觉，故它对保持我们的姿势平衡和清晰的视觉起重要作用。

脑和脊髓肿瘤诊疗

听神经鞘瘤有哪些手术方式

目前听神经鞘瘤的治疗以手术为主。手术有三种基本入路：即枕下入路、颅中窝入路和经迷路入路。其中经迷路入路由于内耳破坏，无法保存听力。经颅中窝入路，首先需要处理的是内听道上壁，可以充分显露内听道内的耳蜗神经、面神经、前庭神经和内耳的供应血管，这对于耳蜗神经和迷路动脉的保护非常有利，但这种入路视野狭小，骨性标志不易识别，小脑脑桥角的解剖结构显露差。出血不易控制，颞叶牵拉明显，所以该手术入路有较大的局限性。枕下入路常为神经外科医生所采用，主要特点是解剖显露好，肿瘤与脑干和内听道的关系显示较为清楚，适合于所有不同大小的听神经肿瘤手术，加之高速电钻提供更为便利的工具来打开内听道后壁进行处理，同时电生理对脑神经功能的监测技术，也会提供面、听神经的保全技术。

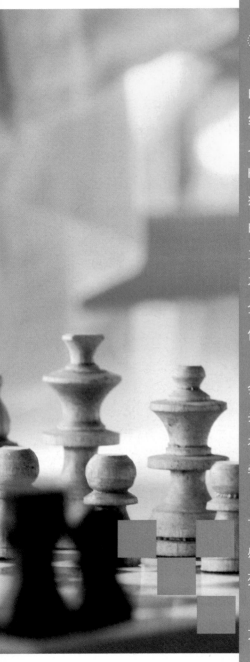

血管母细胞瘤是什么病

　　血管母细胞瘤是由脑神经和脊髓神经所产生的一种高度血管分化的良性肿瘤。大多数的血管母细胞瘤是由单一病灶所产生的。然而，有一小部分人会出现多发的情况，这实际上是一个叫做"Von Hippel-Lindau综合征"的遗传性疾病。血管母细胞瘤如生长在脑中，几乎所有病灶都发生于整个脑部的后下部，也就是所谓的小脑之中。小脑在脑部的主要功能是平衡和协调。血管母细胞瘤会有两种基本的形态，包括固体状和囊泡状。固体状肿瘤几乎全部由细胞组成，而囊泡状肿瘤则是小部分的细胞伴随大部分的囊液所组成的。

　　随着血管母细胞瘤的生长，日益增大的肿瘤将会压迫到脑部，并且造成一些神经学上的症状，如头痛、肢体无力、感觉丧失、平衡和协调出现问题。在一些少见的病例中，这种肿瘤会由于一些和神经学不相关的症状或是疾病而无意中被发现。

　　如果该肿瘤发生在脊髓，则会产生所在部位以下肢体的各种神经功能障碍，包括疼痛、肢体无力、感觉减退等。还常常伴发脊髓空洞症，引起其他一系列问题。

　　血管母细胞瘤可以选择外科手术、放疗等治疗方法。

知识链接—— Von Hipel-Lindau病

VHL综合征就是"Von Hippel-Lindau综合征"的简称，即中枢神经系统血管母细胞瘤合并肾脏或胰腺囊肿、嗜铬细胞瘤、肾癌以及外皮囊腺瘤等疾病。

1895年德国眼科医生Von Hippel发现视网膜血管母细胞瘤具有家族特性，1926年瑞典眼科医生Arvid Lindau也观察到视网膜和小脑的血管母细胞瘤是中枢神经系统血管瘤病灶的一部分，并具有遗传性。到1964年，Melmon和Rosen总结了多篇临床报告，将CNS血管母细胞瘤合并肾脏或胰腺囊肿、嗜铬细胞瘤、肾癌以及外皮囊腺瘤等疾病正式命名为"Von Hippel-Lindau综合征"，简称VHL综合征。

VHL综合征表现为一系列的病变，基本组成分为两部分：①视网膜、脑干、小脑或脊髓的血管母细胞瘤；②腹腔脏器病变（嗜铬细胞瘤、肾囊肿或肾细胞癌、胰腺囊肿等）。不同病变的组合其临床表现不相同。VHL综合征是根据视网膜和中枢神经系统两个以上不同部位的血管母细胞瘤或一个血管母细胞瘤伴有腹腔器官的病变而作出临床诊断。腹脏器官两个以上的病变或有家族史的患者有一个上述病变也要考虑该病的可能。诊断主要通过影像学检查和眼底检查。不同年龄段的患者上述病变发生率是不同的。如嗜铬细胞瘤常早发，而肾细胞癌很少在脑和眼底病变出现之前发生，但其后的发生率可高达70%。所以，在临床工作中已诊断或有上述病变怀疑是VHL综合征的患者，最好定期随访，常规行B超或CT检查，以便早期发现病变。临床观察到VHL综合征的肾囊肿经过3~7年有恶变为肾癌的可能，所以肾囊肿应视为细胞癌的前体，应给予严密观察。

VHL综合征患者偶见有胰腺囊肿，遍布整个胰腺的小囊肿为其特征。胰腺囊肿无恶变倾向，可不予处理。

目前认为VHL综合征是由VHL基因的突变引起。VHL基因是一个抑癌基因。VHL基因突变可造成一种调节蛋白功能丧失，而产生富含血管的血管母细胞瘤。其遗传特征为常染色体显性，子女有50%的概率发病，故对其子女也应严密随访。

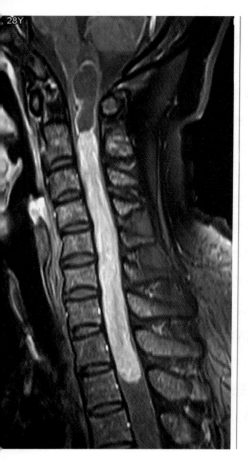

脊髓肿瘤都有哪些症状

椎管内肿瘤包括起源于椎管内不同组织，如脊髓、神经根脊膜或椎骨的各种瘤样病变。椎管内肿瘤以神经鞘瘤最多，其次为脊膜瘤，其他顺序为神经纤维瘤、胶质瘤、血管瘤、转移瘤等。

髓外肿瘤的早期症状通常是由神经根的受压所引起：疼痛与感觉异常，继而感觉丧失，肌肉无力与萎缩，感觉与运动症状的范围都与受累神经根的支配区域相符。肿瘤进一步的生长产生对脊髓的压迫，产生进展性强直性肢体瘫痪，伴病变水平以下表皮浅感觉与本体深感觉的障碍。括约肌控制功能的丧失可导致大小便的潴留或失禁。根据肿瘤的定位与肿瘤的性质，脊髓的症状可轻可重，而且往往是双侧不对称。肿瘤若压迫脊髓血管造成血管闭塞则可以引起脊髓软化，产生脊髓横断的症状。

硬脊膜内髓外肿瘤，如神经鞘瘤、脊膜瘤，产生的疼痛局限于一个节段,进而引起节段性肌肉无力,最后引起两下肢截瘫。

髓内肿瘤,室管膜瘤、星形细胞瘤等往往延伸若干脊髓节段,临床表现可与脊髓空洞症相似,可发生进展性两下肢轻瘫,感觉丧失以及括约肌功能障碍。局限于一个节段的肿瘤在临床上可与一个髓外肿瘤很相似,但疼痛通常不显著,而括约肌功能障碍的症状出现较早。

脊髓肿瘤主要有哪几种

髓外肿瘤最常见的依次是神经鞘瘤、神经纤维瘤和脊膜瘤,它们多为良性肿瘤,生长较慢。

神经鞘瘤:绝大多数是良性肿瘤,常发生于脊神经后根,生长缓慢,疼痛是最主要的症状。手术一般多能完全切除,预后相对较好。

脊髓神经纤维瘤是来源于神经纤维细胞的肿瘤,有一定的遗传特性,绝大多数属良性,手术切除疗效较好。

脊膜瘤一般生长于蛛网膜及软脊膜,也是一种良性肿瘤,若发现较早,症状不重时手术后往往恢复较好。

髓内肿瘤主要有胶质瘤(室管膜瘤、星形细胞瘤)、血管母细胞瘤、脂肪瘤等。

脊髓胶质瘤与脑胶质瘤类似,根据恶性程度可分为 I~IV 级。目前还是以手术切除为主,一般室管膜瘤可以全部切除或大部分切除,而星形细胞瘤全部切除难度较大,一般

脊髓肿瘤
主要有

神经
鞘瘤

脊膜瘤

神经
纤维瘤

脑和脊髓
肿瘤诊疗

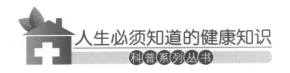
可以大部分切除或部分切除加上椎板减压。一般来说，恶性程度低的胶质瘤能手术全切的预后较好，其他的预后差。

脊髓血管母细胞瘤是一种良性肿瘤，容易引起脊髓空洞症，一般能手术全部切除，预后较好，但常有复发，复发后仍为良性，可再次手术切除或放疗。

脊髓脂肪瘤是一种生长缓慢的良性肿瘤，多生长于脊髓内，但也可见于髓外或髓内髓外同时存在。手术切除是首选办法，但在髓内的部分很难全部切除，然而因为其生长缓慢，一般预后还是较好的。

知识链接——脊髓压迫症

脊髓肿瘤引起脊髓、脊神经根及其供应血管的压迫，而造成脊髓功能障碍，故又称为脊髓压迫症。脊髓肿瘤具有明显的进展性特点，随着病情的不断进展，脊髓受压日趋严重，最终造成脊髓功能丧失。出现受压平面以下的肢体运动、感觉、反射、自主神经、括约肌功能以及皮肤、肌肉营养障碍。其临床经过可分为神经根刺激期、脊髓部分受压期和完全受压期三个阶段。病变可发生于任何节段。临床以胸段最多，颈、腰段次之。

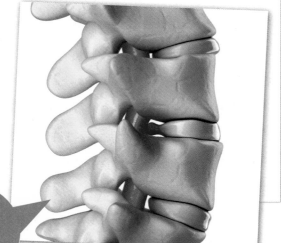

脊髓压迫

脊髓肿瘤如何治疗

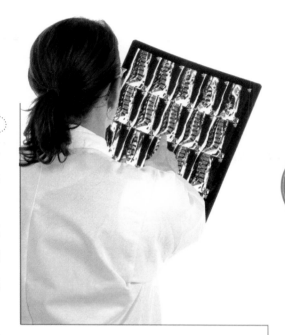

目前手术治疗是脊髓肿瘤的首选方法，能手术切除的应尽早手术。手术效果与神经组织受压的时间、范围、程度和肿瘤的性质有关。良性肿瘤在未造成脊髓严重损伤者，术后大多预后良好，症状能有不同程度改善。恶性肿瘤不能手术者，可行椎板减压，延缓症状加重。近年来，由于显微外科器械、手术技术的进步，手术显微镜的日趋完善，神经电生理监测的应用，手术成功率逐渐提高，致残率逐步下降。

部分脊髓肿瘤可采取放射治疗，但应很好地掌握剂量和疗程。近年立体定向放射治疗设备的应用，能够减少放疗对正常脊髓组织的损害，但具体是否能够进行放疗还需专科医生对患者进行全面评估。

脑和脊髓肿瘤诊疗

（本章编者：李鹏超 刘勇）

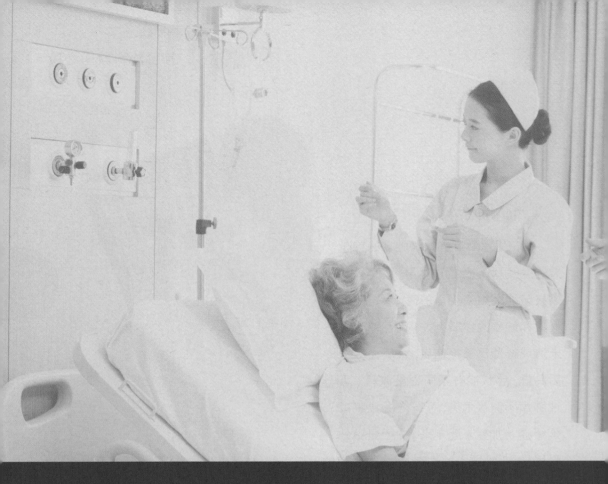

JIZHU JISUI JIBING DE ZHILIAO HE KANGFU

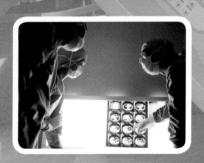
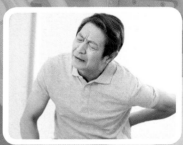
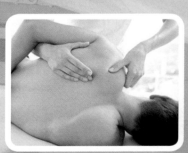

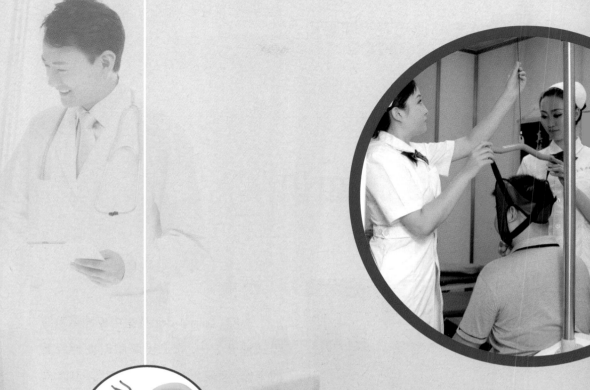

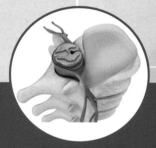

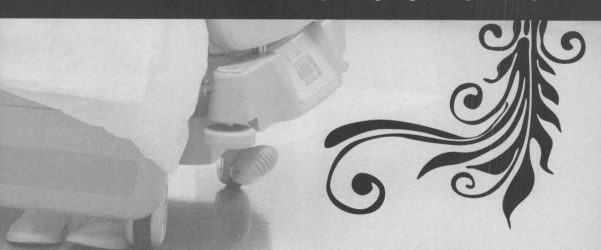

脊柱脊髓疾病的治疗和康复

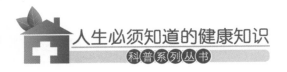
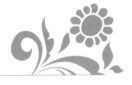

基础知识

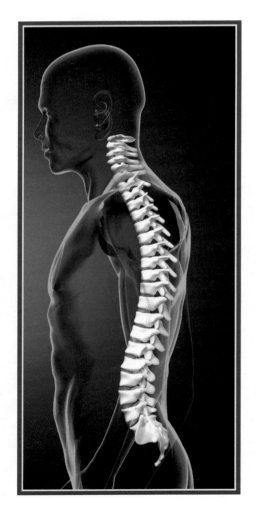

脊髓

脊髓（spinal cord）是中枢神经系统组成部分之一，起源于胚胎时期神经管的尾端，是脑干向下延伸的部分，其上端与延髓在枕骨大孔处相连，下端形成脊髓圆锥。脊髓通过脊神经与人体大部分区域（包括躯体和内脏）的感受器及效应器直接联系，是中枢神经系统中运动和各种感觉的重要传导通路，对维持人体正常的运动和感觉有重要的意义。

脊髓位于椎管内，呈前后稍扁的圆柱形，成人脊髓的长度约为42~45厘米，脊髓全长粗细不等，有两个膨大部分，即颈膨大和腰骶膨大。颈膨大是支配上肢神经的起源处，相当于颈4至胸1节段；腰骶膨大是支配下肢神经的起源处，相当于腰1至骶2节段。腰膨大以下脊髓逐渐变细，

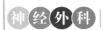

呈现锥形，称为脊髓圆锥。圆锥以下由一细长的索状结构连接至尾骨，称为终丝。终丝止于尾骨的背面，起固定脊髓使它不能自由上下活动的作用。

脑脊液

　　脑脊液（cerebral spinal fluid CSF）是充满于脑室系统、脊髓中央管和蛛网膜下隙内的无色透明液体，内含无机离子、葡萄糖和少量蛋白，细胞很少，主要为单核细胞和淋巴细胞，其功能相当于外周组织中的淋巴，对中枢神经系统起缓冲、保护、营养、运输代谢产物以及维持正常颅内压的作用。成人脑脊液总量约150毫升，它处于不断产生、循行和回流的平衡状态。

　　先说一说脑脊液的产生：在中枢神经系统内，脑脊液产生的速率为每分钟0.3毫升，每天分泌量400~500毫升。脑室内的脉络丛组织是产生脑脊液的主要结构。脉络丛主要分布在侧脑室的底部和第三、第四脑室的顶部，其结构是一簇毛细血管网，其上覆盖一层室管膜上皮，形似微绒毛。此微绒毛犹如单向开放的膜，只向脑室腔和蛛网膜下腔分泌脑脊液。也有研究认为室管膜和脑实质也有产生脑脊液的作用。

　　再说一说脑脊液的循环：脑脊液的流动具有一定的方向性。两个侧脑室脉络丛最丰富，产生的脑脊液最多，这些脑脊

疾病的治疗
脊柱脊髓
和康复

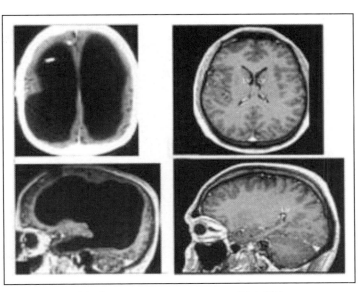

脑积水　　　　　　　　　正常人颅脑

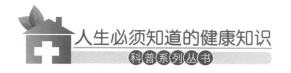

液经室间孔流入第三脑室,再经中脑导水管流入第四脑室。各脑室脉络丛产生的脑脊液都汇至第四脑室,并经第四脑室的正中孔和外侧孔流入脑和脊髓的蛛网膜下腔。最后经矢状窦旁的蛛网膜颗粒将脑脊液回渗到上矢状窦,使脑脊液回流至静脉系统。脑脊液的回流(或吸收)主要取决于颅内静脉压和脑脊液的压力差以及血脑屏障间的有效胶体渗透压。脑和脊髓的血管、神经周围间隙和室管膜也参与脑脊液的吸收。

最后讲一讲脑脊液的作用:脑脊液不断产生又不断被吸收回流至静脉,在中枢神经系统起着淋巴液的作用,它供应神经细胞一定的营养,运走代谢产物,调节着中枢神经系统的酸碱平衡,并缓冲脑和脊髓的压力,对脑和脊髓具有保护和支持作用。

脑脊液的性状和压力受多种因素的影响,若中枢神经系统发生病变,神经细胞的代谢紊乱,将使脑脊液的性状和成分发生改变;若脑脊液的循环路径受阻,颅内压力将增高。因此,脑脊液的检测是神经外科重要的辅助诊断手段之一。

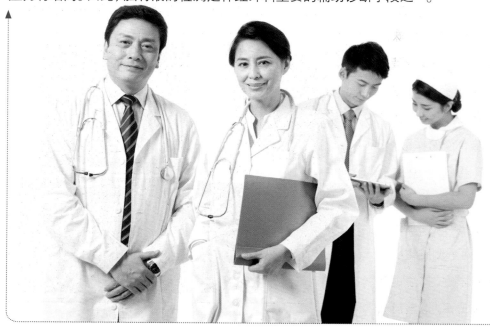

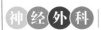
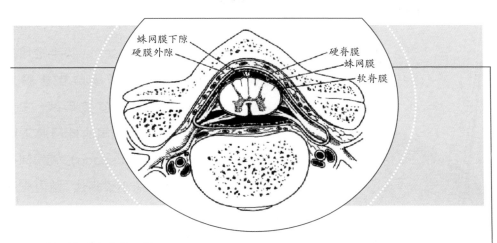

脊柱脊髓疾病的治疗和康复

脊髓的被膜

　　脑和脊髓的表面均有3层被膜包裹，由外向内，依次是硬膜、蛛网膜和软膜。人体中枢神经系统的脑和脊髓借这些被膜受到支持和保护，并通过被膜的血管得到营养。脑的3层被膜此前在颅脑损伤相关部分中已有所介绍，这里仅介绍脊髓的3层被膜。（见图）

　　第一层是硬脊膜（Spinal dura mater）：由致密结缔组织构成，厚而坚韧，呈囊状包裹脊髓。上端附于枕骨大孔边缘，与硬脑膜相延续。下部在第2骶椎水平逐渐变细，包裹终丝，末端附于尾骨。硬脊膜与椎管内面的骨膜之间为硬膜外隙，内含疏松结缔组织、脂肪、淋巴管和椎管内静脉丛。临床上进行硬膜外麻醉，即将药物注入此隙，以阻滞脊神经根内的神经传导。在硬脊膜与脊髓蛛网膜之间为潜在的硬膜下隙。硬脊膜在椎间孔处与脊神经的被膜相连续。椎内静脉丛接受椎骨和脊髓的静脉血，汇入椎间静脉，并有小支与椎外静脉丛吻合。椎间静脉在颈部注入椎静脉，在胸部注入奇静脉和半奇静脉，在腰部注入腰静脉。因此，椎内静脉丛是上、下腔静脉间的交通途径之一。椎内静脉丛无静脉瓣，且向上与颅内静脉相通，故腹、盆部的感染或肿瘤细胞偶可不经肺循环而直接扩散或转移至脑内。

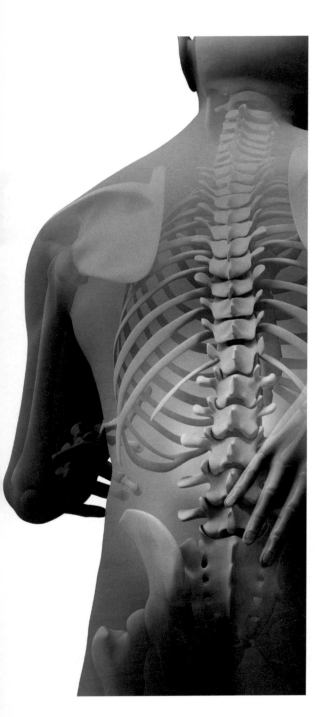

第二层是脊髓蛛网膜（Spinal arachnoid mater）：为半透明的薄膜，位于硬脊膜与软脊膜之间，与脑蛛网膜直接延续。它与软脊膜之间有宽阔的蛛网膜下隙（subarachnoid space），两层间有许多结缔组织小梁相连，隙内充满脑脊液。此隙下部，自脊髓下端至第2骶椎水平扩大为腰大池，内有马尾。临床上常在第3、4或第4、5腰椎间进行穿刺（腰椎穿刺），以抽取脑脊液或注入药物而不伤及脊髓。脊髓蛛网膜下腔向上与脑蛛网膜下腔相通。

第三层是软脊膜（Spinal Pia mater）：薄而富有血管，紧贴脊髓表面，并深入脊髓的沟裂中，至脊髓下端形成终丝。软脊膜在脊髓两侧脊神经前、后根之间形成齿状韧带，后者呈齿形，尖端附于硬脊膜上。脊髓借齿状韧带和神经根固定于椎管内并浸泡于脑脊液中，再加上硬膜外腔隙内的脂肪组织及椎管静脉丛的弹性垫作用，使脊髓不易受到外界震荡的损伤。

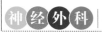

脊柱的主要作用

　　人类脊柱由24块椎骨（颈椎7块，胸椎12块，腰椎5块）、1块骶骨和1块尾骨，借韧带、关节及椎间盘连接而成。脊柱上端承托头颅，下联髋骨，中附肋骨，并作为胸廓、腹腔和盆腔的后壁。脊柱内部的椎管容纳脊髓。

　　脊柱第一个也是最重要的作用就是支承体重：颈部脊柱承受的是头部的重量，胸部脊柱除承受颈部脊柱的重量以外，还承受胸廓和胸腔器官及上肢的重量，而腰部脊柱除承受以上重量以外，还承受腹壁和腹腔内器官的重量。骶部脊柱承受以上重量并传递给骨盆，骨盆除承受骶部传递来的重量以外，还接受盆腔器官的重量并传递给股骨（大腿的骨），股骨再向下传递给胫骨和足部。

　　脊柱的第二个重要作用是运动功能：构成脊柱的椎骨之间有两种连结形式，即椎体之间有椎间盘，椎弓之间有椎间关节。这两种形式的连结使脊柱进行

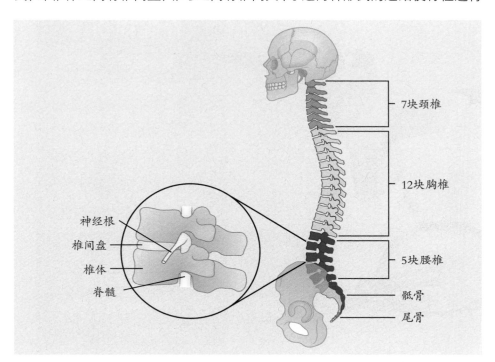

神经根
椎间盘
椎体
脊髓

7块颈椎

12块胸椎

5块腰椎

骶骨

尾骨

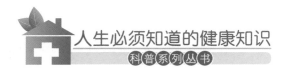
前屈和后仰、侧屈、旋转等运动。另外，脊柱的最上端的第一颈椎（寰椎）和颅骨的枕骨之间的关节、第一颈椎（寰椎）和第二颈椎（枢椎）之间的关节可使头进行前屈和后仰（点头运动）、侧屈、旋转运动。

脊柱的第三个重要作用是保护作用：脊柱内有椎管，容纳脊髓并保护脊髓。连于脊髓的31对脊神经都经过椎间孔出椎管并受到脊柱的保护。

脊柱的第四个重要作用是造血功能：人出生以后全身骨内的骨髓都是红骨髓，等到5岁以后全身骨内的大部分骨髓转变成黄骨髓，不再造血。但股骨近侧端、肱骨近侧端、髂骨以及椎骨内的骨髓仍然保留红骨髓继续造血。

脊柱有如此重要的作用，所以要保护好我们的脊柱。

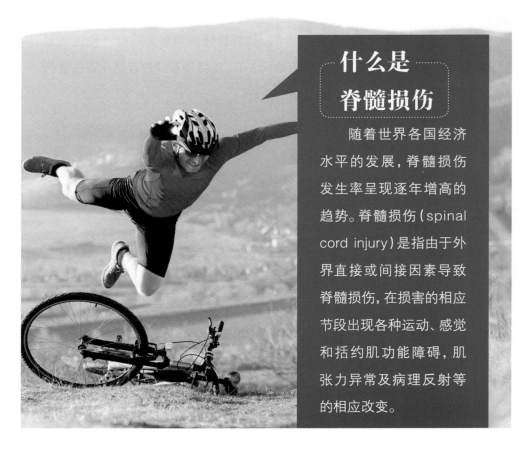

什么是脊髓损伤

随着世界各国经济水平的发展，脊髓损伤发生率呈现逐年增高的趋势。脊髓损伤（spinal cord injury）是指由于外界直接或间接因素导致脊髓损伤，在损害的相应节段出现各种运动、感觉和括约肌功能障碍，肌张力异常及病理反射等的相应改变。

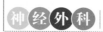

知识链接——脊髓震荡

与脑震荡相似,脊髓震荡是最轻微的脊髓损伤。脊髓遭受强烈震荡后立即发生迟缓性瘫痪,损伤的平面以下感觉、运动、反射及括约肌功能全部丧失。因为在组织形态学上并没有病理变化发生,只是暂时性功能抑制,可以在数分钟或数小时内完全恢复。

脊髓损伤应该如何急救

脊髓损伤多是由于交通事故、体育活动意外、重物砸伤、高处坠下等对脊柱直接作用所造成的。脊髓损伤的早期救治包括现场救护、急诊救治、早期治疗等。早期救治措施的正确与否,直接影响患者的生命安全和脊柱脊髓功能的恢复。

(1)事故现场处理:对各种创伤患者进行早期评估应从受伤现场即开始进行。伤后搬运方式非常重要。不论现场患者的体位如何,搬运时都应使患者脊柱处于沿躯体长轴的中立位。搬动患者前,最重要的就是固定患者受伤的颈椎或胸腰椎。用硬板搬运,颈椎用支具固定,移动患者要用滚板或设法使躯干各部位保持在同一平面,避免扭曲和头尾端牵拉,以防骨折处因搬动而产生过大的异常活动,而引起脊髓继发损伤。

(2)急诊室初步评估:首先评价呼吸道的通畅性、通气和循环功能状态并进行相应处理。快速确定患者的意识情况,包括瞳孔的大小和反射。检查脊柱脊髓情况,观察整个脊柱有无畸形、皮下淤血及皮肤擦伤。对脊柱脊髓损伤情况做初步判断,受伤局部用支具制动保护,下一步行影像学检查。

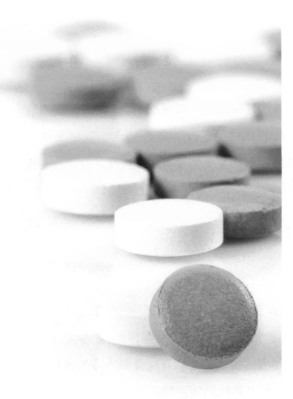

（3）脊髓损伤的急诊室药物治疗：当脊柱损伤患者复苏后，主要的治疗任务是防止已经受损的脊髓进一步损伤，并保护正常的脊髓组织。要做到这一点，恢复脊柱序列和稳定脊柱是关键的环节。在治疗方法上，药物治疗恐怕是对降低脊髓损害程度最为快捷的。

知识链接——脊髓半切综合征

脊髓半切综合征，指由于外部的压迫和脊髓内部的病变等原因引起的脊髓病损，导致病损平面以下同侧肢体上运动神经元瘫痪，深感觉消失，精细触觉障碍，血管舒缩功能障碍，对侧肢体痛温觉消失，双侧触觉保留的临床综合征，主要发生于颈椎。由此引起的运动障碍可影响患者行走，感觉障碍则使患者容易造成损伤，尤其是皮肤感觉障碍可导致皮肤烫伤等损伤，严重影响日常生活，造成患者的残疾。

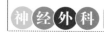

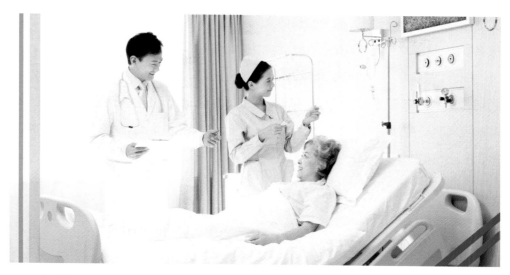

截瘫患者容易发生哪些并发症，如何预防和治疗

截瘫患者的护理与治疗同样重要。护理的目的是防止并发症的发生，与治疗的效果关系密切。截瘫患者长期卧床，容易并发其他疾病，其中最多见的是褥疮、尿路感染和肺炎。

(1)预防褥疮：预防褥疮最重要的措施是经常变换患者的体位，减少对局部的压迫。一般来说，应每两小时翻身一次。床上要保持干燥、平整和清洁。床单潮湿后要及时更换。搬动患者时要将患者抬离床面，不要拖拉，以免擦伤皮肤。不要在患者瘫痪肢体上放热水袋，以防止发生烫伤。

(2)预防尿路感染：患者因排尿困难，膀胱内残余尿量较多而容易发生膀胱炎，甚至发生逆行性肾脏感染。对这样的患者可行下腹部轻轻加压按摩。尿潴留者应尽早插上导尿管，可定期开放尿管排尿。

(3)预防肺炎：截瘫患者身体虚弱，抵抗力差，长期卧床容易发生肺部感染，患者可有发烧、咳痰等症状，如不及时治疗，严重的肺炎可威胁患者生命。预防方法是

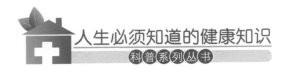

注意患者保暖,避免感冒,按时改换体位。保持呼吸道通畅极为重要,有痰时应鼓励患者咳出,需要时可吸痰。如已有肺炎应及时治疗。

此外,截瘫患者因胃肠蠕动能力差,常发生便秘,应多吃含纤维素多的食物,如蔬菜、水果等,鼓励患者养成定时排便的习惯,2~3日无大便者应酌情用缓泻剂。截瘫患者同时还要注意预防肢体挛缩畸形,应每日帮助活动患者瘫痪的肢体或鼓励患者自己活动肢体。

知识链接——按摩

按摩是以中医的脏腑、经络学说为理论基础,并结合西医的解剖和病理诊断,而用手法作用于人体体表的特定部位以调节机体生理、病理状况,达到理疗目的的方法。从性质上来说,它是一种物理的治疗方法。从按摩的治疗上,可分为保健按摩、运动按摩和医疗按摩。

常用的按摩手法有17种,包括推法、擦法、揉法、揉捏法、搓法、按法、摩法、拍击法、抖法、运拉法、拿法、滚法、刮法、掐法、弹筋法、拔法、理筋法。

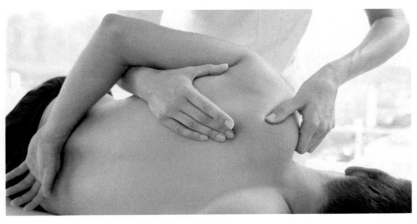

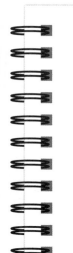

可大致分为7类：

（1）摆动类手法：一指禅推法、各种振法、各种揉法、各种抖动法等。

（2）摩擦类手法：推法、运法、擦法、刮法、搓法、摸法、梳法等。

（3）挤压类手法：按、点、压、掐、捏、抓、弹法等。

（4）叩击类手法：各种拍法、击法、点穴法等。

（5）运动关节类手法；各种摇法、扳法、伸屈法、端法、顶法等。

（6）复合类手法：推摩法、按揉法、振颤法、点按法、牵抖法、旋转法、摇按法等。

（7）特定手法：胸外心脏按压法、背法、踩跷法等。

脊髓损伤如何进行康复治疗

脊髓损伤后，外科手术可以解除对神经的压迫，恢复脊柱的序列，提供脊柱的稳定。但是神经功能恢复是一个漫长的过程。康复训练对患者意义重大，可以帮助患者训练膀胱、直肠功能，学会使用器械帮助自己获得独立的生活能力。在康复治疗的过程中，我们要遵循：信心第一，营养第二，加之正确的干预措施三大原则，从而进一步提高患者的生活质量。那么应该如何进行康复治疗呢？

（1）思想教育：心理因素在整个康复过程中直接或间接地影响着康复疗效。伤者在瞬间由一个健康人突然成为一个残疾人，其心理创伤极为严重。在治疗和康复期间，由于疗法不多，见效较慢，疗程很长，患者常忧虑重重，悲观失望。医护人员要与家属一起，共做思想工作，树立患者的信心。

（2）加强自身营养：营养是机体生长、组织修复和维持正常生理功能的物质基础，是患者康复的重要条件。形成良好的饮食习惯，多进高蛋白、高维生素、高纤

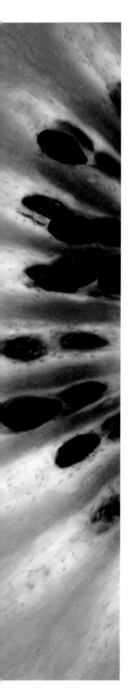

维、易消化的食物，避免辛辣饮食，这对功能的恢复和避免并发症的发生具有积极意义。

（3）物理治疗：①按摩：按摩时手法要轻，由远及近地对四肢各部位进行按摩，目的是防止肌肉萎缩、关节强直，改善局部血液循环，促进淋巴回流。顺胃肠蠕动方向用手掌按摩、揉擦及深压，可促进胃肠蠕动，帮助消化。顺结肠蠕动方向按摩，可促进排便；顺耻骨上按摩，可促进排尿。对下肢的按摩，操作时由足趾开始，依次为踝关节、膝关节及髋关节的屈伸动作，其次为髋关节的内收、外展及举高，并使其一侧足跟置于对侧膝部，然后沿小腿下滑直达踝部。对上肢的按摩，应被动屈伸手指、握拳，并协助做腕、肘、肩诸关节的活动。对痉挛性肢体做被动活动时，要有耐心、要缓慢地进行，切忌粗暴，以免发生软组织损伤，导致出血及日后的异位生骨；②电疗：对弛缓性瘫痪患者，应用感应电治疗可防止其肌肉萎缩及纤维变性，并能改善肌肉营养状况和使肌肉保持功能状态；③水疗：热水浴有助于肌腱、肌肉、韧带的伸展，改善关节的活动度，减少痉挛，使组织变得柔软。

（4）功能锻炼：在骨折愈合后，视病情的许可，在床架、支架、拐杖等器械的辅助下，加强锻炼，使患者可以逐渐起坐、站立，甚至步行。

（5）功能性电刺激：其基本原理为通过适当剂量的电刺激使肌肉或肢体重现功能活动。刺激可直接作用于肌肉，亦可作用于神经。电刺激可增强肌肉的有氧代谢，释放更多的活性酶；亦可增加肌肉的横切面积和提高肌原纤维所占的百分比，从而增强肌力；还可增快肌肉的收缩速度和增强肌内的耐力。此外，尚可在中枢神经系统与肌肉之间开放更多的通道而加强其控制运动的能力。

（6）畸形的预防：经常对瘫痪肢体进行按摩，对关节做被动活动也可减少畸形的发生。

知识链接——电疗

　　电疗是利用不同类型电流和电磁场治疗疾病的方法，是物理治疗方法中最常用的方法之一。主要有直流电疗法、直流电药物离子导入疗法、低频脉冲电疗法、中频脉冲电疗法、高频电疗法、静电疗法等。不同类型电流对人体主要生理作用不同。直流电是方向恒定的电流，可改变体内离子分布，调整机体功能，常用作药物离子导入；低、中频电流刺激神经肌肉收缩，降低痛点，缓解粘连，常用于神经肌肉疾病，如损伤、炎症等；高频电以其对人体的热效应，促进循环，消退炎症和水肿，刺激组织再生，止痛，常用以治疗损伤、炎症疼痛症候群，大功率高频电可用于加温治癌；静电主要作用是调节中枢神经和植物功能，常用于神经官能症、高血压早期、更年期症候群。

脊柱脊髓疾病的治疗和康复

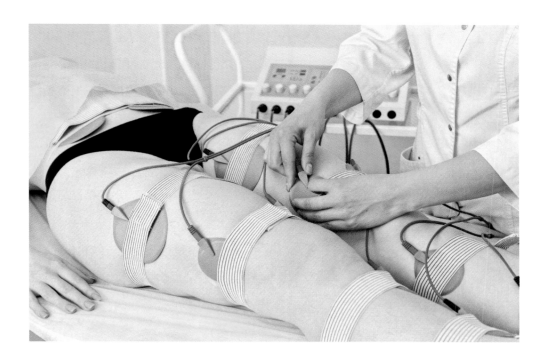

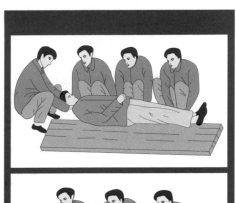

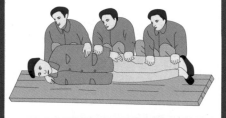

脊髓损伤时现场搬运应注意什么

临床救护中发现，由于不正确的搬运方法可以引起或加重脊柱骨折以及脊髓神经的损伤，也称之为二次损伤。那么，在搬运脊髓损伤患者时有哪些注意事项呢？

要安排专人托住伤员头部，保持中立位，并沿身体纵轴略加牵引，缓慢移动。置担架上后，颈托固定或颈部两侧置沙袋、衣物制动。对上肢活动正常者，可嘱患者自己双手抱住头部制动。严禁颈部扭转屈曲。在转送途中，防止行车过程中因震动造成骨折移动，加重脊髓损伤。对于烦躁不安的患者，可采用患者与担架捆绑在一起的"捆绑式"固定方法。

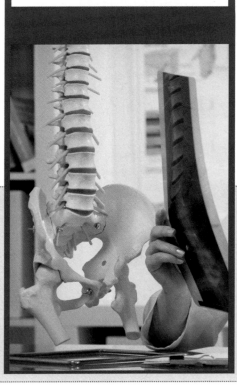

脊髓断裂怎样治疗，能恢复吗

脊髓断裂是指脊髓的连续性中断，可为完全性或不完全性，不完全性常伴有挫伤，又称挫裂伤。脊髓断裂后恢复无望，预后很差。

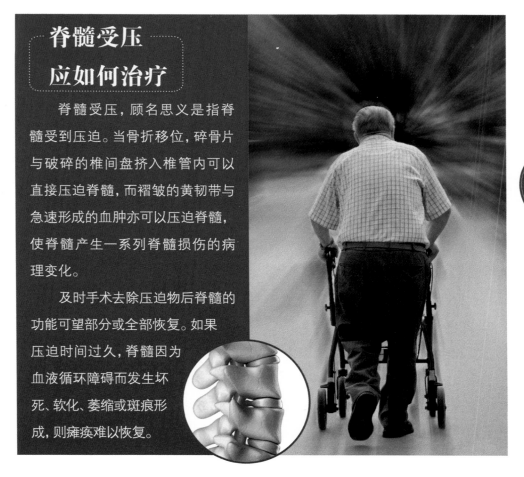

脊髓受压应如何治疗

脊髓受压，顾名思义是指脊髓受到压迫。当骨折移位，碎骨片与破碎的椎间盘挤入椎管内可以直接压迫脊髓，而褶皱的黄韧带与急速形成的血肿亦可以压迫脊髓，使脊髓产生一系列脊髓损伤的病理变化。

及时手术去除压迫物后脊髓的功能可望部分或全部恢复。如果压迫时间过久，脊髓因为血液循环障碍而发生坏死、软化、萎缩或斑痕形成，则瘫痪难以恢复。

脊柱脊髓疾病的治疗和康复

由于人类大脑和脊髓组成的中枢神经系统（CNS）缺乏自我再生和修复能力，这一直是长期困扰神经科学界的一大难题。由于CNS损伤后缺乏再生能力，不能产生新的神经元或再生新的轴突，因而导致外伤对CNS的损害尤为严重，诸如脑皮层功能受损或消失、脊髓瘫痪等。

尽管目前研究表明人的脊髓损伤后，是有再生现象的，但此种神经的再生，尚未能达到功能恢复的程度。

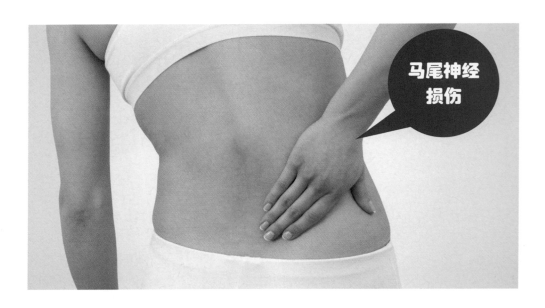

马尾神经
损伤

马尾神经损伤有什么症状，多长时间能恢复

马尾神经损伤在临床上大多是由于各种先天或后天的原因致腰椎管绝对或相对狭窄，压迫马尾神经而产生一系列神经功能障碍。

第2腰椎以下的骨折脱位可以引起马尾损伤。马尾完全断裂者少见，可导致损伤平面以下感觉、运动、反射消失，膀胱无力。

马尾神经损伤后比其他周围神经恢复更慢，其原因可能是：脊神经根和背根神经节，由侧方进入椎间孔的供应脊神经的动脉及供应脊髓的中央血管获得血液。马尾神经中的脊神经根无局部的或节段性的动脉供应。

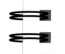

知识链接——马尾神经

在脊髓圆锥以下的腰骶神经根称为马尾，马尾由腰2~5、骶1~5及尾节发出的共10对神经根组成。

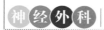
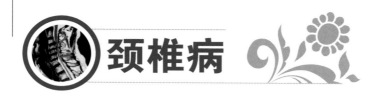

颈椎病

什么是颈椎病

很多人都知道，颈椎病是一种因颈椎退行性改变而引起的疾病，是中老年的一种常见病、多发病。一般是由颈椎间盘组织退行性改变及其继发椎间关节退行性改变，累及其周围重要组织结构（神经根、脊髓、椎动脉、交感神经等），从而导致相应的临床表现，称之为颈椎病。

具体分析来看，颈椎病包含有三个基本要素。首先是颈椎间盘退变或椎间关节退变；其次要累及周围组织；再次是出现相应的临床表现。仅有颈椎间盘退变而没有相应的神经、脊髓或血管受累的临床表现，可能就不是颈椎病的情况。

什么是退行性改变呢？颈椎位于较为固定的胸椎与头颅之间，是脊柱椎骨中体积最小、但灵活性最大、活动频率最高、负重较大的节段，各节颈椎之间由椎间盘相连接。由于不断承受各种负荷、劳损甚至外伤，椎间盘组织慢慢出现水分丢失、弹性纤维减少、髓核的化学成分等改变，使椎间盘的生物力学性能出现衰退，称之为椎间盘退行性改变。尤其是中段颈椎（第四至第五颈椎、第五至第六颈椎）因活动度较大，更容易发生退行性改变。

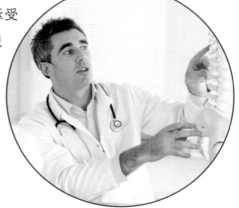

知识链接——骨退行性病变

成人随着年龄的增长，人体各部位会出现轻重不同的衰退。在临床上表现出这样和那样的身体不适感，既影响工作又影响学习，给生活带来诸多不便和烦恼。这种衰退发生在骨关节上即为骨退行性病变。

一般人到了35岁以后，椎体间的椎间盘就要发生退变，弹性、韧性减低，导致关节囊的生理平衡遭到破坏。机体为适应这些内环境的变化，要自身调整，建立新的平衡，而在椎体边缘生长出新的骨骼，这就是通常说的骨质增生，也就是骨刺。中老年人出现骨质增生，是机体的一种自我代偿性反应，是人体的一种保护性机制，所以说有的人虽然有骨质增生，但没有什么不适感。

不过，随着年龄的增长，骨刺也在不断地增长，一旦自身不能调节，内环境发生变化，代谢功能出现障碍，骨刺周围的软组织就会出现充血、水肿、炎症和粘连，甚至压迫神经及血管，引起一系列的临床病症，这就叫骨关节退行性病变，须引起重视。

病变发生在不同的部位就可引起不同的症状，如果患者感到颈、肩、背、上肢酸痛，或胀痛、麻木，这就是颈椎发生病变压迫了神经根，称神经根型颈椎病。如患者有头痛、耳鸣、视力模糊、记忆力下降、恶心、无力等临床表现，这是颈部的病变压迫基底椎动脉，属椎动脉型颈椎病。如果患者感到行走困难，个别的患者有脚下踩棉花似感觉，有全身活动障碍，这就是颈部病变压迫脊髓神经，医学上称为脊髓型颈椎病。危害比较大时，要及时治疗。

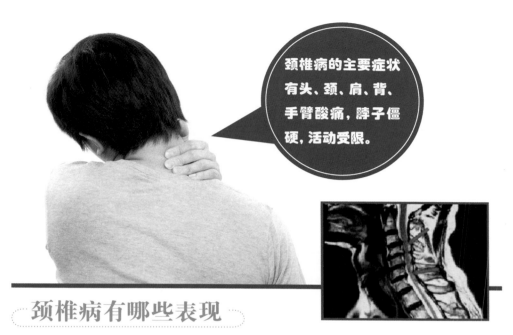

脊柱脊髓
疾病的治疗
和康复

颈椎病的主要症状有头、颈、肩、背、手臂酸痛，脖子僵硬，活动受限。

颈椎病有哪些表现

通常来说，颈椎病的症状多种多样而且比较复杂。

颈椎病的主要症状有头、颈、肩、背、手臂酸痛，脖子僵硬，活动受限。颈肩酸痛可放射至头枕部和上肢，有的伴有头晕，重者伴有恶心呕吐，卧床不起，少数可有眩晕。有的患者一侧面部发热，有时出汗异常。肩背部沉重感，上肢无力，手指发麻，肢体皮肤感觉减退，手握物无力。另一些患者有下肢无力，步态不稳，两脚麻木，行走时如踩棉花的感觉。

当颈椎病累及交感神经时可出现头晕、头痛、视力模糊，两眼发胀、发干、睁不开，耳鸣、平衡失调，心动过速、心慌，胸部有束带感，有的甚至出现胃肠胀气等症状。少数人则出现大、小便失控，性功能障碍，甚至四肢瘫痪。也有部分患者会出现吞咽困难等症状。这些症状与发病程度，发病时间长短，个人的体质均有一定关系。

需要说明的是，颈椎病的临床症状与病变部位、组织受累程度与个体差异都有关。

颈椎病的分型有哪些

目前临床将颈椎病分为：颈型、神经根型、脊髓型、椎动脉型、交感神经型、其他型（目前主要指食道压迫型）。

颈型，即以颈部疼痛症状为主，但需排除颈部其他疾患（如落枕、肩周炎等）；以一个或几个神经根的刺激症状为主者为神经根型，但要排除颈椎病变，如网球肘、腕管综合征、肘管综合征、末梢神经炎等；以脊髓损害症状为主者称脊髓型，但要除外进行性肌萎缩侧索硬化症、椎管内肿瘤等疾患；以椎动脉受刺激或压迫出现的症状为主者为椎动脉型，要排除耳源性眩晕、颅内肿瘤等；以交感神经刺激的症状为主者为交感神经型，要除外其系统本身的功能性；以食道受压而出现吞咽困难者为食道压迫型，同样的，要排除食道本身疾患。

上述前四种（颈型、神经根型、脊髓型、椎动脉型）颈椎病类型，多数以独立的形式存在，也可同时并存，并可彼此相互转化：早期多为颈型，以后发展成神经根型，或经数年缓解期后发展成椎动脉型或脊髓型。有些患者可同时并发两种或两种以上症状，但以某一种为主。

颈椎病分型

颈型

神经根型

脊髓型

椎动脉型

交感神经型

其他型

知识链接——渐冻人（ALS）

ALS是Amyotrophic Lateral Sclerosis的简称，中文译为肌萎缩侧索硬化症，亦称渐冻人症。"渐冻人"们都在极清醒的状态下，眼睁睁看着自己被"冻"住——不能动，不能说话，不能吞咽，直到不能呼吸。更令人绝望的是，当今医学尚无法提供任何有效的治疗方式，换句话说，这种病没有治愈或好转的可能。渐冻人症是一种运动神经元混乱疾病，既累及上运动神经元（大脑、脑干、脊髓），又影响到下运动神经元（颅神经核、脊髓前角细胞）及其支配的躯干、四肢和头面部肌肉的一种慢性进行性变性疾病。临床上常表现为上、下运动神经元合并受损的混合性瘫痪。

由于尚未了解原因，这些神经细胞逐渐坏死，引起神经纤维坏死，从而引发通过神经纤维获得信息的肌肉失去功能。ALS患者发病的年龄从十几到八十几岁，中年晚期（55~65岁）是ALS的高发年龄段。通常ALS首先出现于四肢部分，产生虚弱、僵硬和抽筋现象，有时ALS也首先出现于嘴与喉咙处，使人难以正常发声，影响音量和音质。

哪些人易患颈椎病

一般来说，人到中年后，颈椎退行性改变将不可避免地发生。所以说，患颈椎病的以中老年人为多。而过多的劳损将促使这种退行性改变提早发生，使患病年龄提前。

从职业上讲，长期低头伏案工作或颈部活动频繁者易患颈椎病，如办公室工作人员、电脑操作人员、教师、手术室护士、长期观看显微镜者等。这些工作由于长期低头、曲颈和过多活动颈椎，使椎间盘承受的负荷增大，较早发生劳损和退行性改变。

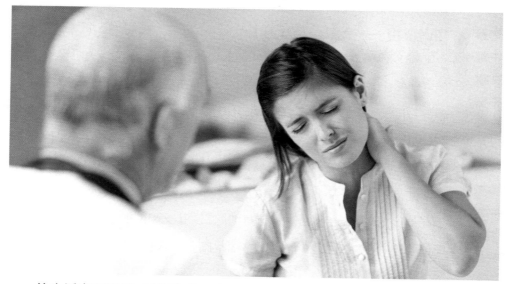

　　从生活方面来看，睡眠姿势不当，如枕头过高、过低；经常落枕；半坐半卧、或躺着看书看电视等，也可能导致颈椎病。由于颈椎长时间处于非生理性的位置，致使颈肩部的平衡失调，椎间盘负荷过高，颈椎因此产生劳损，导致退行性改变。

　　曾有头颈部累积性轻微外伤史的患者，由于他们的颈椎椎间盘已有不同程度损伤，使椎间盘的退变加速，容易患颈椎病。

预防颈椎病需要注意什么

　　提起颈椎病，很多人并不陌生，但您知道颈椎病需要注意哪些事项吗？

　　（1）经常保持乐观向上的好心情：有研究表明，长期压抑感情，遇事不外露，多愁善感的人易患神经衰弱，神经衰弱会影响骨关节及肌肉休息，长此以往，颈肩部容易疼痛。

　　（2）日常生活中注意保持头颈正确的姿势：睡觉时要选择合适的枕头，不宜过高或过低，一般枕头以10厘米的高度为宜。不要躺着看书、看电视。不要偏头耸肩，看书、操作电脑时要正面注视，保持脊柱的正直。

（3）尽可能少坐多动：能走路的不要骑车，能骑车的不要坐车。特别是有车族和长期坐办公室的人员，每天要抽出一定的时间进行锻炼，尤其注意加强颈肩部肌肉的锻炼，可做一做头及双上肢的前屈、后伸及旋转运动，既可缓解疲劳，又能使肌肉发达，韧度增强，有利于颈段脊柱的稳定性，增强颈肩顺应颈部突然变化的能力。爬山、游泳，对预防颈椎病效果较好。

（4）注意动静结合：特别是长期低头伏案工作者，每工作一小时左右就要站起来做做工间操，活动活动四肢、颈椎，消除颈部肌肉、韧带的疲劳，防止劳损。

（5）平时注意保暖：不要用电风扇和空调直接吹，乘车或运动时注意颈部保护，避免急拐弯、急刹车或突然转颈。

（6）避免酗酒：酒精会影响钙质在骨上沉积，使人们易患骨质疏松症、骨质软化症，加速颈椎退行性变。

生活中的这些注意事项，看似简单，但是真正要做到、做好，还需要思想上重视，生活中坚持。最忌讳三天打鱼，两天晒网。

知识链接——颈椎病理疗枕头

颈椎类理疗枕头，选择具备一定承托力度的颈椎病枕头是比较好的，适当的承托力度才可以承托颈椎，对于颈椎病患者才会有一定的辅助理疗作用，有时需要根据颈椎患者的不同情况区别对待。

如症状轻微的颈椎病患者要尽量挑选符合颈肩生理弧度的枕头。而较为严重的颈椎病患者，可选择承托力强一些的造型和材质制成的理疗枕。

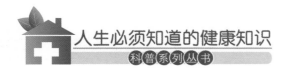

颈椎病在什么情况下需要手术治疗

一般来说，颈椎病患者采取综合保守疗法，比如减轻工作负担或完全休息，绝大多数的症状可以缓解或恢复。对大多的神经根型颈椎病已不用手术疗法，只有在脊髓型颈椎病的保守治疗效果很差时，才尽早手术，以免延误手术时机。

知识链接——颈椎牵引

颈椎牵引是缓解颈椎病症状的手段。通过有效的牵引能解除神经、血管、脊髓的压迫，从而快速缓解颈椎病症状。具体地讲，颈椎牵引主要是解除颈部肌肉痉挛，缓解疼痛症状，增大椎间隙和椎

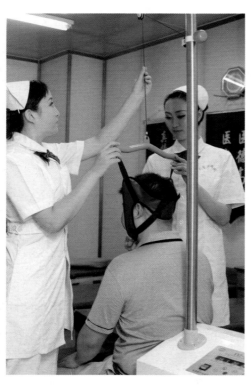

间孔，有利于使外突的髓核及纤维环组织复位，缓解和解除神经根受压与刺激，促进神经根水肿吸收，一定程度上解除对椎动脉的压迫，促进血液循环，有利于局部淤血肿胀及增生消退，并松懈粘连的关节囊，改善和恢复钩椎关节，调整小关节错位和椎体滑脱，同时调整和恢复已被破坏的颈椎内外平衡，恢复颈椎的正常功能。

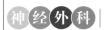

什么是腰椎间盘突出症

腰椎间盘突出症是较为常见的疾患之一。一般认为，腰椎间盘各部分（髓核、纤维环及软骨板），尤其是髓核，有不同程度的退行性改变后，在外力因素的作用下，椎间盘的纤维环破裂，髓核组织从破裂之处突出（或脱出）于后方或椎管内，导致相邻脊神经根遭受刺激或压迫，从而产生腰部疼痛，一侧下肢或双下肢麻木、疼痛等一系列临床症状。

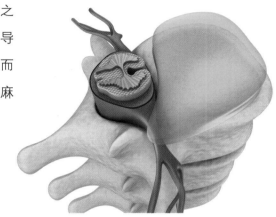

知识链接——腰椎间盘

腰椎间盘位于两个椎体之间，是一个具有流体力学特性的结构，由髓核、纤维环和软骨板三部分构成，其中髓核为中央部分，纤维环为周围部分，包绕髓核，软骨板为上、下部分，直接与椎体骨组织相连，整个腰椎间盘的厚度为8~10毫米。

髓核为一黏性透明胶状物质，占椎间盘横断面的50%~60%。在儿童时期髓核与纤维环分界明显，但进入老年时期髓核水分减少，胶原增粗，纤维环与髓核分界不明显，被包绕在纤维环中通过形变将椎体传来的压力放射状散开。在腰椎运动时起类似轴承的作用。

此外，髓核在椎体与软骨终板之间起液体交换作用，其内含物中的液体可借渗透压扩散至椎体，髓核的营养依靠软骨终板渗透，后者与海绵质骨密切相连，椎体的海绵质骨有丰富的血供，与软骨终板之间无间质骨相隔，压力的改变可使椎体内的液体进行交换。

纤维环斜行紧密分层排列，包围髓核，构成椎间盘的外围部分，像一盘旋的弹簧，使上下椎体相互连接，并保持髓核的液体成分，维持髓核的位置和形状。纤维环可能因为长期姿势不当或外部冲击造成松动，一旦纤维环松动，髓核就发生移位刺激神经，这就成为通常所说的腰椎间盘突出症。软骨板为透明的无血管的软骨组织，在椎体上下各有一个，其平均厚度为1毫米，在中心区更薄呈半透明状，位于骨后环之内。软骨终板内无神经组织，因此当软骨终板损伤后，既不产生疼痛症状，也不能自行修复。椎体上下无血管的软骨板如同膝、髋关节软骨一样，可以承受压力，起保护椎骨，缓冲压力，连接椎体和椎间盘之间的营养交换的作用。

腰椎间盘突出症是怎么引起的

日常生活中，我们身体的每一次弯曲、旋转等活动，都和脊椎和椎间盘的结构及功能状态有关系。那么，常见的腰椎间盘突出症是怎么引起的呢？

这里先介绍一些基本因素，以下这些情况可使下腰椎承受的应力发生改变，从而构成椎间盘内压升高容易发生退变和损伤。

（1）腰椎间盘的退行性改变是基本因素。髓核的退变主要表现为含水量的降低，并可因失水引起椎节失稳、松动等小范围的病理改变；纤维环的退变主要表现为坚韧程度的降低。

（2）长期反复的外力造成轻微损害、损伤，加重了退变的程度。

（3）椎间盘自身解剖因素的弱点也是一个方面，椎间盘在成年之后逐渐缺乏血液循环,修复能力差。在上述因素作用的基础上,某种可导致椎间盘所承受压力突然升高的诱发因素,即可能使弹性较差的髓核穿过已变得不太坚韧的纤维环,造成髓核突出。

(4)腰椎间盘突出症有家族性发病的报道。

(5)腰骶先天异常,比如腰椎骶化、骶椎腰化、半椎体畸形、小关节畸形和关节突不对称等。

还有一些是生命活动当中的诱发因素造成的。在椎间盘退行性变的基础上,某种可诱发椎间隙压力突然升高的因素可致髓核突出。常见的诱发因素有增加腹压、腰姿不正、突然负重、妊娠等。

脊柱脊髓疾病的治疗和康复

知识链接——椎间盘突出

椎间盘突出是指椎间盘的髓核及部分纤维环向周围组织突出,压迫相应脊髓或脊神经根所致的一种病理状态。它与椎间盘退行性变、损伤等因素有关。腰4~5,腰5~骶1是椎间盘突出最常见的部位。

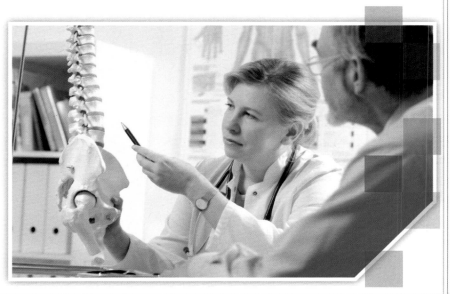

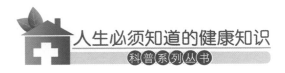

腰椎间盘突出症需要注意什么

对于大部分患者来说，腰部的酸胀、疼痛可能是由于长时间的姿势不良所引起的。腰椎在承受了一整天的高强度负荷之后，也需要休息。这就需要我们在日常生活中改变不良的生活习惯，平时要有良好的坐姿，睡眠的床不宜太软。长期伏案工作者需要注意桌、椅的高度，定期改变姿势。职业工作中需要经常弯腰时，应定时做伸腰、挺胸活动，并使用宽的腰带。同时还需要加强腰背肌训练，增加脊柱内在稳定性。长期使用腰围者，尤其需要注意腰背肌锻炼，以防止失用性肌肉萎缩带来不良后果。如需弯腰取物，最好采用屈髋、屈膝下蹲方式，减少对腰椎间盘后方的压力。

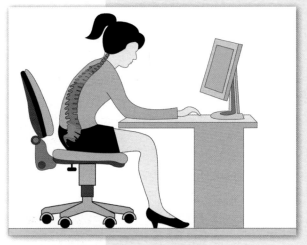

知识链接——膝跳反射

膝跳反射是指在膝半屈和小腿自由下垂时，轻快地叩击膝腱（膝盖下韧带），引起股四头肌收缩，使小腿作急速前踢的反应。

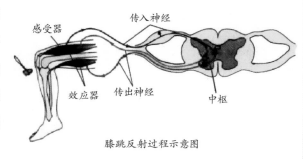

感受器　传入神经
效应器　传出神经　中枢

膝跳反射过程示意图

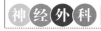

腰椎间盘突出症有什么症状

一般来说，人过中年以后，各个系统、器官就开始发生退行性改变。正如呼吸系统出现肺活量减退，循环系统表现为心功能下降，神经系统发生反应力和记忆力减退，头发逐渐变白，皮肤弹性减退等。骨骼系统也不例外。那么具体到腰椎部位，它的退行性改变会给身体带来哪些不适呢？

（1）腰痛：这也是大多数患者最先出现的症状。由于纤维环外层及后纵韧带受到髓核刺激，从而产生下腰部感应痛，有时可伴有臀部疼痛。

（2）下肢疼痛：大多数患者是腰4~5、腰5~骶1椎间盘突出，表现为坐骨神经痛。典型的坐骨神经痛是从下腰部向臀部、大腿后方、小腿外侧直到足部的放射痛，在打喷嚏和咳嗽等腹压增高的情况下疼痛会加剧。放射痛的肢体多为一侧，仅在极少数中央型或中央旁型突出者表现为双下肢症状。造成疼痛的机理有三个方面：①破裂的椎间盘产生化学物质的刺激及自身免疫反应，使神经根发生化学性炎症；②突出的髓核压迫已有炎症的神经根，使其静脉回流受阻，进一步加重水肿，使得对疼痛的敏感性增高；③受压的神经根缺血。上述三种因素相互关联，互为加重因素。

（3）其他症状：向正后方突出的髓核或脱垂、游离椎间盘组织压迫马尾神经时，可以出现一些相应的症状，主要表现为大小便障碍，会阴和肛周感觉异常。严重者可出现大小便失控及双下肢不完全性瘫痪等症状。

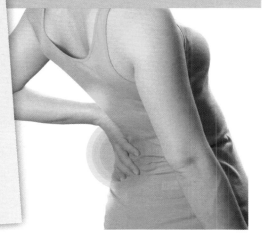

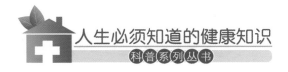

腰椎间盘突出症怎么治疗

大多数腰椎间盘突出症的患者可以通过非手术治疗缓解或治愈。其治疗原理并不是将退变、突出的椎间盘组织回复原位，而是改变椎间盘组织与受压神经根的相对位置，从而减轻对神经根的压迫，起到缓解症状的目的。

（1）初次发作时，应严格卧床休息，这样才能有比较好的效果。卧床休息3周后可以佩戴腰围保护下起床活动，3个月内不做弯腰持物动作。此方法简单有效，但较难坚持。缓解后，应加强腰背肌锻炼，以减少复发的概率。

（2）在专业医生指导下进行骨盆牵引，可以增加椎间隙宽度，减少椎间盘内压，椎间盘突出部分回纳，减轻对神经根的刺激和压迫。

（3）推拿和按摩可缓解肌肉痉挛，减轻椎间盘内压力。需要注意的是，暴力推拿按摩可以导致病情加重，应慎重。

（4）通过硬膜外注射皮质激素。皮质激素是一种长效抗炎剂，可以减轻神经根周围炎症和粘连。

（5）利用胶原蛋白酶或木瓜蛋白酶，注入椎间盘内或硬脊膜与突出的髓核之间，选择性溶解髓核和纤维环，而不损害神经根，以降低椎间盘内压力或使突出的髓核变小从而缓解症状。但此方法有产生过敏反应的风险。

手术治疗

手术适应证：①病史超过3个月，严格保守治疗无效或保守治疗有效，但经常复发且疼痛较重者；②首次发作，但疼痛剧烈，尤以下肢症状明显，患者难以行动和入眠，处于强迫体位者；③并发马尾神经受压表现；④出现单根神经根麻痹，伴有肌肉萎缩、肌力下降；⑤并发椎管狭窄者。

近年来，随着显微技术的逐渐发展，显微内镜下椎间盘摘除、经皮椎间孔镜下椎间盘摘除等微创外科技术使手术损伤减小，并取得了良好的效果。

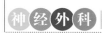

知识链接——小针刀治疗

　　小针刀疗法是一种介于手术方法和非手术疗法之间的闭合性松解术，是在切开性手术方法的基础上结合针刺方法形成的。小针刀疗法操作的特点，是在治疗部位刺入深部到病变处，进行轻松的切割、剥离有害的组织，以达到止痛祛病的目的。其适应证主要是软组织损伤性病变和骨关节病变。小针刀疗法的优点是治疗过程操作简单，不受任何环境和条件的限制。治疗时切口小，不用缝合，对人体组织的损伤也小，且不易引起感染，无不良反应，患者也无明显痛苦和恐惧感，术后无需休息，治疗时间短，疗程短，患者易于接受。

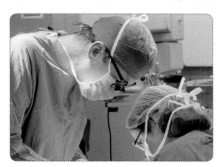

腰椎间盘突出症患者如何自我防治

　　随着社会的发展，人们的生活节奏也日益加快。许多腰椎疾病的患者在治疗过程中，往往因为路程较远、工作繁忙等原因，不能坚持到医院进行系统治疗。因此，简便、安全的自我防治方法，需要提醒大家注意。

　　(1)患者处于仰卧位，手臂自然地放在躯体两侧，然后慢慢地抬起下肢或是一侧的下肢，这时膝关节尽量伸直抬高，反复多次。

　　(2)患者处于俯卧位，挺腹塌腰，头上扬，双臂用力背伸。双腿以膝盖为支点，持续数秒，反复多次。

　　(3)患者处于仰卧位，双侧屈肘、屈髋，以头、双肘、双足为支撑，做挺腹伸

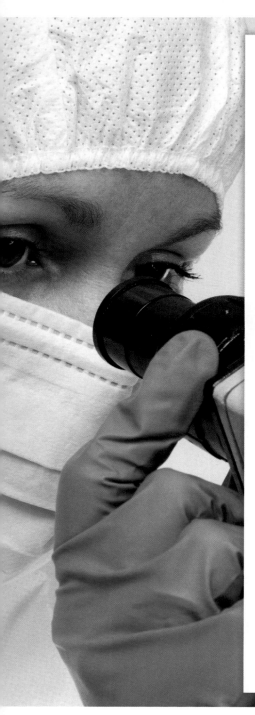

腰的动作，呈"拱桥状"。持续时间依患者情况而定。

（4）患者处于站立位，双足分开与肩宽。这时双手叉腰或是上举抱住枕部，来回做腰部侧弯活动，侧弯到最大幅度。可反复锻炼。

腰椎间盘突出症患者除了日常的锻炼，更重要的是要积极配合治疗。日常治疗腰椎间盘突出症的方法很多，但患者千万不要被眼花缭乱的治疗方法所迷惑，一定要了解其治疗方法的治疗效果以及是否适合自己的病情，选择治疗方法时一定要慎重。

显微外科手术治疗脊柱疾病有什么特点

目前，在很多发达国家，像欧美，包括我们临近的亚洲国家，甚至包括我们国家的台湾地区，像颈椎病、椎间盘突出这一类退行性脊柱疾病多数都由神经外科来完成，其实这也是一个发展的趋势。神经外科的特点是通过精细的操作来治疗神经系统的疾病。如果把这样的操作技术应用在脊柱脊髓疾病的治疗上面，那么对神经和相关功能结构的保护就会更加细致，更加完善，从而提高疗效，降低这一类手术的风险性。

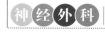

知识链接——椎间盘切除术的手术适应证

①病史超过3个月，严格保守治疗无效或保守治疗有效，但经常复发且疼痛较重者；②首次发作，但疼痛剧烈，尤以下肢症状明显，患者难以行动和入眠，处于强迫体位者；③并发马尾神经受压表现；④出现单根神经根麻痹，伴有肌肉萎缩、肌力下降；⑤并发椎管狭窄者。

什么是脊髓血管畸形

通常来说，脊髓血管畸形较少见，最常见的表现是蛛网膜下腔出血或脊髓出血。脊髓血管畸形可以发生在脊髓任何节段。

脊髓供血动脉分区示意图

脊髓血管畸形有何表现

脊髓血管畸形是一种先天性病变，可发生于任何年龄段，然而青少年居多。发生血管畸形后会有什么表现呢？

（1）脊髓蛛网膜下腔出血，不同于脑蛛网膜下腔出血，患者会先感到脊椎部剧痛，然后才出现根性疼痛，而并无意识障碍。

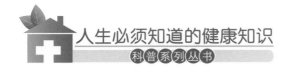

（2）走路时感到下肢疼痛和麻木无力，蹲下休息两三分钟即可缓解，如继续行走则又出现相同症状。这种间歇性跛行只见于胸段以下的脊髓血管畸形。它与腰椎管狭窄的马尾间歇性跛行症的不同点，是马尾间歇性跛行腰腿痛较剧烈，伸腰时明显加重，弯腰时可缓解疼痛。而脊髓血管畸形，间歇性跛行不仅在走路时显现，在站立或热水沐浴时常会加重症状，伸屈腰部均不受影响。

（3）常在与病变相应的皮节内发现葡萄酒色血管痣，这对脊髓血管畸形的诊断具有较大的帮助。

（4）多数学者认为，皮肤血管痣与脊髓血管畸形是同一个病因所引起的不同部位组织结构的两种关联性表现。

（5）脊髓性瘫痪：①硬脊椎膜外血管畸形：可有根性疼痛而无其他症状。硬脊膜内血管畸形常以脊髓损害为主，脊髓损害的范围多为两三个髓节。因其损害的范围太小、左右偏向、局限或弥散而有不同的表现，早期多为脊髓中央或脊髓边缘损害，也可出现脊髓半横切综合征。后期多发展为脊髓横贯性损害；②胸腰段脊髓血管畸形：下肢运动障碍比较特殊，两侧体征可不对称。下肢远端肌肉萎缩比较明显，两侧程度不等。肌腱反射有的出现病侧反射亢进，踝反射消失；有的为一侧的膝反射、踝反射均亢进，而另侧减少或消失；③瘫痪的初期可为痉挛性瘫痪，持续一段时间后则变为痉挛性瘫痪和弛缓性瘫痪共存的混杂性瘫痪。以后才出现深感觉障碍，最后发展为全身感觉障碍。

（6）一般较早出现排尿障碍、排尿困难或尿失禁现象。排便障碍多不明显，以便秘为主。

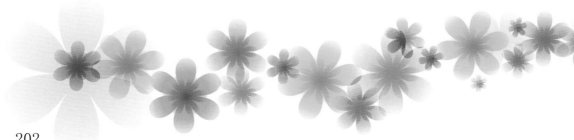

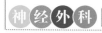
知识链接——蛛网膜下腔出血

蛛网膜下腔出血，是多种病因所致脑底部或脑及脊髓表面血管破裂的急性出血性脑血管病。血液直接流入蛛网膜下腔，又称为原发性蛛网膜下腔出血。此外，危急临床还可见因脑实质内脑室出血，硬膜外或硬膜下血管破裂等血液穿破脑组织流入蛛网膜下腔者，称为继发性蛛网膜下腔出血。可表现为：

（1）头痛与呕吐：突发剧烈头痛、呕吐、颜面苍白、全身冷汗。

（2）意识障碍和精神症状：多数患者无意识障碍，但可有烦躁不安。危重者可有谵妄，不同程度的意识不清及至昏迷，少数可出现癫痫发作和精神症状。

（3）脑膜刺激征：青壮年患者多见且明显，伴有颈背部痛。老年患者、出血早期或深昏迷者可无脑膜刺激征。

（4）其他临床症状：如低热、腰背腿痛等。亦可见轻偏瘫，视力障碍等。

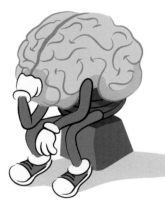

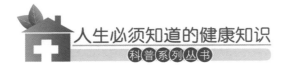
脊髓血管畸形如何治疗

对于脊髓血管畸形的治疗，目的是消除引起静脉压升高的动静脉瘘连接处。用血管内手术或显微外科手术可以达到此目的。

（1）血管内栓塞：脊髓硬膜动静脉畸形的患者进行血管内治疗，主要是用栓塞或闭塞的方法中断远端的滋养动脉、动静脉交通处和硬膜内静脉回流的近侧部分，可以对滋养动脉根部进行栓塞。

（2）显微外科手术：脊髓硬膜动静脉畸形的显微外科治疗，包括硬膜内回流静脉的电凝和切断，或将硬膜内神经根动静脉畸形病灶的切除，同时行回流静脉的电凝和切断。

脊髓海绵状血管瘤是一种什么病

海绵状血管畸形或称海绵状血管瘤，可见于整个中枢神经系统，其病变特点是，由菲薄缺乏弹性蛋白或平滑肌的血管壁呈分隔状的血管组成，在薄壁管道内衬以内皮细胞，因而易有出血。发生在脊髓的海绵状血管瘤叫作脊髓海绵状血管瘤。

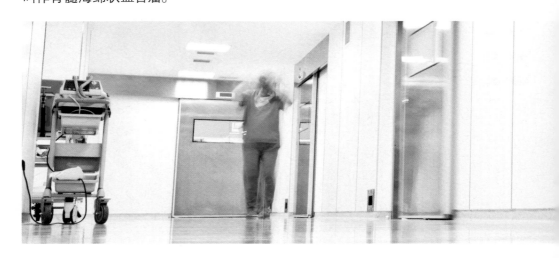

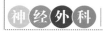

脊髓海绵状血管瘤有何表现

患者可有急性神经功能障碍表现,此大多与蛛网膜下隙出血有关。由于血管的急性或慢性扩张,当体积达到一定程度时,可因破裂而并发出血。也可出现进行性神经功能障碍,由于出血反复发生,其神经功能障碍症状可持续数天之久。

得了脊髓海绵状血管瘤怎么办

对于无脊髓症状的海绵状血管畸形不需要特殊治疗。而对有症状者,特别是对因出血而反复出现神经功能恶化的病例,一般均建议行外科手术治疗,其中大多数脊髓海绵状血管畸形可以安全地切除。对局部有血肿者可一并摘除。

脊髓海绵状血管瘤容易复发吗

海绵状血管瘤对放射线敏感,术前放疗可使瘤体缩小、瘤内血管变性、狭窄及瘤内血栓形成,有利于手术切除。故对术前高度怀疑此病者,可先接受放疗,待数月后再行手术切除。术后放疗可清除部分残留的病灶。一般来说,此病预后良好,放疗结合手术切除可获得满意效果。

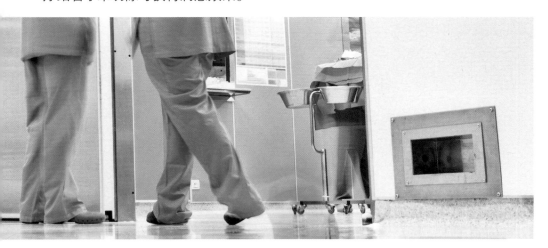

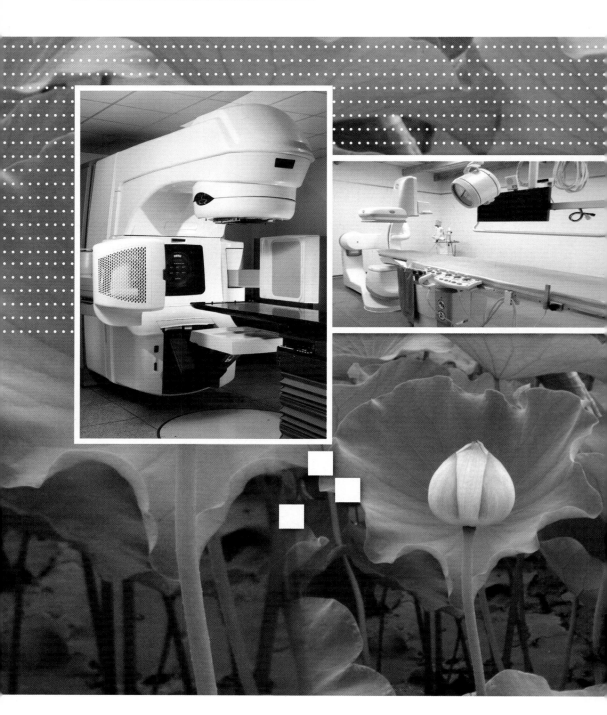

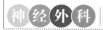

什么是脊髓血管造影

脊髓血管造影是一种医疗检查手段，对于缺乏自然对比的结构或器官，如脊髓血管，可将高于或低于该结构或器官的物质引入器官内或共用网间隙，使之产生对比以显影即为造影检查。

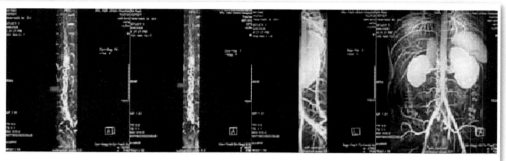

顺磁性磁共振脊髓血管造影 ↓剪头示异常血管影

脊髓血管造影风险有多大，对身体有危害吗

对于任何手术来说，均会有一定的风险。患者在日常诊疗的过程中，不仅要知道该手术可能带来的好处，更重要的是要全面了解可能存在的风险，并做好心理准备。

脊髓血管造影，除一般血管插管造影的并发症外，常见的并发症是肢体麻木无力，严重者可出现截瘫。这主要是由造影剂的高渗性和化学毒性作用所引起的。一旦出现这些症状，应尽快停止检查，症状严重时，可做脊髓腔穿刺，行脑脊液置换。这些症状多为一过性的，经过积极处理，可在短时间内恢复。

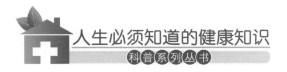
 # 脊髓蛛网膜炎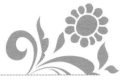

什么是脊髓蛛网膜炎，和结核病有什么关系

脊髓蛛网膜炎（spinal arachnoiditis），也称脊髓蛛网膜粘连，是脊髓蛛网膜的一种慢性炎症。在某些致病因素的作用下，使脊髓蛛网膜逐渐增厚，与脊髓及神经根粘连，引起脊髓和神经根的损害，或影响脊髓血液循环，或影响脑脊液的正常搏动，最终导致脊髓功能障碍。

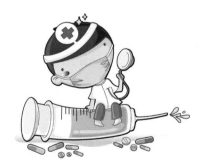

在炎症后引发脊髓空洞症的人群中，结核后脊髓空洞症较为常见，并多发于胸髓，可能是胸段脊髓较颈、腰段脊髓耐受性、顺应性差的原因。患者常有肺结核、结核性脑膜炎、结核性胸膜炎或骨结核病史，其中以结核性脑膜炎较常见。

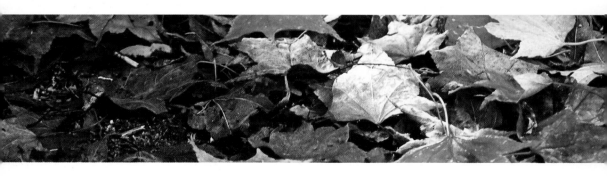

知识链接——结核性脑膜炎

结核性脑膜炎（TBM）是一种由结核杆菌引起的脑膜和脊膜的非化脓性炎症性疾病，是最常见的神经系统结核病。结核性脑膜炎约占全身性结核病的6%，早期以渗出性病变为主，晚期以增殖性病变为主。渗出性病变的初期为浆液性渗出，增殖性病变主要表现为结核性肉芽肿微小结核结节形成。

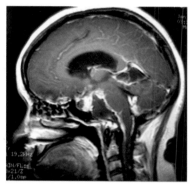

此病多起病隐匿，慢性病程，也可急性或亚急性起病，可缺乏结核接触史，症状往往轻重不一，其自然病程发展一般可有以下表现：

（1）结核中毒症状：低热、盗汗、食欲缺乏、全身倦怠无力、精神萎靡不振。

（2）脑膜刺激症状和颅内压增高：早期表现为发热、头痛、呕吐及脑膜刺激征。颅内压增高，在早期由于脑膜、脉络丛和室管膜炎性反应，脑脊液生成增多，蛛网膜颗粒吸收下降，形成交通性脑积水所致。晚期蛛网膜、脉络丛粘连，呈完全或不完全性梗阻性脑积水，颅内压多明显增高，表现为头痛、呕吐和视盘水肿。

（3）脑实质损害：如早期未能及时治疗，常出现脑实质损害症状，如精神萎靡、淡漠、谵妄或妄想，部分性、全身性癫痫发作或癫痫持续状态，昏睡或意识模糊。如由结核瘤或脑脊髓蛛网膜炎引起，表现为类似肿瘤的慢性瘫痪。

（4）脑神经损害：颅底炎性渗出物的刺激、粘连、压迫，可致脑神经损害，表现为视力减退、复视和面神经麻痹等。

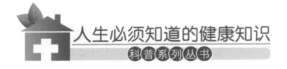

脊髓蛛网膜炎有哪些表现

人类的身体活动都处在一个平衡、协调与自然的状态下,也正是因为在这种状态下,人类才能在活动中做到正常的和自然的劳动、工作与生活。如果这种状况不能保证实现,平衡、协调、自然的活动就变得不可能。在蛛网膜下腔,脑脊液的产生、循环、吸收都处在平衡状态,上述任何一个环节遭到破坏而引起平衡失调时,就可能发生异常情况。当发生脊髓蛛网膜炎时,蛛网膜下腔脑脊液的循环发生改变,也就打破了内在的平衡,从而引起一系列的反应。

(1)多为亚急性或慢性起病:病程可由数月至数年不等,症状时轻时重,也常有缓解期,发病前可有外伤、结核等病史,时常在发烧、劳累后症状加重,而在休息、理疗或应用抗炎治疗后症状得到缓解。

(2)脊髓后根激惹症状:是最常见的首发症状。表现为自发性疼痛,往往范围较广,分布于不同的区域。有的沿神经根分布区放射或有束带感。往往在咳嗽、打喷嚏后加重,腰骶段及马尾病变引起腰痛并向下肢放射,表现为坐骨神经痛、夜间症状加重。

(3)感觉障碍:为第二位的常见症状,但脊髓传导束症状多在脊髓后根激惹症状后数月或数年才出现,感觉障碍平面并不明显,分布也不规则,痛温觉障碍多见,而深感觉障碍较少。

(4)运动障碍:主要表现为进行性肌力减退。颈胸段病变表现为上肢迟缓性瘫痪(软瘫)和下肢痉挛性瘫痪(硬瘫);腰骶部以下病变,出现双下肢迟缓性瘫痪(软瘫)并伴有不同程度的肌肉萎缩。

(5)神经营养障碍:主要表现为肢体和躯干皮肤少汗或无汗,切口愈合困难。

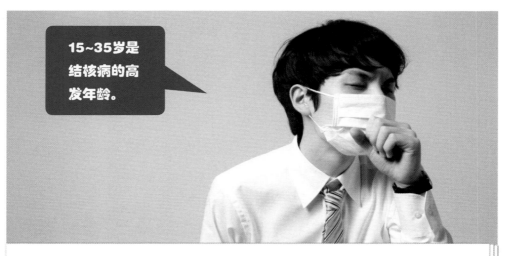

15~35岁是结核病的高发年龄。

知识链接——结核病

结核病是由结核杆菌感染引起的慢性传染病。结核菌可能侵入人体全身各种器官，但主要侵犯肺脏，称为肺结核病。结核病又称为痨病和"白色瘟疫"，是一种古老的传染病，自有人类以来就有结核病。

结核病是青年人容易发生的一种慢性和缓发的传染病。一年四季都可以发病，15~35岁的青少年是结核病的高发年龄。潜伏期4~8周。其中80%发生在肺部，其他部位（颈淋巴、脑膜、腹膜、肠、皮肤、骨骼）也可继发感染。人与人之间呼吸道传播是本病传染的主要方式。传染源是接触排菌的肺结核患者。新中国成立后人们的生活水平不断提高，结核病已基本控制，但随着环境污染和艾滋病的传播，结核病发病率越发强烈。

结核病可累及全身多个脏器，以肺结核最为常见。排菌患者是社会传染源。人体感染结核杆菌后不一定发病，仅于抵抗力低下时开始发病。该病病理特点是结核结节和干酪样坏死，易形成空洞。除少数可急起发病外，临床上多呈慢性过程。常有低热、乏力等全身症状和咳嗽、咯血等呼吸系统表现。

得了脊髓蛛网膜炎怎么办

对于该病的治疗，国内外的报道不一，至今仍存在争议。若确诊为脊髓蛛网膜炎后，患者首先不必惊慌，要根据病情发展的情况，进一步明确治疗方案。

（1）内科治疗：对于早期轻症病例，可考虑使用非手术治疗法，经过治疗症状可以消失或减轻，一般采用综合治疗。

（2）手术治疗：说来难以置信，早在1978年，国外学者Johnston首次提出用显微外科松解治疗脊髓蛛网膜炎。随着科学技术的不断进步，手术的方式也在不断改进。但是，在传统手术治疗方案中，分离粘连可能会造成脊髓神经及血管进一步损害。到了病变晚期，形成严重粘连，神经实质已经有了变性，这也是手术本身很难解决的问题，即使勉强进行手术分离，又有重新粘连的可能。

目前来说，对于脊髓蛛网膜粘连的治疗，主要在于建通蛛网膜下腔，从而进一步改善蛛网膜下腔的脑脊液循环。而跨节段蛛网膜下腔分流术具有创伤小、恢复快的特点，同时又能有效地改善蛛网膜下腔脑脊液循环。

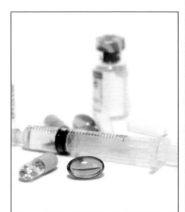

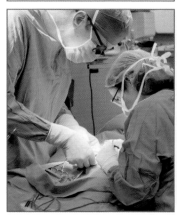

知识链接——结核病治疗

结核病临床上有初、复治之分，患者有排菌和不排菌以及结核菌处于繁殖生长期和休眠静止期之别。抗痨药物有作用于酸性环境和细胞内酸性环境的药物，还有作用于细菌外的碱性或中性环境的药物。一个合理正规的化疗方案可能有两种或两种以上的杀菌药，合理的剂量、科学的用药方法，足够的疗程，还要规律、早期用药，才能治愈结核病。缺少哪一个环节都可能导致治疗失败。

脊髓蛛网膜炎应该做哪些检查

对于该病的诊断，我们通常行脑脊液动力学检查，以判断蛛网膜下腔通畅度及脑脊液蛋白，需要时可行椎管造影检查。

脑脊液动力学检查及实验室检查，对于脊髓蛛网膜炎的诊断极其重要：脑脊液压力多低于正常或正常，奎肯试验轻度或完全梗阻者居多，脑脊液蛋白含量均有不同程度增高。脑脊液颜色多为无色透明，少数可呈黄色，少数病例可见白细胞数增高。

椎管造影又称脊髓造影，是一种常用和有效的检查手段。利用水溶性碘剂等显影剂，注入蛛网膜下腔，操作后行X线片拍照或CT等检查，以显示椎管内病变。

造影方法简介：行腰椎穿刺，将稀释的造影剂缓慢注入蛛网膜下腔，同时需要密切观察患者生命体征。通过调整患者体位（头低足高位），在透视下对病变区摄影。在透视下可见病变区域蛛网膜下腔不定形狭窄，造影剂流动缓慢，走形迁曲，造影剂分散或呈不规则串珠状或索条状分布，有时会呈杯口状缺损，因此具有诊断意义。

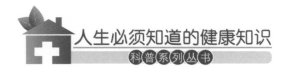

奎肯实验

奎肯试验（Queckenstedt）又称压颈试验，指腰穿时压迫颈部观察脑脊液压力的变化。压迫颈静脉可使颅内静脉压升高，而脑脊液回流受阻，导致颅内压升高。

方法：腰椎穿刺后，测出脑脊液的最初压力并记录。

用指压法或用血压表气囊止血带压迫法，压迫颈静脉以观察压力的变化及变化的速度。应用血压表气囊加压时，其气压不能超过60毫米汞柱，每增加10毫米汞柱压力时，记录一次脑脊液计压数。应用指压法是，每隔5~10秒钟记录脑脊液计压数一次。压迫颈静脉后如果压力不升，则表示穿刺以上的部位有完全梗阻。如果解除压迫，脑脊液压力继续上升，或不能及时回到原来的水平，则表示有部分梗阻。指压法可分别压迫左右颈内静脉，或同时压迫两侧颈内静脉，以观察其压力变化情况。如颈后伸或向一侧弯时有梗阻现象，对诊断颈椎病有特殊的意义。

脊髓蛛网膜炎患者的饮食保健该怎么做

人们常常说"民以食为天"。营养是机体生长、组织修复和维持正常生理功能的物质基础，是患者康复的重要条件。形成良好的饮食习惯，多进高蛋白、高维生素、高纤维、易消化的食物，避免辛辣饮食，这对功能的恢复和避免并发症的发生具有积极意义。

脊髓蛛网膜炎和脊髓空洞有什么关系

当患有脊髓蛛网膜炎后，硬脊膜与蛛网膜发生纤维化，常常与脊髓发生粘连，而粘连后可引起蛛网膜下腔梗阻，进一步引起蛛网膜下腔脑脊液循环障碍，最终引发脊髓空洞及神经损害。

脊髓蛛网膜炎患者，需早期诊断并进行合理有效的治疗，这是减轻脊髓蛛网膜粘连及预防继发性脊髓空洞症的关键。

脊髓空洞症

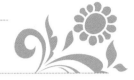

脊髓空洞症是怎样的一种疾病

脊髓空洞症（syringomyelia, SM）是一种由多种原因都可以引起的、缓慢进展的脊髓神经损害性疾病，以脊髓内空洞形成、扩展为主要病理特征。

典型表现为节段性分布的分离性感觉障碍、肌肉萎缩和神经营养障碍等，临床上并不少见。随着MRI（核磁共振）检查手段的普及，此病的患病人数也逐年增多。

患者多以躯体感觉障碍（痛、温、触觉感觉减退或异常，阶段性感觉分离、蚁走感、异痒等症状）和运动功能障碍（腰酸腿软、肌肉萎缩、无力甚至瘫痪在床）为主要表现。

此病严重影响患者的生活质量，确诊时往往已呈进行性加重趋势。有些患者身心长期受病痛煎熬，哀叹脊髓空洞症是不死的癌症。

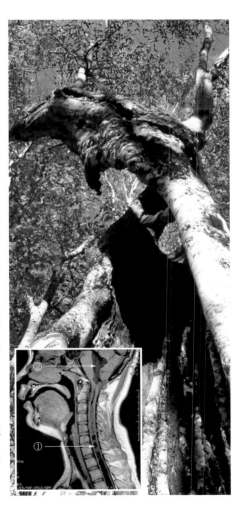

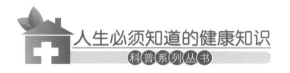
脊髓空洞症的临床表现有哪些

脊髓空洞症的临床表现主要分为以下几方面：

（1）起病症状：因脊髓空洞常在一侧的颈膨大的后角基底部，起病常为一侧的颈肩部和上肢的麻木、疼痛、肌力减弱及头痛；也有手部肌肉萎缩持续多年的；常因痛觉、温觉丧失以致手部烫伤或烧伤，而不自觉疼痛者。此外，还有下肢僵硬无力、麻木、行走困难；或面部、躯干排汗异常；少数病例有眩晕、复视或跌倒发作现象。

（2）感觉异常：通常表现为一侧或两侧上肢痛觉和温觉减退或消失；或可有麻木感，严重者手被烫伤或刀割伤而无知觉；或伴有颈、肩、背或上肢的疼痛。部分患者下肢亦有感觉异常。

（3）运动异常：主要表现为一侧或双侧上肢力量下降；手部肌肉萎缩，严重者小指及无名指不能伸直，手呈爪形，颈、肩、臀部肌肉萎缩。部分患者有下肢运动障碍。部分症状持续进展的患者晚期可能瘫痪。

（4）神经营养障碍：如出现一侧肢体和躯干皮肤干燥少汗或出现脊柱、上肢关节变形；晚期可出现大小便失禁。

（5）延髓损害：延髓损害常由颈髓空洞向上扩延所致，如三叉神经脊束核受侵，多表现为单侧面部麻木和节段性向心性疼痛，温觉障碍，呈"洋葱皮样"分布形式，并伴有角膜反射减弱或消失；如疑核受侵，则有同侧的软腭和声带麻痹，导致饮水呛咳、吞咽困难、构音障碍、悬雍垂偏斜和咽反射消失；如舌下神经核受侵，则同侧舌肌萎缩及肌肉颤动，伸舌偏向病侧；如前庭小脑束或内侧纵束受侵，可出现眼球震颤、眩晕和步态不稳等；如侵害脊髓丘脑束和锥体束，则出现对侧半身浅感觉障碍和锥体束征。

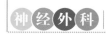

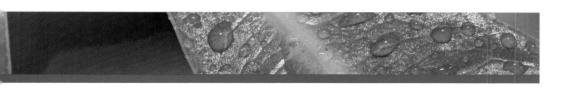

脊柱脊髓疾病的治疗和康复

知识链接——分离性感觉障碍

分离性感觉障碍是指同一部位的痛觉、温觉、粗略触觉或深感觉、精细触觉部分丧失。深、浅感觉传导通路的不同是分离性感觉障碍的解剖学基础。当深、浅感觉传导通路上一部分受损，而另一部分相对保留时，即出现分离性感觉障碍。

单侧节段性分离性感觉障碍，见于后角型脊髓损害，多见于一侧后角病变，如脊髓空洞症。双侧对称性节段性分离性感觉障碍，多为前连合型脊髓损害，见于脊髓中央部病变，如髓内肿瘤早期、脊髓空洞症、脊髓中央管积水或出血等疾病。

形成脊髓空洞症的原因有哪些

脊髓空洞症是由多种病因所致的慢性神经损害性疾病，常见的病因包括以下五种：

（1）发育异常型：此型包括小脑扁桃体畸形、寰枢脱位或不稳及神经管闭合不全，其中小脑扁桃体下疝畸形为最常见的病因，而小儿患者中以神经管闭合不全型多见。

（2）炎性病变型：此型主要表现为粘连性脊髓蛛网膜炎。在我们的患者资料中，以结核后脊髓空洞较为常见。患者常有结核性脑脊膜炎或肺结核、结核性腹膜炎、骨结核病史，尤以结核性脑脊膜炎常见。

（3）占位病变型：包括髓内肿瘤、结核球和蛛网膜囊肿等，其中此型以髓内室管

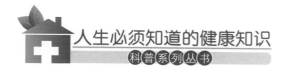

膜瘤、星形细胞瘤和血管母细胞瘤最为常见。

（4）脊髓损伤型：外伤性脊髓空洞症，常位于损伤脊柱节段上下，以上方扩展居多，最常见于颈、胸和腰段。临床表现为原有脊髓损伤症状进行性加重或出现新的神经功能障碍。

（5）特发型：空洞形态以细小空洞和萎缩性空洞为主。目前各种检查手段难以确定病因，需要加强干预力度。在临床病因诊断分析过程中，有时需要做增强MRI检查或头、颈、胸、腰和全脊柱MRI检查，便于全面诊断，有利于确定治疗方案。

脊髓空洞症会遗传吗

就目前来说，国内外都没有把脊髓空洞症和小脑扁桃体下疝畸形（Chiari畸形）定为遗传病，不影响结婚和生育。但父母患小脑扁桃体下疝畸形的情况下，子女患病的概率要比普通人群高。目前无法预知患病父母的子女是否患病，要想知道是否患病，唯一的办法就是做一个后颅颈的核磁共振检查。

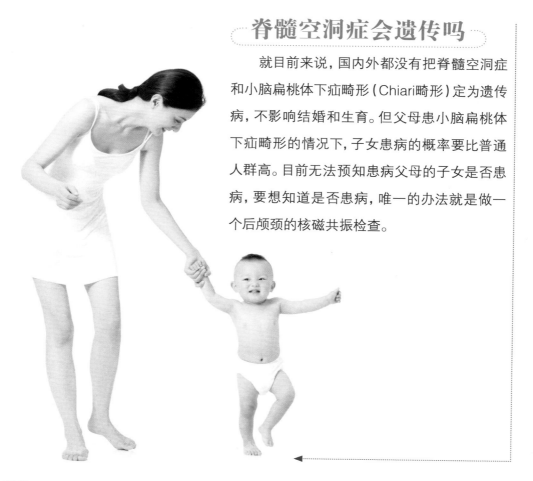

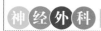

脊髓空洞症如何治疗

虽然自19世纪就开始外科治疗脊髓空洞症，但最佳的手术方法和操作一直存在分歧和争议，多年以来手术方法也在不断改进，都在追求一种完美术式。

脊髓空洞症的手术治疗，主要是针对空洞病因或空洞扩展机制的治疗。脊髓空洞症是由不同病因引起的，手术应是针对病因进行。如小脑扁桃体下疝畸形合并脊髓空洞症的患者可接受枕大池重建术的治疗；脊髓肿瘤的患者可采取脊髓肿瘤切除术；脊髓栓系主要为脊髓栓系松解术；寰枢脱位或不稳主要是对寰枢关节的理想复位，坚强内固定和充分植骨融合；脊髓外伤后主要为改善蛛网膜下腔通畅度等。历史上所采取的手术方法多种多样。从名称就能看出治疗理念的变化——从早期的"减压、切除"发展到现在的"整形、修复"。

知识链接——"脊髓空洞症" 是谁命名的

1827年，Charles Ollivier d'Angers才将"脊髓空腔"正式命名为 "脊髓空洞症（syringomyelia）。"

这一疾病名称源于希腊文，syrinx意思是吸管、导管、管道，mylia为狭窄之意。

脊柱脊髓
疾病的治疗
和康复

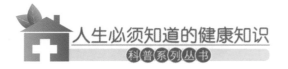
脊髓空洞症能治好吗

脊髓空洞症，通常发病年龄在20~30岁，偶可起病于童年。目前，从临床观察可以看出，40~50岁的成人发病也有一定的数量。一般常以头颈肩部疼痛、手部小肌肉萎缩无力或感觉迟钝而引起注意。临床症状因空洞的部位和范围不同而异。因空洞常始发于颈胸段脊髓，故多以手部不知冷热、被烫伤、被刀切伤时不知疼痛才引起注意，并常伴有手、臂的自发性疼痛、麻木、蚁走等感觉异常，但触觉可不受损害，即所谓分离性感觉障碍。当空洞波及脊髓前角时，可出现手部鱼际肌、骨间肌以及前臂诸肌无力、萎缩和肌束震颤，手肌严重萎缩可呈爪状手。随病变发展，可逐渐影响上臂、肩带及部分肋间肌，引起瘫痪。腰骶部的空洞则表现为下肢和足部的肌肉萎缩、肌无力，导致站立和行走困难。另外，患者也常见自主神经功能障碍，如上肢皮肤增厚、烧伤疤痕增生或顽固性溃疡，发绀发凉，多汗或少汗等。有的患者可以合并神经原性骨关节损害，呈现关节肿胀，关节骨质萎缩、脱钙、磨损等。总之，脊髓空洞症发展晚期临床致残率较高，重者还可出现呼吸功能障碍。

核磁共振（MRI）被公认为是脊髓空洞症的最佳诊断方法，其方便快捷、准确可靠。MRI不仅可充分显示脊髓空洞的部位、大小和范围，也可明确其相关的小脑扁桃体下疝畸形、扁平颅底、寰枕融合等后颅底发育畸形的诊断。通过大量的临床和基础研究使得临床对脊髓空洞症及其相关疾病的发病机理趋于认同。目前认为，先天性后枕骨发育不良（如扁平颅底、枕骨发育迟滞、寰枕融合等）等因素导致后颅窝容积狭小，造成后颅窝神经结构过度拥挤，从而继发小脑扁桃体下疝畸形，由此形成枕骨大孔区梗阻，影响脑脊液正常循环，使得脊髓中央管积水扩大部分实质萎缩，形成脊髓空洞。

目前，外科手术治疗脊髓空洞症及其相关疾病的主流手术方法是微创小脑下疝切除术和后颅窝重建术。这两种手术方式主要通过科学、合理地设计和细致、精确地外科手术，进行颅底结构整形，处理环枕畸形，扩大后颅窝容积，改善脑脊液循环，解除后颅窝畸形状态，从根本上消除病因，阻止病变的发展与恶化，手术后空洞缩小，内在压迫解除，症状缓解，临床已取得了满意的疗效。特别是微创手术具有切口小、损伤轻、愈合快、恢复好的特点，医疗费用也明显减少。

要做到全面、科学地认识脊髓空洞症，除手术治疗此症外，还需要特别重视有关康复治疗和保养的问题。常言道：冰冻三尺非一日之寒，消冰一寸也非一日之功。要想获得良好的效果，手术治疗和药物方案只是积极干预的手段和措施，长期计划下的康复保养是离不开的，正所谓：三分治，七分养。

通过以上的介绍，您一定明白了脊髓空洞症并非不治之症，患者要配合医生积极治疗，家属要做好脊髓空洞症的护理工作，使患者早日摆脱疾病的困扰。

知识链接——后颅窝减压术的缺陷

后颅窝减压术包括硬膜扩大修补术，目的是对颅底进行整形，应该说是有一定效果的。但是随着对小脑扁桃体下疝畸形认识得越来越深刻，以及技术水平发展，我们发现后颅窝减压术有很多缺陷。首先大范围的骨性减压造成小脑缺少骨性支撑，容易造成小脑下垂，致使症状反复和加重；其次，减压范围的大小无法确定重建出一个接近正常的枕大池空间，所以一般疗效有限，且空洞容易复发，文献报道有17%实施减压术的患者需要行二次手术；再次，手术创伤大，恢复慢，加之减压术敞开硬脑膜，术后容易出现发热不退和颈肩部疼痛，患者很难接受这种痛苦。

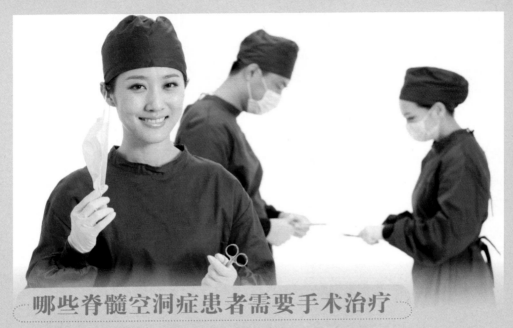

哪些脊髓空洞症患者需要手术治疗

（1）威胁生命的呼吸障碍并发症是手术的指征。

（2）扩展性脊髓空洞症（空洞横断面积大于脊髓直径的1/3，提示神经损害明确，恢复较难）需要手术治疗。这好比树干空心超过横截面的1/3，发黄和变干的风险都是很大的，长实的可能性相对就小了。

（3）脊髓空洞伴有Chiari畸形（小脑扁桃体下疝畸形）有明显临床症状者。

（4）脊髓空洞伴有枕大孔区畸形，如扁平颅底、颅底凹陷、环枕融合畸形、颈椎分节不全，有明显临床症状者。

（5）脊髓栓系、脊髓脊膜膨出、脊髓纵裂、髓内肿瘤等，并发脊髓空洞且有临床症状者。

（6）外伤性脊髓空洞扩展状态出现相应症状者。

（7）结核性脊髓空洞症症状加重早期，部分晚期患者，可通过手术降低脑脊液蛋白和脑脊液压力来期望有所改变。

（8）特发性脊髓空洞症中有病因学倾向者。

哪些脊髓空洞症患者适宜非手术保守治疗

（1）患者症状轻微，不影响工作效率和生活质量，病因明确，空洞细小，神经损害较轻，病程不超过3年者。

（2）中晚或晚期患者，病残严重，体质较弱，不宜手术治疗者，一般这样的患者，病史较长，神经损害较重，脊髓皮层单薄和脊髓萎缩。

（3）手术治疗后的患者2~3年内，需进行治疗性康复方案，主要内容就是非手术保守治疗。

（4）特发性脊髓空洞，病因暂时难以查明，无手术指征，可采取非手术保守治疗干预。

脊髓空洞症可以用中药治好吗

许多患者会有类似的疑问，脊髓空洞症是一种慢性疾病，术后确实需要运用中医中药集中进行科学、规律的康复治疗和终身的保养。

由于个体差异，每个患者的症状表现不同，用中医来讲就是体质不同，中医讲究辨论治，就是说不同症候体质的患者给予不同的治疗方案。不建议大家照搬他人有效的方子或长期口服一种中成药，因为每个人的体质存在着差异，一个人的体质在不同时期也不相同，所以固定的组成、剂量，不可能适用于所有脊髓空洞症患者，应"量体裁衣"，才能达到最佳的治疗目标。如网络上宣传治疗脊髓空洞症的中成药，组方、剂量都相对固定，无法实现因人而异的目标。

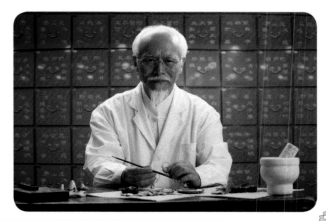

大多脊髓空洞症患者的体质属中医所说的"虚证"，所以康复力（耐受力+抵抗力+自愈力）差、弱，难以恢复，恢复起来也需要较长的时间。而康复保养治疗的关键就在于扶持康复力，为进一步康复奠定坚实基础和提供条件。调整就是治疗，平衡就是健康。从整体调整体质状况，恢复阴阳平衡的体质是进一步康复的基础。因此，脊髓空洞症专科建议在康复过程中，运用中医辨证施治的调养方法，指导患者在当地中医院就诊，让中医大夫望、闻、问、切，以调整体质为主要治疗方向，提高病体自愈的能力。服汤药调理期间，每2~3周应再次就诊中医科调整中药方，因为服药后体质状况在发生变化，加上季节变化等因素，方药的组成也要随之变化，正所谓"医不执方"。汤药调整治疗时间的长短，依体质恢复情况而定（比如症状长时间得到稳定，舌苔、脉象基本正常），一般需要半年至1年时间。停用汤药后，可让中医师根据体质特点，为您推荐中成药口服治疗，定期就诊中医科接受指导治疗。

得了脊髓空洞症怎么办

很多患者经医生确诊为"脊髓空洞症"后会出现恐慌，不知所措，甚至绝望等心理变化。由于脊髓空洞症会引发感觉迟钝、麻木、疼痛、肌肉萎缩等症状，并且多数患者病程较长，未能尽早干预治疗，因而给患者带来极大的心理负担。

脊髓空洞症治疗的目的，不仅要控制病情发展、治愈病痛，更重要的是让患者能身心健康地生活、成长，树立战胜病魔的信心。

（1）要对疾病有科学的认识：脊髓空洞症患者可以到有治疗经验的医生或专科治疗机构咨询，并了解关于脊髓空洞症的发生、发展、病因、病机及分期分度、目前的治疗方法、康复保养的注意事项和脊髓空洞症相关的基本知识等，以消除对该病的误解、恐惧心理。应该知道脊髓空洞症并不像大家所说的为"不治之症"，经早期科学的认识和有效的干预治疗是可以治疗甚至治愈的。

（2）正确对待病情，适当融入社会：在日常生活中可自我搜集有关康复养生方面的信息，做到科学的作息，饮食规律，避免不良的生活习惯，如有的患者认为患了慢性病之后就小病大养，赖床不起或长期卧床不愿活动，这样做对疾病的康复十分不利。病变组织修复，需要依赖营养物质的补充，而组织的营养来源于血液供应，只有供血充足，营养丰富，病变组织才能迅速地修复。适度的活动，可以加速血液循环，促进新陈代谢，有助于加速病变组织的恢复。

（3）调整不良心态，战胜悲观抑郁：有的患者没有科学认识疾病，大脑思维很"活跃"，常常会胡思乱想，由于脑组织过于"活跃"，消耗了大量的葡萄糖、氨基酸、氧气、卵磷脂等能量物质，加之患者活动较少，食欲欠佳，营养供应不足，长此以往，会引起大脑功能减退和记忆力降低。再加上患者思想负担和精神压力较大，总担心疾病难以治愈，整天忧心忡忡，也不利于疾病的早日康复。

总之，面对脊髓空洞症，患者要正确地对待疾病，树立强烈战胜疾病的自信心，积极配合医生治疗。根据自己的病情及身体情况，按照康复指导方案进行长期、有规律、科学的康复保养，适当地进行室外活动和参加一些有益的社会活动，保持乐观、良好的心态，才有助于疾病的康复。

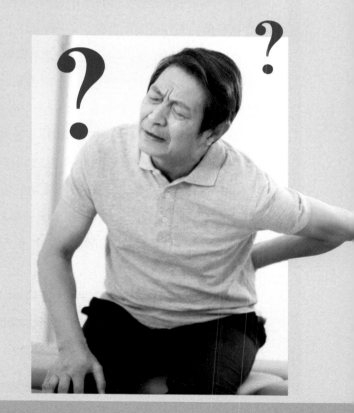

如何护理脊髓空洞症患者

脊髓空洞症患者多由于运动功能障碍、肌无力而长期卧床，易并发肺炎、褥疮等，加之有的患者出现延髓麻痹症状，吞咽困难，饮水呛咳，咳嗽咳痰无力易致吸入性肺炎，给患者生命构成极大的威胁。脊髓空洞症肌萎缩患者除请医生治疗外，家庭护理十分重要，最好经常与专业医生交流以获得康复指导和训练方法。

（1）保持乐观愉快的情绪：较强烈的长期或反复精神紧张、焦虑、烦躁、悲观等情绪变化，可使大脑皮质兴奋和抑制过程的平衡失调，导致病情加重。需要指出的是，信心是康复的关键和基础。人体都蕴含着自愈的能力，这种能力源于心灵的自信、乐观和觉悟。

（2）合理膳食，保持消化功能正常：脊髓空洞症肌萎缩患者要保持消化功能正常，尤其是保持大便通畅，合理调配饮食结构是康复的重要基础。肌萎缩患者需要高蛋白、高能量饮食补充，提供神经细胞和骨骼肌细胞重建所需的物质，以增强肌力、增长肌肉，早期采用高蛋白、富含维生素、磷脂和微量元素的食物，并积极配合药膳，如山药、薏苡仁、莲子心、陈皮、太子参、百合等，戒除烟酒。晚期患者消化功能低下，应以高蛋白、高营养、富含能量的半流食和流食为主，并采用少食多餐的方式，以维护患者营养及水电解质平衡。需要进行鼻饲的患者更要和专业人员保持联系，把进食量和总能量计算好。

（3）劳逸结合：切忌强行进行功能锻炼，因为强行功能锻炼会因疲劳而不利于功能的恢复。应和你的治疗医生经常联系，得到指导。

（4）注意预防感冒和肺部感染：脊髓空洞症患者由于自身免疫机能低

下，一旦感冒，会使病情加重，病程延长，肌萎缩无力、肌跳加重，特别是球麻痹患者易并发肺部感染，如不及时防治，会出现愈后不良，甚至危及患者生命。胃肠炎可导致肠道菌种功能紊乱，从而使病情反复或加重。

脊髓空洞症康复保养原则有哪些

（1）避免疲劳，注意休息：不要长时间从事中等以上体力劳动，忌体育锻炼性项目，不做剧烈活动或长时间消耗性活动。

（2）增强营养，平衡膳食：适当药膳进补。尽量做出饮食计划和一周食谱，坚持2~3周就能习惯成自然。

（3）中医中药，调养体质：按康复计划定时进行中医诊治，应用活血化瘀、填髓通督、益气养血、舒经活络等类中成药。

（4）康复理疗，保健养生：可以实施理疗、按摩、推拿等康复项目。掌握疾病知识，注意防病治病，重视自我安全保护。

（5）及时复查，保持联系：半年或1年复查后颅颈核磁，及时分析，评价病情变化，重视自我观察调整。

（本章编者：李昊 刘勇）

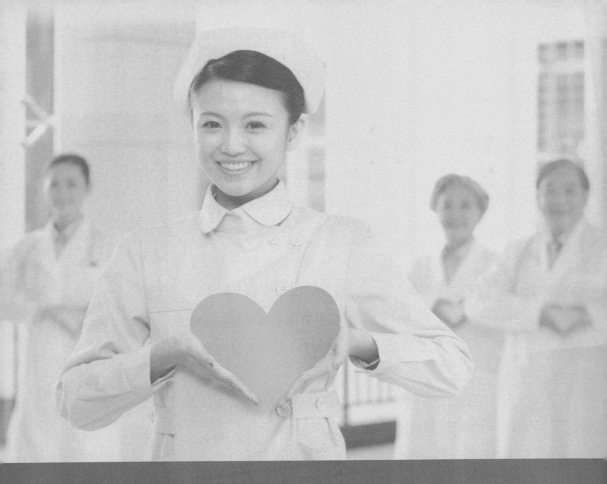

XIANTIANXING NAO HE JISUI JIBING CHANGJIAN WENTI

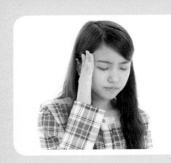 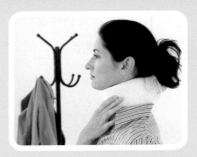 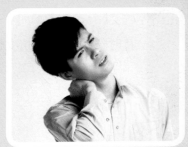

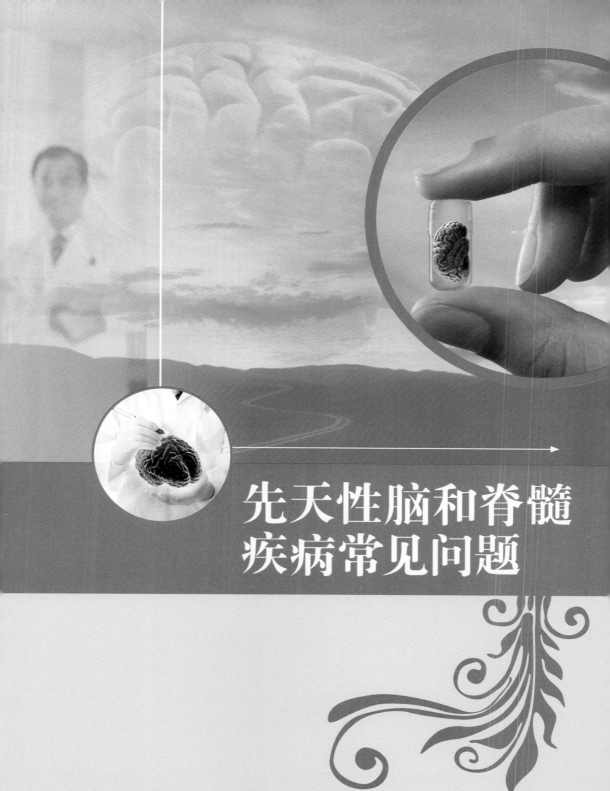

先天性脑和脊髓
疾病常见问题

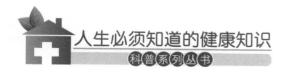
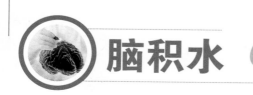

脑积水

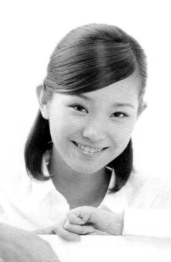

什么是脑积水，它是怎么形成的

　　脑积水是指因颅内疾病引起的脑脊液分泌过多或循环、吸收障碍而致颅内脑脊液存量增加，致使脑室扩大的一种顽症和难症。除神经体征外，常有精神衰退或痴呆。

　　临床分析表明，脑积水病因很多，比如说，先天性脑积水通常由畸形引起。常见的畸形有脑导水管畸形、小脑扁桃体下疝畸形、第四脑室正中孔及侧孔先天性闭锁等一些其他的先天性疾病。还有一些后天性脑积水，其主要病因有颅内感染和蛛网膜下腔出血。

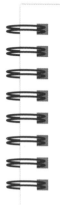

知识链接——脑脊液（Cerebro-Spinal Fluid，CSF）

脑脊液为无色透明的液体，充满在各脑室、蛛网膜下腔和脊髓中央管内。脑脊液由脑室中的脉络丛产生，与血浆和淋巴液的性质相似，略带黏性。成年人的脑脊液约100~150毫升，其比重为1，呈弱碱性，不含红细胞，但每立方毫米中约含5个淋巴细胞。正常脑脊液具有一定的化学成分和压力，对维持颅压的相对稳定有重要作用。

先天性脑和脊髓疾病常见问题

间断性头疼
头胀
头沉
头晕
耳鸣耳堵

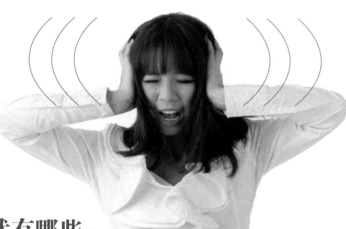

脑积水的症状有哪些

值得注意的是脑积水的临床表现多种多样，与其症状出现的年龄、病情的轻重、病程的长短有关。

成人脑积水通常表现出来的症状是间断性头疼、头胀、头沉、头晕、耳鸣耳堵、视力下降、四肢无力、呆滞、自发性或主动性活动下降（谈话、阅读、写作、爱好和创造性减弱，对家庭不关心、淡漠或冷淡、孤僻、工作效率差）。多数患者症状呈进行性逐渐发展，部分患者有典型的颅内压增高的表现，如头痛、呕吐及视神经盘水肿。遇到这种情况，家人需要引起重视，及时到神经外科就医。

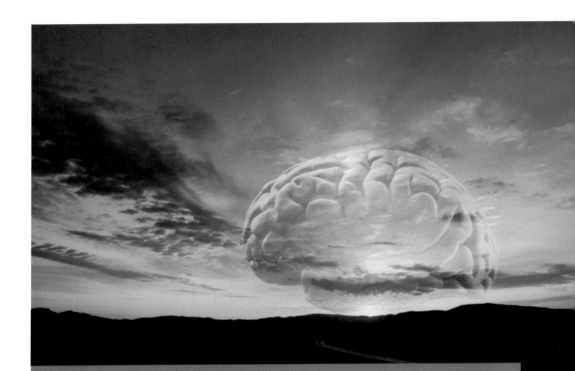

小儿脑积水情况如何，有的孩子脑袋长得特别大，是脑积水吗

　　从医学角度来说，胎儿先天性脑积水多致畸胎，出生以后脑积水可能在任何年龄出现，多数于出生后6个月内出现。由于年龄小的患者因颅缝未接合，头颅容易扩大，故颅内压增高的症状反而较少。婴儿脑积水通常表现为出生后数周或数月后头颅快速、进行性增大。正常婴儿在最早6个月头围每月增加1.2~1.3厘米，而脑积水的患儿则为其2~3倍，病婴精神萎靡不振，头部不能抬起，严重者可伴有大脑功能障碍，表现为癫痫、视力及嗅觉障碍、眼球震颤、斜视、肢体瘫痪及智能障碍等。由于婴儿头颅呈代偿性增大，因此，头痛、呕吐及视神经盘水肿等颅内压增高的症状有时并不明显。

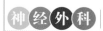

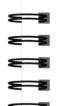

知识链接——破壶声和日落征

　　脑积水患者头颅呈圆形，额部前突，头穹窿部异常增大，前囟扩大隆起，颅缝分离，颅骨变薄，甚至透明，叩诊可出现"破壶声"。颞额部呈现怒张的静脉，眼球下旋，上巩膜时常暴露，即所谓的"日落征"。

脑积水如何治疗

　　脑积水的形成原因多种多样，随着医学的发展，治疗脑积水的办法也不断得到丰富和完善，根据其特点主要分为非手术治疗及手术治疗两大类。分别介绍如下。

非手术治疗

　　适用于早期或病情较轻，发展缓慢者，其方法：①应用利尿剂或脱水剂，如乙酰唑胺、双氢克尿塞、速尿、甘露醇等；②经前囟或腰椎反复穿刺放液。

手术治疗

　　（1）脉络丛切除术后灼烧术：可减少脑脊液的分泌，现已少用。

　　（2）解除脑室梗阻病因手术：如大脑导水管形成术或扩张术，正中孔切开术及颅内占位病变摘除术等。

　　（3）改善脑脊液循环的手术：目的是建立脑脊液循环通路，解除脑脊液的积蓄，兼用于交通性或非交通性脑积水。常用的分流术有第三脑室造瘘术，侧脑室-腹腔、上矢状窦、心房、颈外静脉分流术等。

什么是脑室-腹腔分流术，有什么样的风险

脑室-腹腔分流术是目前治疗脑积水最常用的方法，也是比较有效的治疗手段之一。手术是把一组带单向阀门的分流装置置入体内，将脑脊液从脑室分流到腹腔中吸收，简称V-P分流术。虽然此手术方式比较成熟，操作也简单，但还是存在一定的意外和风险情况，比如：

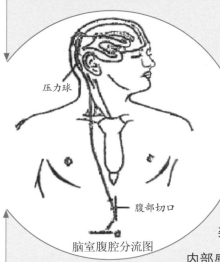

压力球

腹部切口

脑室腹腔分流图

（1）分流管脑室端外置不良。

（2）脑室内出血。

（3）意外损伤腹腔脏器。

（4）穿刺意外致气胸。

（5）分流系统阻塞或过度引流。

（6）分流手术后感染。即外周感染及内部感染。外周感染是指发生在分流系统腔外，分流管所通过的组织间隙感染，极少波及脑脊液（CSF）系统，局限性好。内部感染是指分流系统的阀、管、贮液囊等管腔内发生感染，可导致化脓性脑室炎或腹膜炎。一旦发生感染，需拔除分流管。

（7）分流管的通道表面皮肤破溃坏死，尤其早产儿或营养不良的患者。

（8）癫痫。额部穿刺后癫痫发生率较顶枕部穿刺高。脑室穿刺时最好一次成功，尽量减少反复穿刺脑室，降低术后感染的概率，可以减少癫痫的产生。

（9）腹腔并发症。分流管远端引起腹腔囊肿（或假性囊肿）。因肠粘连引起肠梗阻、腹腔脑脊液囊肿、腹水以及肠扭转和肠绞窄等。个别可引起腹股沟疝、鞘膜积液、内脏穿孔（肠穿孔、膀胱穿孔）或穿过膈肌。

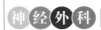

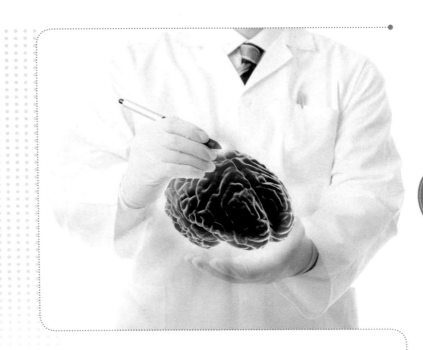

脑积水有什么危害

脑积水的危害性应该引起重视。

危害一：会导致智能障碍。患者的智力障碍，可仅有轻度记忆力及计算力减退，常伴有迟钝、淡漠、缄默等。严重患者可呈痴呆状，少数患者可有激动、易怒、哭笑无常、幻觉、谵妄等。

危害二：会导致行动障碍。行动障碍常在精神症状出现后逐渐开始，患者主要表现为起步困难，行走缓慢不稳。肌张力和腱反射常增高，反射阳性。有时呈现轻偏瘫。

危害三：会引起尿便障碍。患者主要表现为尿便频繁、尿失禁或排尿困难，有时这些症状仅在晚期患者身上出现。

如果是胎儿脑积水则会对母体及婴儿造成伤害，甚至生命危险，由于胎儿脑积水使头颅体积增大，胎头颅缝及囟门明显增宽，可引起梗阻性难产。

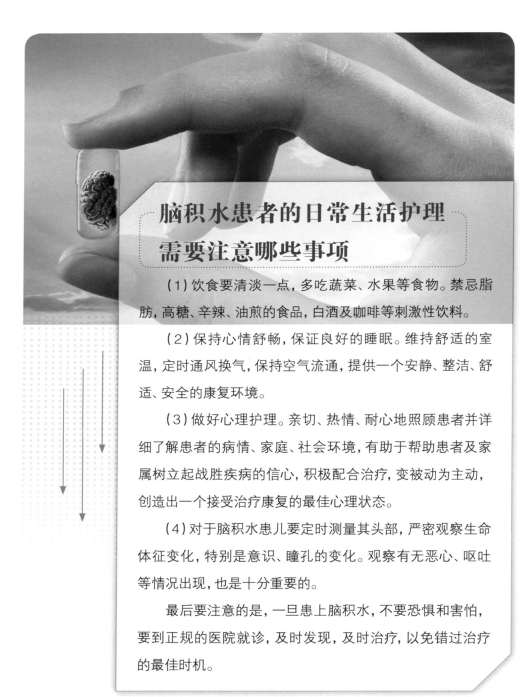

脑积水患者的日常生活护理需要注意哪些事项

（1）饮食要清淡一点，多吃蔬菜、水果等食物。禁忌脂肪、高糖、辛辣、油煎的食品，白酒及咖啡等刺激性饮料。

（2）保持心情舒畅，保证良好的睡眠。维持舒适的室温，定时通风换气，保持空气流通，提供一个安静、整洁、舒适、安全的康复环境。

（3）做好心理护理。亲切、热情、耐心地照顾患者并详细了解患者的病情、家庭、社会环境，有助于帮助患者及家属树立起战胜疾病的信心，积极配合治疗，变被动为主动，创造出一个接受治疗康复的最佳心理状态。

（4）对于脑积水患儿要定时测量其头部，严密观察生命体征变化，特别是意识、瞳孔的变化。观察有无恶心、呕吐等情况出现，也是十分重要的。

最后要注意的是，一旦患上脑积水，不要恐惧和害怕，要到正规的医院就诊，及时发现，及时治疗，以免错过治疗的最佳时机。

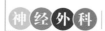

小脑扁桃体下疝畸形

什么是小脑扁桃体下疝畸形

　　小脑扁桃体下疝畸形在医学上又叫做Chiari畸形，是一种先天性发育异常。研究认为是由于胚胎发育异常使小脑扁桃体下部下降至枕骨大孔以下、颈椎管内，更有严重者部分延髓下段、第四脑室下部下蚓部也疝入椎管内。小脑扁桃体下疝畸形通常并发有脊髓空洞，也可引起脑脊液循环受阻，从而导致脑积水。小脑扁桃体下疝畸形常伴其他颅颈区畸形，如脊髓脊膜膨出、颈椎裂和小脑发育不全等，可表现为头痛、上肢力弱、肩臂部痛温觉减退、吞咽困难、眩晕、恶心、共济失调、甚至瘫痪等症状。

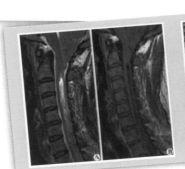
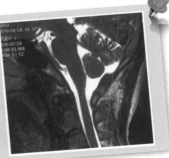

知识链接——小脑扁桃体下疝畸形的命名

Chiari畸形是指部分脑组织——小脑（或特指的小脑扁桃体）超出枕骨大孔，下移至椎管内，导致部分小脑和脊髓受压的一种神经病学疾病。有一段时期"Chiari"和"Arnold-Chiari"经常交互使用。有人用"Arnold-Chiari"仅指Chiari畸形Ⅱ型（更多脑组织超出颅骨，多见儿童，常伴脊柱裂）。也有人称为"扁桃体异位"和"后脑下疝"，意指小脑扁桃体超出正常位置。

1891年奥地利病理学家chiari是第一个使用"小脑扁桃体下疝畸形"这个术语的人。为了纪念其杰出工作，现已弃用"Arnold-Chiari畸形"而采用"Chiari畸形"这一方式命名。

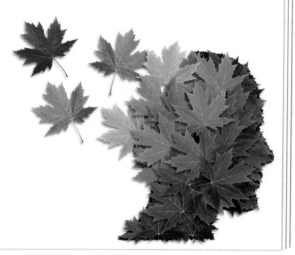

小脑扁桃体下疝畸形有哪些临床表现

小脑扁桃体下疝畸形的神经系统症状多种多样，多数患者有两个甚至更多的症状。其中头痛是小脑扁桃体下疝畸形患者最普遍的症状，特别是在低头、用力、咳嗽、打喷嚏、弯腰或进行类似的活动时症状会加重。其他常见症状包括平衡问题和双耳的满胀感。也有患者表现为阵发性或持续的视物模糊、眼前蒙纱感。

小脑扁桃体异位（低位）压迫脑干和脊髓上部，从而可能会引起视力模糊、晕倒、眩晕，以及上肢和下肢感觉异常等症状。个别人会有胸闷气短或者低氧血症的表现。

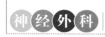

小脑扁桃体下疝畸形的程度会发生变化吗

先天性小脑扁桃体下疝畸形是一种稳定的结构畸形状态，一般而言从出生后不久到成人阶段，小脑扁桃体下疝畸形的状态不会发生变化，但是老年人出现脑萎缩时下疝的程度可有细微的减轻。特别需要提醒的是，对于因结核性脑膜炎、脑积水和颅内占位性疾病等继发性小脑扁桃体下疝畸形的情况，在病因解除前后，小脑扁桃体下疝的程度则会发生好转。有时候由于两次检查层面不在同一个解剖层次，也可出现下疝程度的变化，不过这可以通过仔细对照做出正确的判断。

先天性脑和脊髓疾病常见问题

知识链接——小脑扁桃体下疝畸形分型

Ⅰ型是临床表现最轻的一型，又称原发性小脑异位。表现为小脑扁桃体下疝至枕骨大孔水平以下，进入椎管内，延髓轻度向前下移位，第四脑室位置正常。常伴颈段脊髓空洞症、颅颈部骨畸形。

Ⅱ型不仅有小脑扁桃体（伴或不伴蚓部）疝入椎管内，桥脑、延髓、第四脑室下移，正常的延颈交界处呈"扭结样屈曲变形"，某些结构如颅骨、硬膜中脑、小脑等发育不全，90%有脑积水，常合并脊髓空洞症、神经元移行异常、脊髓脊膜膨出等。

Ⅲ型为最严重的一型，罕见。表现为延髓、小脑蚓部、第四脑室及部分小脑半球疝入椎管上段，合并枕骨发育异常、枕部脑膜脑膨出、脊髓空洞及栓系，并有明显头颈部畸形、小脑畸形等。

Ⅳ型，伴有明显的小脑、脑干发育不全，但不疝入椎管内。

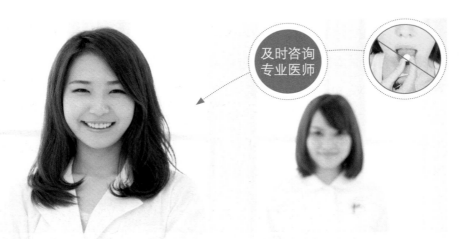

及时咨询
专业医师

小脑扁桃体下疝畸形患者吃药能治好吗，如不能怎么办

答案很明确。小脑扁桃体下疝畸形属于枕大孔区的结构畸形，汤汤水水的药物难以化解这种畸形状态。等、靠、拖的结果只能是病情加重甚至残损残废，治疗越晚、病情越重则恢复越难、越慢，恢复目标也越低。因此，如发现小脑扁桃体下疝畸形，应及时就诊疗问题咨询专业医师。

小脑扁桃体下疝畸形青少年患者保守治疗好还是手术治疗好

从病症发展的一般规律看，多数患者在青少年时期开始出现症状，因为儿童时期身体发育可塑性能够部分代偿此病的畸形状态，发育停止后这种代偿机制消失即会出现病情加重的可能性，多数患者在此时期开始出现症状，只是没有重视。有些症状轻的青少年患者，如果确诊后下疝不严重，空洞不大仅有轻微症状，应首选保守观察治疗。如果孩子明确诊断小脑扁桃体下疝伴脊髓空洞症，有明显症状，应

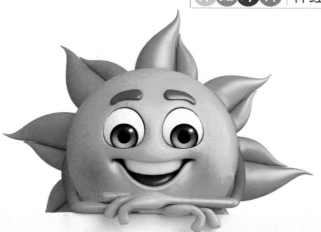

该积极接受手术治疗。特别是病程长达数年，神经废损症状严重，如四肢畸形和两侧肢体粗细不等者，治疗态度更要积极一些。孩子尚在青少年时期，神经的可塑性和康复能力较强，青春阶段对手术恢复有利。如拖到孩子残疾了再进行手术治疗为时已晚。

目前尚无药物可以代替手术治疗对病情的改善。

知识链接——微创枕大池重建术

Chiari畸形微创枕大池重建术是通过后枕部小切口（1.5~3.0厘米）（如图）对枕大孔区的畸形状态（主要是小脑扁桃体下疝畸形）进行量化的整形修复，这是针对脊髓空洞症的结构病因实施的根治性手术方式，是为脊髓神经损害的恢复创造一个结构基础。术后脊髓空洞减小或消失就从客观上解除了脊髓空洞的神经损害风险。已经受损的脊髓神经功能的恢复或稳定需要时间和康复治疗。

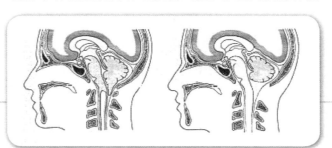

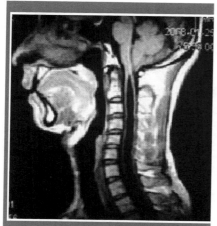

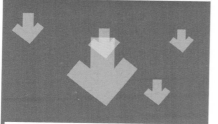

小脑扁桃体下疝畸形和脊髓空洞症有什么关系

小脑扁桃体下疝畸形和脊髓空洞症是两种不同的疾病，都可以造成神经系统的功能障碍。两者通常合并存在，多年研究和临床实践都证实，小脑扁桃体下疝畸形是引起脊髓空洞症最常见的病因。正是因为小脑扁桃体下疝畸形在枕大孔区的梗阻和拥堵，继而导致脊髓血供和神经营养关系不良，时间长了，脊髓内部就会出现由小变大的空洞。

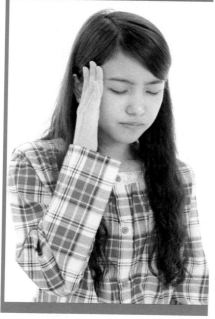

小脑扁桃体下疝畸形的诊断标准是什么

Chiari畸形的诊断标准是指小脑扁桃体下端超出枕骨大孔平面，下移至椎管内。核磁共振检查影像上测量要结合正中切面和冠状切面，因为小脑扁桃体是旁中线结构，两侧各有一个，中间部分呈沟状，正中切面有时会漏诊。下疝程度严重并且有明显的临床症状的患者应积极治疗。

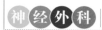
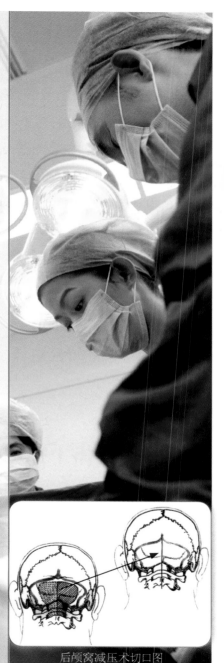

后颅窝减压术切口图

发现小脑扁桃体下疝畸形该怎么办

当下疝程度严重并且有明显的临床症状的患者可能需要积极治疗。具体治疗方式还得结合患者症状及核磁图片综合评价。有的人通过普通健康查体发现小脑扁桃体下疝畸形，但没有不适的症状或神经学损害风险的话，也可以保守观察，定期复查对比影像学变化。

后颅窝减压术有效吗，有后遗症吗

后颅窝减压术和硬膜扩大修补术，在临床上是有一定效果的。但是随着技术水平的发展和对小脑扁桃体下疝畸形认识的越来越深刻，发现后颅窝减压术是有很多缺陷的，首先，大范围的骨性减压造成小脑缺少骨性支撑，容易造成小脑下垂，致使症状反复和加重；其次，减压范围的大小无法确定重建出一个接近正常的枕大池空间，所以一般疗效有限，有的患者脊髓空洞容易复发，文献报道有17%实施后颅窝减压术的患者需要行二次手术；再次，手术创伤大，恢复慢，加之减压术敞开硬脑膜，术后容易出现发热不退和颈肩部疼痛等不良情况。

先天性脑和脊髓疾病常见问题

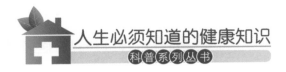

知识链接——低通气综合征

部分chiari畸形、后颅窝减压术后出现发绀、存有胸闷气短、呼吸咳嗽费力、肥胖以及肺炎等情况容易合并低通气综合征，应配合医生行血气检查和相应监护。此病是指各种原因引起的呼吸无力，胸廓呼吸活动度差，血气分析变化（$PaCO_2>45$毫米汞柱）的一类疾病。

低通气综合征的治疗除原发病诊治和基础调养外，有时需进行插管有创通气和面罩无创通气治疗，其中用简易呼吸器无创通气方式操作方便，装置简单，易耐受。治疗需要一段时间规律的复查、调整和适应，避免猝发意外情况。

小脑扁桃体下疝畸形会遗传给儿女吗

目前国内外都没有把小脑扁桃体下疝畸形（Chiari畸形）定为遗传病，不影响结婚和生育。但父母患小脑扁桃体下疝畸形的情况下，子女患病的概率要比普通人群高。目前无法预知患病父母的子女是否患病，要想知道是否患病，唯一的办法就是做一个后颅颈核磁共振检查。

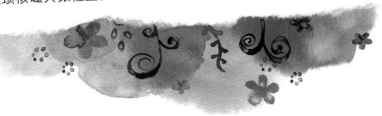

神经管畸形

什么是神经管畸形

　　神经管就是胎儿的中枢神经系统。在胚胎的第15~17日开始，神经系统开始发育，至胚胎22日左右，神经褶的两侧开始互相靠拢，形成1个管道，称为神经管，它的前端称为神经管前孔，尾端称为神经管后孔，胚胎在24~25日及26日时，前孔及后孔相继关闭。

　　神经管畸形，又称神经管缺陷（neural tube defects），是一种严重的畸形疾病。胎儿神经管畸形主要表现为无脑儿、脑膨出、脑脊髓膜膨出、隐性脊柱裂、唇裂及腭裂等。

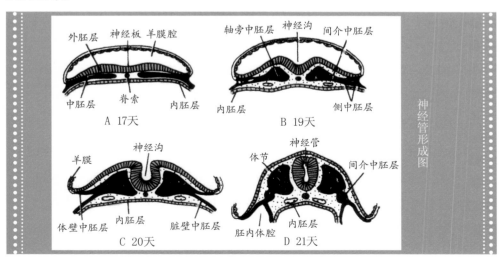

神经管形成图

245

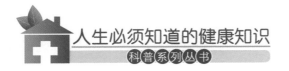

如何预防神经管畸形

随着优生优育知识的普及推广，我们知道，神经管畸形发生的重要因素是妊娠期间孕妇体内缺乏叶酸，所以通常情况下孕妇在孕前1个月至孕后4个月内，每日口服1次叶酸0.4毫克，就可使胎儿神经管畸形发生率降低70%，但要注意的是不可多服，以防产生不良反应。

叶酸广泛存在于动物肝肾、牛肉、鸡肉、酵母、蘑菇、菜花、西红柿、菠菜、胡萝卜、柑橘、西瓜中。因此，妊娠期要多吃新鲜蔬果和瘦肉类食品。

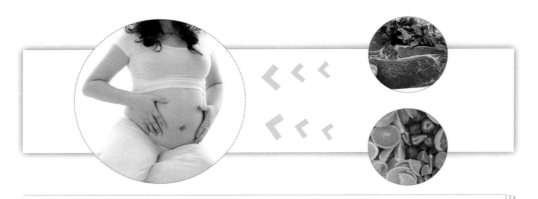

知识链接——叶酸的作用

叶酸是由蝶呤啶、对氨基苯甲酸和谷氨酸等组成的化合物，是一种水溶性B族维生素。叶酸对人体的重要营养作用早在1948年即已得到证实，人类（或其他动物）如缺乏叶酸可引起巨红细胞性贫血以及白细胞减少症，还会导致身体无力、易怒、没胃口以及精神病症状。研究还发现，叶酸对孕妇尤其重要。如在怀孕头3个月内缺乏叶酸，可导致胎儿神经管发育缺陷，从而增加裂脑儿、无脑儿的发生率。此外，孕妇经常补充叶酸，还可防止新生儿体重过轻、早产以及婴儿腭裂（兔唇）等先天性畸形。

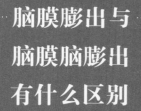

脑膜膨出与脑膜脑膨出有什么区别

脑膜膨出指膨出物仅含脑膜与脑脊液,而脑膜脑膨出则是脑组织随之膨出,但不含脑室成分。

脑膜膨出的症状是什么

脑膜膨出的常见症状主要分为三大类

(1)局部症状:一般多为圆形或椭圆形的囊性膨出包块。

(2)神经系统症状:轻者无明显神经系统症状,重者与发生的部位及受损的程度有关,可表现智力低下、抽搐及不同程度的瘫痪,腱反射亢进,不恒定的病理反射。

(3)邻近器官的受压表现:膨出位于鼻根部者,常引起颜面畸形,鼻根扁宽,眼距加大,眶腔变小,有时眼睛呈三角形,双眼球被挤向外侧,可累及泪腺致泪囊炎。

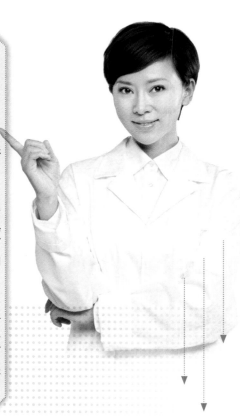

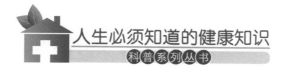

知识链接——颅裂

　　颅裂指颅骨的先天性缺损，多发生于头颅的枕部，鼻根部和前颅窝底部较少见。颅裂又可分隐性和显性两类，前者只有简单的颅骨缺失，无隆起包块；后者则有隆起囊性包块，故也称囊性颅裂。根据包块的内容物又可分：①脑膜膨出；②脑膨出；③脑膜脑膨出；④脑囊状膨出；⑤脑膜脑囊状膨出。

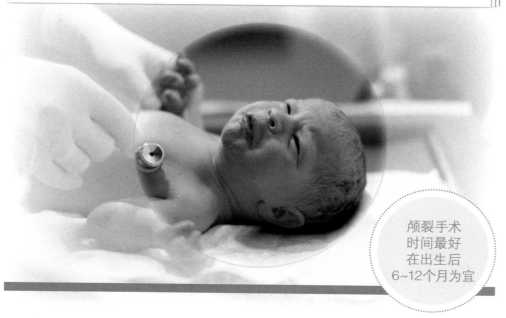

颅裂手术时间最好在出生后6~12个月为宜

脑膜膨出如何治疗，预后怎么样

　　从医学角度来说，单纯颅裂一般无需治疗，但合并膨出者一般均需手术治疗。手术时间最好在出生后6~12个月为宜。经手术治疗后一般效果较好，可降低脑积水发病率，减少或者缓解神经系统的损害症状。而脑膜脑膨出，一般均合并有神经功能障碍及智力低下和其他部位畸形，预后较差。需要强调的是，手术不能解决其他畸形发育问题及改善智力。

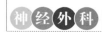

脊髓栓系

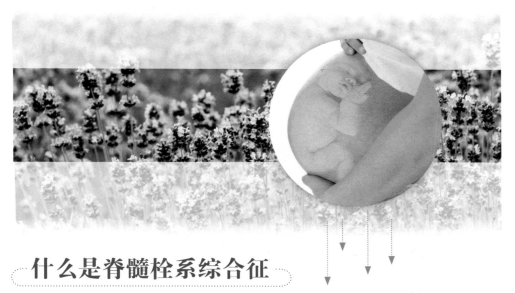

什么是脊髓栓系综合征

　　脊髓位于脊椎管中，人在生长发育过程中，脊椎管的生长速度大于脊髓，因此脊髓下端相对于椎管下端逐渐升高。脊髓下端因各种原因受制于椎管的末端不能正常上升，使其位置低于正常，由此而导致的一系列临床表现即称脊髓栓系综合征。它是多种先天性发育异常导致神经症状的主要病理机制之一。这些先天性发育异常包括脊膜膨出、脂肪瘤、脊柱裂、脊髓纵裂等，这些发育异常可能单独或同时出现在同一患者身上。

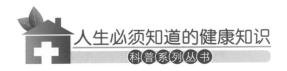

知识链接——膀胱残余尿

　　膀胱残余尿量测定是排尿后立即导尿或B型超声检查测定膀胱内残余尿量。正常情况下尿量小于5毫升。残余尿的出现表示膀胱排尿功能已代偿不全。

脊髓栓系综合征是由什么原因引起的

　　导致脊髓栓系综合征的原因有很多，大体上分为以下几种。

　　(1) 各种先天性脊柱发育异常：如脊膜膨出、脊髓裂、脊髓脊膜膨出等，由于神经管末端的闭锁不全所引起，出生后大部分的病例在数天之内施行了修复术，当时的目的是将异常走行的神经组织，尽可能地修复到正常状态，重要的是防止脑脊液漏，脊髓硬脊膜管再建后的愈合过程中产生的粘连引起脊髓末端的栓系。

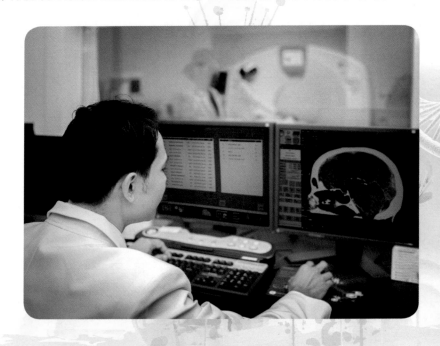

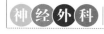

（2）脊髓脂肪瘤及硬脊膜内外脂肪瘤：是由于神经外胚叶与表皮外胚叶的过早分离所引起，中胚叶的脂肪细胞进入还没有闭锁的神经外胚叶中，脂肪组织可以进入到脊髓的中心部，也可通过分离的椎弓与皮下脂肪组织相连接，将脊髓圆锥固定，并且在幼儿期以后的病例与存在于蛛网膜下腔的脂肪发生炎症，造成神经根周围的纤维化、粘连瘢痕化而致的栓系有关。

（3）潜毛窦：是神经外胚叶与表皮外胚叶未能很好地分化，而在局部形成的索条样组织从皮肤通过皮下、脊椎，造成对脊髓圆锥的栓系，也可由潜毛窦壁的组织扩大增殖而产生皮样囊肿和表皮样囊肿及畸胎瘤，它们可包绕或牵拉脊髓神经而导致栓系。

（4）脊髓纵裂：脊髓纵裂的发生机制，有人认为是神经以外的因素即脊椎骨的发育异常所造成；亦有人认为是神经发生异常，随后造成脊椎骨发育异常而产生，脊髓被左右分开，有硬脊膜管伴随着分裂和不分裂这两种类型，亦即Ⅰ型：双硬脊膜囊双脊髓型，即脊髓在纵裂处，被纤维、软骨或骨嵴完全分开，一分为二，各有其硬脊膜和蛛网膜，脊髓被分隔物牵拉，引起症状；Ⅱ型：共脊膜囊双脊髓型，脊膜在纵裂处，多被纤维隔分开，为2份，但有共同硬脊膜及蛛网膜，一般无临床症状。

（5）终丝紧张：是由于发育不成熟的脊髓末端部退行变性，形成终丝的过程发生障碍，而使得终丝比正常的终丝粗，继而造成脊髓栓系。

（6）神经源肠囊肿：是由于脊索导管的未闭而使得肠管的肠系膜缘与脊柱前方的组织形成交通的状态，根据脊索导管未闭和相通的程度，可以伴有脊椎前方骨质缺损，称为脊肠瘘和脊柱管内外的肠囊肿。

（7）腰骶部脊膜膨出术后粘连等并发症：有的学者统计此类可占全部手术病例的10%～20%。

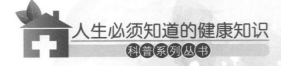
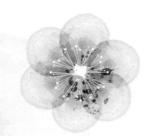

知识链接——圆锥低位、终丝和马尾

　　人出生时，脊髓圆锥位于第二和第三腰椎水平，生后3个月位于第一和第二腰椎水平，与成人相似。如果圆锥上移遭到阻碍，圆锥位置在腰1~腰2以下，即所谓的脊髓圆锥低位。

　　终丝即软脊膜在脊髓末端移行后形成的一根无神经组织的膜性结构，约在第二骶骨水平以下硬脊膜包裹而终止于尾骨的背面。脊髓的上端在枕骨大孔平面移行为延髓，下端通过终丝止于尾骨。

　　马尾：脊髓末端变细形成脊髓圆锥，约平腰1椎体下缘，此水平以下腰、骶、尾脊神经前后根在椎管腔内下行一段距离后，出相应的椎间孔，形成脊神经，在腰椎管腔内的多支形成类似马尾一般的束状脊神经称为马尾神经。

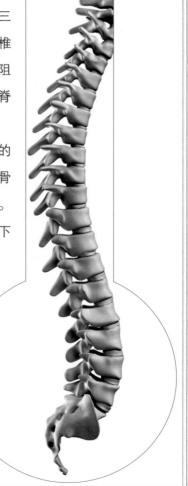

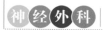

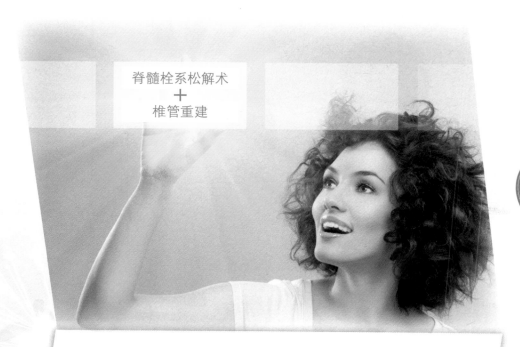

脊髓栓系松解术
＋
椎管重建

脊髓栓系综合征的治疗方法是什么

经临床经验证实，脊髓栓系松解术+椎管重建是目前治疗脊髓栓系综合征的有效手术方法。而手术经验对保证手术效果和减少脊髓损伤等并发症具有重要意义。有些患儿做手术仅切除了腰骶部的包囊或肉赘（即膨出的脊膜囊和脂肪瘤），而椎管内的脊髓病变未处理，没有进行椎管重建，结果是无效或病情加重。

另外，成人脊髓圆锥低位，终丝低位或增粗，且有症状者可视为终丝紧张状态，需实施终丝松解术进行干预，以追求疗效。

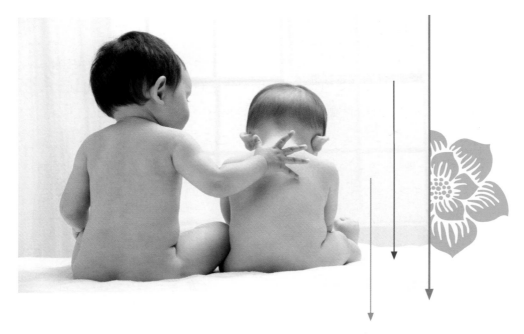

小儿尿床与脊髓栓系有什么关系

遗尿症就是老百姓所说的尿床,医学上通常指小儿在熟睡时不由自主地排尿。3岁以内的小儿尿床,是由于正常的排尿反射尚未建立,排尿不能自控,所以不用处理。3岁以后,如果夜间仍不能控制排尿,就属于异常现象了,应该引起家长的重视。

一般1~4岁幼儿中,仅20%有遗尿,10岁儿童中5%有遗尿,有少数患者遗尿症状持续到成年期。没有明显尿路或神经系统器质性病变者称为原发性遗尿,占遗尿患者的70%~80%。

继发于下尿路梗阻(如尿道瓣膜)、膀胱炎、神经原性膀胱(神经病变引起的排尿功能障碍)等疾患称为继发性遗尿。此种患儿除夜间尿床外,白天常有尿频、尿急或排尿困难、尿流细等症状。

继发性遗尿最常见的病因是脊髓栓系。

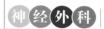

脊髓栓系综合征的预后如何

脊髓栓系综合征不治疗者症状多进行性加重，手术后多数症状有不同程度的改善，如疼痛多能消失或缓解，感觉运动功能亦可大部分或部分恢复，但膀胱和直肠功能的恢复多不满意。一旦某一种功能遭受器质性损害，手术治疗仅能使其稳定，不进一步恶化，而难以恢复正常。由于成人型脊髓栓系综合征患者的脊髓与硬膜粘连，瘢痕形成，手术风险较儿童大。决定预后的因素很多，可能与年龄、病程、病因、神经损害程度、手术操作和术前术后护理等有关。

有些成人圆锥位置虽然正常，但是可以有成人脊髓栓系综合征的表现，如背疼不适、腿麻无力、小便无力、尿频和大便干燥等症状。

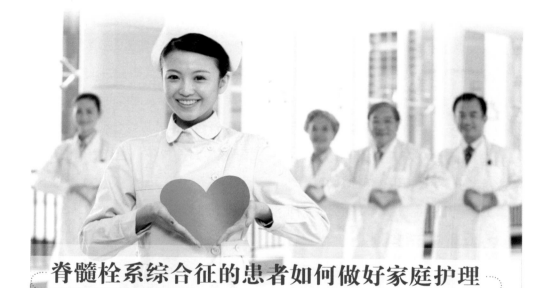

脊髓栓系综合征的患者如何做好家庭护理

（1）要经常翻身，变换体位，防止局部受压。

（2）有皮肤破溃的患者需做好皮肤护理。

（3）瘫痪患者应注意观察下肢肌力情况。此类患者通常出现下肢肌力减弱，轻度肌萎缩、麻木、遗尿，并且随着病情发展表现出下肢运动功能障碍。患者若长期

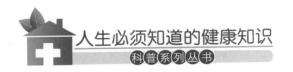
卧床，还可能会出现局部压疮及肢体失用性萎缩和畸形，这时候协助患者翻身、进行肢体功能锻炼就显得尤为重要了。

（4）对患者做好心理护理。帮助患者及家属树立战胜疾病的信心，积极配合治疗，创造出一个治疗康复的最佳心理状态。

什么是脊柱裂，
如何区分脊柱裂是显性的还是隐性的

脊柱裂是由于胚胎时期神经胚形成和脊神经管闭合障碍形成的先天畸形，由于胚胎期的初级及次级神经化障碍，中胚层背侧形成受阻，引起以神经管闭合不全为共同特征的椎管内外的多种病理改变。其中有神经基板外露或者神经基板外脂肪组织使脊髓受到牵拉，或者使脊髓通过脂肪错构组织与皮肤粘连，或者有潜毛窦的纤维索条、脊髓纵裂中的骨性或纤维分隔对脊髓形成牵拉。其核心的临床特征是脊髓因这些异常的病理改变而形成脊髓栓系的病理状态，以及因此而出现的包括运动功能、反射功能及尿便功能受损为主的一系列脊髓栓系临床综合征。脊柱裂临床表现复杂，致残率高，治疗困难。近年来，由于核磁共振（MRI）检查手段的产生和应用，对该病认识也在不断加深。

先天性脊柱裂根据病变的程度不同，大体上将有椎管内容物膨出者称显性脊柱裂，反之则称隐性脊柱裂。

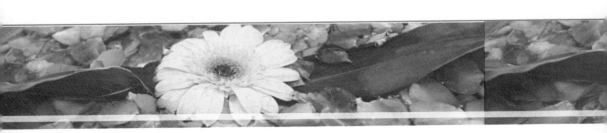

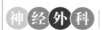

脊髓纵裂如何分型

关于脊髓纵裂的发生机制，有人认为是神经以外的因素即脊椎骨的发育异常所造成；亦有人认为是神经发生异常，随后造成脊椎骨发育异常而产生。脊髓被左右分开，有硬脊膜管伴随着分裂和不分裂这两种类型。亦即Ⅰ型：双硬脊膜囊双脊髓型，即脊髓在纵裂处，被纤维、软骨或骨嵴完全分开，一分为二，各有其硬脊膜和蛛网膜，脊髓被分隔物牵拉，引起症状。Ⅱ型：共脊膜囊双脊髓型，脊膜在纵裂处，多被纤维隔分开，为2份，但有共同硬脊膜及蛛网膜，一般无临床症状。

脊髓纵裂需要手术吗

脊髓纵裂引起脊髓栓系综合征者，适于手术治疗。手术的目的是切除分裂脊髓之间的骨性或软骨性中膈，及时切除其中的纤维带，使脊髓栓系解除。如尚存在脂肪瘤、终丝增厚，也应尽量切除或切断，可取得一定的效果。

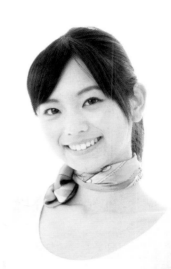

先天性脑和脊髓疾病常见问题

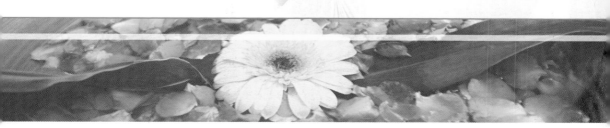

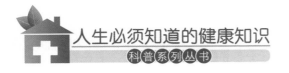
什么是脊膜膨出

　　脊膜膨出是一种先天性神经系统发育畸形，由于先天性因素致椎板闭合不全，同时存在脊膜、脊髓、神经向椎板缺损处膨出。病因尚不十分明了。此症多发于脊柱背侧的中线部位，以腰骶段最为常见，少数发生在颈段或胸段。个别情况有自椎旁经由扩大的椎间孔向椎管侧面突出者，或膨出囊向咽后壁、胸腔、腹腔及盆腔内伸展。脊膜膨出一般为单发，多发者较少见。脊膜膨出有时与先天性脑积水并存。

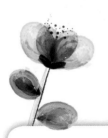

脊
膜
膨
出

脊髓脊膜膨出的患儿，从小就大小便障碍，行走困难，是否有办法治好

　　这种情况目前尚无治愈方法。患儿病情为先天发育异常，特别是有些复杂性脊髓脊膜膨出者，因为结构畸形的问题，脊髓就没有发出支配膀胱和直肠的神经，造成大小便功能全部或部分缺失，这种情况是无法重建的。个别患者也可能有部分细弱的神经存在连接，但支配功能较弱。

　　尽可能地掌握一些家庭照顾的方法，以减少并发症，帮助提高环境适应能力。还有一些电刺激疗法可以选择使用。

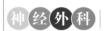

寰枢椎脱位

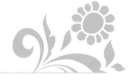

寰枢椎脱位是怎么回事

寰枢椎脱位的名词念起来很拗口，大部分老百姓可能没听说过这个病，甚至许多医生也不明白。确实，它的发病率很低，但是，一旦患者得了这种病，通常投医无门。

寰枢椎脱位是指因先天畸形、创伤、退变、肿瘤、感染炎症和手术等因素造成的寰椎与枢椎（第一和第二颈椎）骨关节面失去正常的对合关系，发生关节功能障碍或神经压迫的病理改变。但是寰枢椎处于人体上颈椎位置，属颅颈交界区，是连接生命中枢的要塞，此处解剖结构复杂，有丰富的血管和中枢神经从中穿过，被视为"上颈椎手术的禁区"。国内能开展上颈椎手术的医生凤毛麟角，所以许多患者最终因得不到有效的治疗而肢体瘫痪，甚至危及生命。

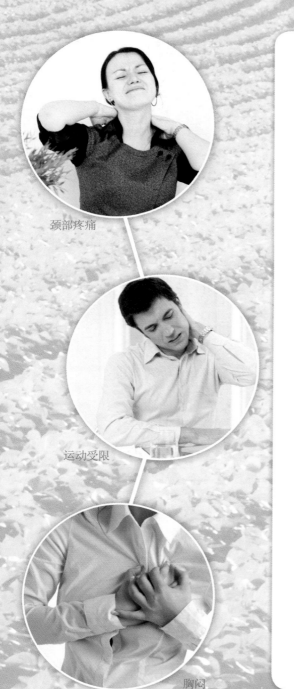

颈部疼痛

运动受限

胸闷

寰枢椎脱位有哪些症状

发生寰枢椎脱位的患者大体上有以下几种症状。

（1）枕部及颈部疼痛。

（2）斜颈及颈部运动受限。

（3）上位脊髓损害可表现为全身肌肉紧张，手握物不稳或无力，容易打碎水杯和饭碗；行走无力，容易跌倒；大小便无力；四肢肌肉萎缩；严重者可出现全身瘫痪，甚至危及生命。

（4）眩晕、耳鸣、视物模糊、饮水呛咳、胸闷、心悸和血压升高等。

（5）合并Chiari畸形有小脑扁桃体疝者，可有全身肌力低下和易跌倒等症状。

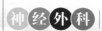

知识链接——3D打印模型的应用

　　3D打印技术为医学领域内解决复杂性上颈椎畸形的治疗提供了精准技术保障。医学上利用数字化医疗三维设计技术，精准实施高难度寰枢椎脱位内固定术，特别是在合并分节不全、椎板缺失等复杂颅颈交接区畸形的椎弓根进行置钉，将过去的"绝路"变成通途。通过3D打印技术，能1∶1打印复杂的寰枢椎脱位模型，甚至畸形关节与畸形血管之间的复杂位置关系、骨质表面的凹凸不平和特征标志点等，都能清晰地"克隆"出来，高难度手术不再凭空想象。

寰枢椎脱位如何治疗

　　一般而言，确诊为寰枢椎脱位后应尽早手术治疗，若拖延时间，病情不会自然转好。因为寰枢椎脱位可能因头颈部轻微伤或颈椎过度屈伸而压迫上颈髓，患者可突然出现硬瘫，甚至呼吸肌瘫痪而危及生命，需及时诊断治疗。寰枢椎脱位的治疗目的是解除脊髓压迫，稳定颈椎关节，防止再脱位。

知识链接——寰枢椎脱位的治疗原则

　　复位、固定和融合是临床治疗寰枢椎脱位的原则。手术目的是理想的复位、坚强的固定和满意的植骨融合。

知识链接——哪些情况可能有寰枢椎脱位

当出现以下临床表现,要引起足够重视,并给予仔细体检和辅助检查:

(1)对于小儿在发育过程中出现颈部不对称改变及活动受限者。

(2)有颈部化脓感染、颈椎结核、成人类风湿关节炎患者出现颈部不对称改变及活动受限者。

(3)对有颈部外伤史后,出现颈部疼痛不敢转动头部,双手支托头部或下颌。

(4)轻度外伤后,颈部僵硬、疼痛,活动受限,尤其是旋转活动受限。

(5)椎基底动脉缺血症状,即头晕、头痛、恶心、呕吐等症状。

(6)枕颈部感觉异常,颈部疼痛,活动受限,个别出现眼眶胀痛,视物不清。

(7)颈髓受压症状,即四肢无力、步态不稳等。

(8)颅脑损伤昏迷患者,根据受伤机制或常规给予颈部适当的制动,并给予颈部相应的检查,防止寰枢脱位带来的不良后果。

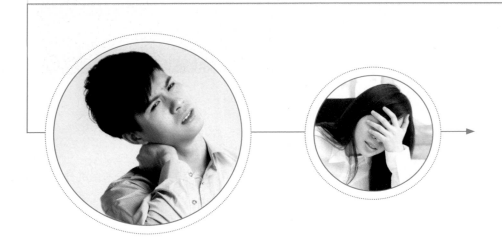

寰枢椎脱位手术后应该注意什么

（1）卧床功能锻炼：功能锻炼从术后第1天开始，练习握垫球及弹性小球，用力握紧后再缓慢放松，日常生活中可练习拿苹果、卫生卷纸或双手拧毛巾等，每小时至少练习5分钟，此类动作可促进血液循环，维持神经控制能力。指导整体翻身动作及腹式呼吸，以促进胃肠蠕动；双下肢行股四头肌等长收缩，抬腿踢腿练习，为下床活动做准备。

（2）下床锻炼：术后第2天即可拔除尿管，佩戴颈托下床活动。第1次下床可能会产生体位性低血压而出现恶心、晕眩，需注意保护，防止摔倒。逐渐增加站立及行走时间。

（3）日常生活注意事项：不得长时间低头伏案工作，颈部每小时向各方向活动1次。睡觉时枕头高度10~15厘米，垫于头后和颈部下，以使头部和颈部均有枕头支撑。坐车时需侧身座位，防止急刹车时颈部前后运动过大导致脊髓再次受伤。

先天性脑和脊髓疾病常见问题

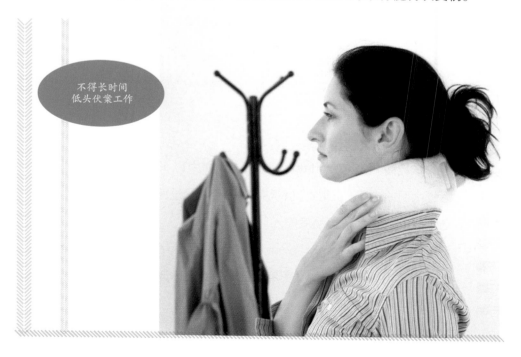

不得长时间低头伏案工作

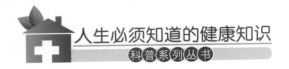
如何诊断颅底凹陷症

颅底凹陷是一种先天发育畸形，指枕骨大孔周围的颅底骨向上方凹陷进颅腔，并使之下方的寰枢椎，特别是齿状突升高甚至进入颅底（超过6毫米）。这种畸形极少单独存在，常并发枕骨大孔区其他畸形，如寰椎枕骨化、枕骨颈椎化、枕骨大孔狭窄及齿状突发育畸形等。

一般而言，无症状的颅底凹陷是先天性发育异常，不需要治疗，但应定期随诊。只有当合并有神经压迫症状或关节松动时，才考虑手术治疗的需要。

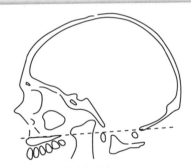
图1 钱氏线（Chamberlain's line）

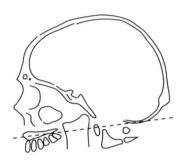
图2 麦氏线（Mc Gregor's line）

知识链接——钱氏线和麦氏线

钱氏线（Chamberlain's line）：侧位片上，取硬腭后缘与枕大孔后缘之间的连线。正常时，齿状突的上1/3可超过此线，如超过1/2（或5毫米以上），当考虑有颅底陷入。

麦氏线（Mc Gregor's line）：也称基底线，由硬腭后缘至枕骨鳞部最低点连线，即麦氏线（图2），正常齿状突不应高出此线6毫米，若超过即为颅底凹陷。

知识链接——轴位翻身

先天性颅颈交界区畸形手术和高位颈椎手术后，为防止压疮、误吸等不良情况需轴位翻身。体位为左右侧卧位轮替，尽量避免平卧压迫伤口。翻身时以护士协助用力为主，患者配合协调用力为辅。操作时注意动作轻柔，注意保暖，注意患者面部表情。头、颈、躯干保持在同一轴线翻转，身体和床呈30°～45°，后背垫30°～45°斜面型海绵垫，头部枕荞麦皮枕头，也可先将枕头做成有角度的窝状。边翻身边询问患者的情况，有不舒适及时调整，直到患者卧位舒适为止。间隔一定时间后再以同样的方法翻向对侧。如果患者觉得疲劳，可以采取一次平卧位。可在头枕部垫小枕，高度约同肩厚，四肢放于舒适位置，处于自然状态。平卧时间不要超过半小时。

先天性脑和脊髓疾病常见问题

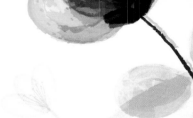

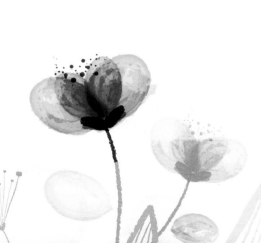

（本章编者：黄军 刘勇）

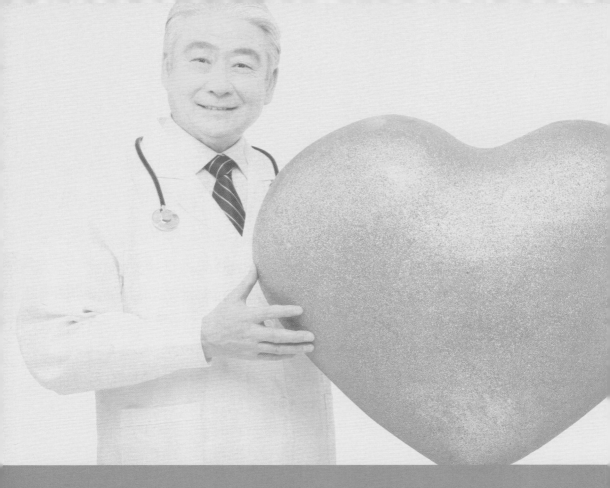

GONGNENG SHENJING WAIKE CHANGJIAN JIBING

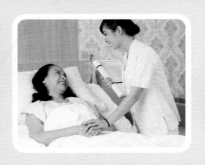
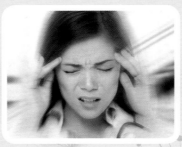
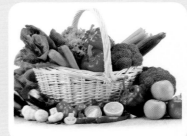

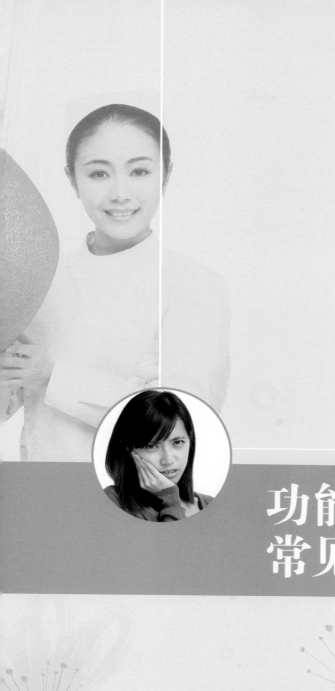
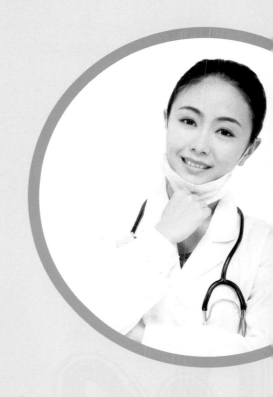

功能神经外科
常见疾病

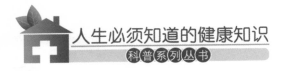
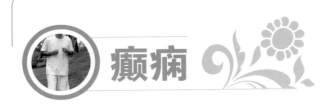
癫痫

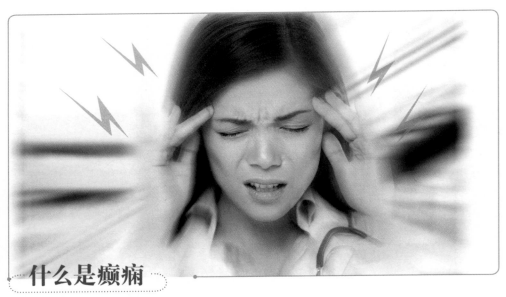

什么是癫痫

　　癫痫就是通常所说的羊角风。羊角风是日常生活中的叫法，癫痫是医学上的概念。

　　提起癫痫，很多人的反应就是四肢抽搐，口吐白沫，这的确是癫痫发作的典型症状，但有很多小孩的癫痫小发作往往被忽视，从而导致癫痫不能尽早治疗，影响孩子的身心发展。有时我们会见到一些人突然失去意识、四肢抽搐、口吐白沫、双眼上翻，这可能就是癫痫发作，也是癫痫的常见症状。

　　准确地说，癫痫是由大脑神经元的突发性异常放电而导致的短暂性大脑功能障碍。不同部位的神经元放电，可能导致不同的表现，且癫痫程度不同导致的症状也不同。一般来说，人们所了解的四肢抽搐、口吐白沫甚至昏厥都是癫痫的典型表现。轻度的癫痫不易发觉，比如孩子突然短时间发呆，感觉麻木或者刺痛，都可能是癫痫病发作的表现，这些细节往往易被家长忽视，导致癫痫患者不能早期就得到有效的治疗。治疗不及时，会反复发作，且每发作一次，症状会更严重，治疗也会相对困难。

癫痫具有反复性和发作性这两个基本特征。癫痫常见病因有：先天性脑部发育不全、高热惊厥、惊吓、脑外伤、脑炎和颅内感染等。

知识链接——丙戊酸钠

丙戊酸钠是广谱抗癫痫病药物，主要作用于中枢神经系统，对人的各种类型癫痫发作有抑制作用，作用机理可能与增加γ-氨基丁酸的浓度有关。在临床上用于治疗全身性或部分性癫痫，尤其是失神发作、肌阵挛发作、失张力发作和混合性发作、继发性全身性发作以及特殊类型的综合征等。目前市面上应用的丙戊酸钠有口服片剂和针剂。

癫痫病是怎么引起的

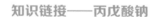

癫痫病的诱因很多，我们需要注意的是，其病因不同，临床症状也会有所不同，我们可从以下几个方面来了解它的病因。

（1）遗传因素：经过临床脑电图的研究和流行病学的调查，充分证明原发性癫痫有遗传性，有的是单基因遗传，有的是多基因遗传，但是不一定都有临床发作。近年来，认为外伤、感染、中毒后引发的癫痫也可能有遗传因素的参与。

（2）年龄因素：年龄对癫痫的发病率、发作类型、病因和预后均有影响。癫痫的初发年龄60%～80%在20岁以前。新生儿部分性发作，6个月到5岁的小儿以热

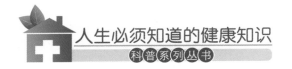
性惊厥多见。儿童癫痫多在4～10岁开始，青春期后自愈。成年期多为部分性发作或继发性全身性发作。从病因方面来讲，婴儿期首次发作的多为脑器质性病变，特别是围产前期疾病，其后至20岁以前发作者，常为原发性，在青年至成年这一段时间，颅脑外伤是一个重要的原因，而在中年期后，颅脑肿瘤较多，老年人以脑血管病排在首位。

（3）觉醒与睡眠周期因素：有些全身强直-阵挛性发作的患者，大多在晨醒后或傍晚时发作，这就是觉醒癫痫；有的则多在睡后或觉醒前发作，这叫睡眠癫痫；觉醒及睡眠时都有发作称不定期癫痫，而不定期癫痫多为症状性癫痫。婴儿痉挛常在入睡前和睡醒后发作，失神发作多为觉醒期发作。患者在家要注意不要睡在较高的床上，防止晚上发作从床上摔下受伤。

（4）内分泌改变因素：性腺功能改变对癫痫有一定的影响。全身强直-阵发挛性发作及部分性发作常在月经初潮期发病，有的在经前或经期中，发作加频或加剧。少数仅在经前期或经期中发作，这叫做经期性癫痫。妊娠可使癫痫发作次数增加，症状加重。仅在妊娠期发作时称为妊娠癫痫。

（5）诱发因素：发热、过量饮水、过度换气、饮酒、缺眠、过劳和饥饿等均可诱

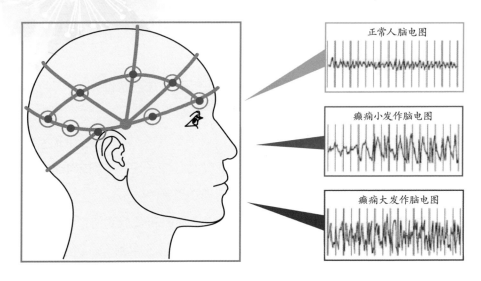

正常人脑电图

癫痫小发作脑电图

癫痫大发作脑电图

发癫痫患者发作。某些抗癫痫药物的突然撤除,也可导致癫痫发作。还有的患者对某些特定的感觉,如视、听、嗅、味、前庭、躯体觉等比较敏感,当受刺激时可引起不同类型的癫痫发作,称反射性癫痫。在强烈情感活动、精神激动、受惊、计算、弈棋、玩牌时可促使癫痫发作,称为精神反射性癫痫。

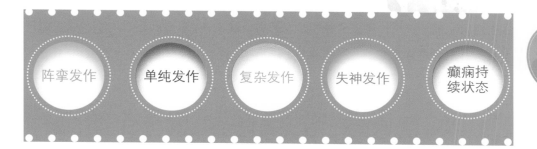

阵挛发作　单纯发作　复杂发作　失神发作　癫痫持续状态

癫痫的临床表现有哪些

患有癫痫病的患者,其癫痫症状的表现形式多种多样,我们在这里分别介绍如下:

(1)全面强直–阵挛发作:即所谓的大发作,指全身肌肉抽动及意识丧失的发作,以产伤、脑外伤、脑瘤等较常见。强直–阵挛发作可发生在任何年龄,是各种癫痫中最常见的发作类型。其典型发作可分为先兆期、强直期、阵挛期、恢复期四个临床阶段。发作期间,脑电图为典型的爆发性多棘波和棘–慢波综合,每次棘–慢波综合可伴有肌肉跳动。

(2)单纯部分发作:这由脑的局部皮质放电引起。值得注意的是,其症状与该部位的功能相对应,包括运动、感觉、自主神经、精神症状及体征。分为四组:①伴运动症状者;②伴躯体感觉或特殊感觉症状者;③伴自主神经症状和体征者;④伴精神症状者。

（3）复杂部分发作：习惯上又称精神运动发作，伴有意识障碍。先兆多在意识丧失前或即将丧失时发生，故发作后患者仍能回忆。

（4）失神发作：也叫做小发作，其典型表现为短暂的意识障碍，而不伴有先兆症状，或者发作后的症状。

（5）癫痫持续状态：是指单次癫痫发作超过30分钟，或者癫痫频繁发作，以致患者尚未从前一次发作中完全恢复而又有另一次发作，总时间超过30分钟。癫痫持续状态是一种临床重症。

知识链接—癫痫先兆

所谓癫痫先兆就是患者在癫痫强直-阵挛发作（大发作）之前所表现出来的症状和体征，其表现形式多种多样，主要可分为以下四个方面：

（1）精神异常：烦躁，或欣快、精神恍惚、多动不安，甚至打人、咬人、毁物，完全不听劝说。大一点的儿童能够说心中烦热，总想吵架。有的患儿发作前有惊恐感，投向亲人怀抱或抓住实物；有的感到有一股气猛地上冲，头昏胀，随即癫痫发作。

（2）胃肠功能紊乱：恶心呕吐，腹痛肠鸣，胃脘胀满，口渴欲饮，小便短赤，大便秘结。能够诉说的孩子言其腹中在翻腾，好像有一股气向上冲。有的可见唇如涂丹，口舌生疮，舌苔黄厚。

（3）睡眠不安：睡觉少，入睡难，睡后辗转不安，或突然惊叫、坐起，或四肢小抖动。

（4）感觉、运动功能异常：常能诉说肢体发麻、疼痛，有蚁行感，面部及四肢肌肉有时发生颤动，头或身体转向一侧，或向一侧转圈，或局限于一侧肢体或口角抽动。或听觉异常，如两耳蜂鸣声或伴有眩晕。或视觉异常，眼前发黑等。或嗅觉异常，闻及异常气味等。

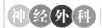

得了癫痫病，饮食方面应注意什么

癫痫患者应避免食用诱发癫痫的食物，烈酒、浓茶、咖啡应该禁止。胡椒、辣椒、芥末、大葱、大蒜等辛辣调味品也应适当限量。

癫痫严重发作或频繁发作期间，会使神经兴奋性增高，容易发生碱中毒或血钙降低，所以应该补充锌钙丰富的食物，因为钙能镇静中枢神经系统并抑制神经细胞的兴奋性。含钙丰富的食物有芹菜、雪里蕻、油菜、小白茶、荠菜、榨菜、红果、干酸枣、炒杏仁、炒南瓜子、榛子、猪肾、牛奶、干酪、咸鸭蛋、蛋黄、小黄鱼、田螺、青蛤、海参、虾皮、芝麻酱等。

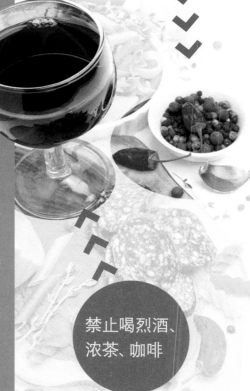

辛辣调味品应适当限量

功能神经外科常见疾病

禁止喝烈酒、浓茶、咖啡

小儿癫痫都有什么症状和表现

小儿癫痫表现出的症状与疾病的严重程度密切相关，其表现形式多种多样，在疾病的不同时期，其症状会有所不同。

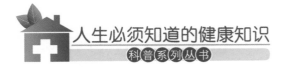
（1）儿童癫痫早期症状：患儿在喂奶及睡眠时头部多汗，会引起局部刺激，此时儿童喜欢摇头，枕部容易受到摩擦，日久导致脱发。此外，患儿容易出现烦躁不安，睡眠时惊醒。

（2）儿童癫痫大发作：大发作发病率最高，发作时突然神志丧失，呼吸停止，口吐白沫，四肢抽动，可能还会伴有舌咬伤和尿失禁（排尿不受控制），抽动停止后才会入睡，醒后出现头痛、无力，但对发作时的情况无记忆。

（3）儿童癫痫小发作：失神小发作表现为短暂的意识障碍，突然发生和突然中止，但是不会出现抽搐。在发作的时候，可能会静止不动，脸色略有苍白，言语活动暂停，手不能握住物品，严重时会出现站立不稳情况。

（4）儿童癫痫局限性发作：主要表现在一侧口角、眼睑、手指、足趾或一侧面部及肢体末端短阵性抽搐或麻木刺痛，抽搐有时可由手指逐渐向上肢扩展。

（5）儿童癫痫精神运动性发作：此种症状类似失神小发作，但持续时间长，可达1分钟以上。同时还会出现多种幻觉、错觉、无意识的动作，比如吸吮、咀嚼、咂嘴、脱衣、解纽扣等。

知识链接——外伤性癫痫

外伤性癫痫是指继发于颅脑损伤后的癫痫性发作，可发生在伤后的任何时间，早者于伤后即刻出现，晚者可在头伤痊愈多年后开始突然发作。并非所有的脑外伤患者都并发癫痫，发病的时间、情况不同，差异也很大。另外，遗传因素与外伤癫痫亦有一定关系。一般说来，脑损伤愈重，并发癫痫的机会愈大，并且开放性脑损伤较闭合性者多。

其诊断要求：既往无癫痫发作史，而于伤后出现癫痫发作，除临床表现及其特点之外，尚需依靠脑电图检查，从脑电图检查可发现慢波、棘波、棘慢波等局限性异常。行CT检查可显示颅内的异常改变，从而确诊。

如何照顾癫痫患者

对于癫痫患者的照顾，主要是为了减少发作次数，避免危险发生。家属需要从日常生活的各个方面来加以注意。主要包括以下几个方面：

（1）患者应建立良好的生活制度，生活要有规律，可适当从事一些轻体力劳动，但是要避免过度劳累、紧张等。

（2）饮食应给予富于营养和容易消化的食物，多食清淡、含维生素高的蔬菜和水果，勿暴饮暴食。需要强调的是烈酒、浓茶和咖啡应禁止，以防饮用后诱发癫痫发作。

（3）尽量避开危险场所和危险品，不宜从事高空作业及精神高度紧张的工作，也不要去登山、游泳、开车、骑自行车。小孩不宜独自在河边、炉旁，夜间不宜单人外出，尤其不要玩现代化的高空游戏，如蹦极等。

（4）癫痫的治疗是一个长期的过程，除了日常的生活护理外，在心理上我们也应经常给予关心、帮助、爱护，使其有一个良好的、心情愉悦的生活环境。

功能神经外科
常见疾病

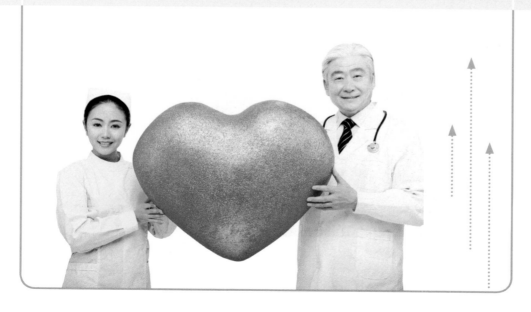

知识链接——癫痫外科治疗

漫长的历史长河中,癫痫就像一个梦魇困扰着人类健康。早在2500年前,古希腊医书《神秘的疾病》就记载着人类对癫痫的研究。随着医学科学的发展,80%左右的癫痫患者通过抗癫痫药物的治疗走出了生活的阴影,但仍有10%~20%的难治性癫痫患者使用目前的治疗方法不能终止其发作,难治性癫痫已经成为人类征服癫痫的最大障碍。癫痫外科的飞速发展,给癫痫的治疗带来了更多的希望。

1912年苯巴比妥(即鲁米那)应用于癫痫治疗获得了成功,开创了现代药物抗癫痫的时代,一些采用保守治疗癫痫病的学者对外科手术提出了批评,外科手术几乎被忘记!随着神经影像学技术、立体定向技术、电生理技术、显微外科技术的进步,癫痫外科手术的定位更加准确,疗效更加确切,并发症更为减少,癫痫的外科治疗日益被广大患者和神经内外科医师所接受。尤其是近10余年来,神经影像学领域发生了巨大的变化。

目前,神经电生理学、高分辨率磁共振(MRI)、功能磁共振(fMRI)、单光子发射电子计算机断层扫描(SPECT)、正电子发射计算

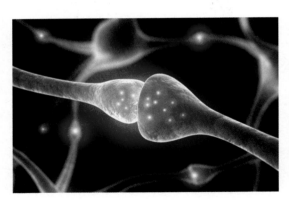

机断层扫描(PET)、脑磁图(MEG)等神经诊断技术已使我们能够确认大多数局灶性癫痫的诱发疾病。大大地提高了癫痫外科的手术成功率。

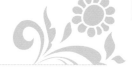

三叉神经痛

三叉神经痛如何治疗, 易根治吗

目前用于临床治疗三叉神经痛的方法很多。众多的治疗方法当中, 首选药物治疗, 当药物治疗无效时, 再用手术治疗的方法, 临床上用到的治疗方法有:

（1）口服西药: 比较常见的有卡马西平、得利多、苯妥英钠等, 这些药物可起到暂时止痛或缓解症状的作用。

（2）封闭治疗: 采用穴位注射药物, 如无水酒精、甘油、维生素B_1、维生素B_2等, 麻痹阻滞神经, 起到缓解症状和暂时止痛的作用。

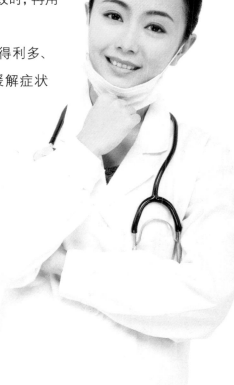

（3）射频术: 又称热凝术, 是用穿刺针刺入半月神经节, 利用射频仪在组织内产生电热, 根据不同神经纤维耐受的温度不同, 有选择地破坏传导痛觉的纤维, 从而达到止痛效果。

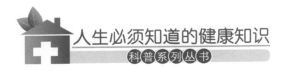
（4）手术：主要有三叉神经微血管减压术，还有一些如神经根切断术、三叉神经脊髓束切断术、三叉神经减压术。

（5）针刺及激光治疗：常可一度缓解疼痛。

（6）X刀、伽马刀治疗：通过射线灼断神经，达到止痛的目的。

虽然说临床上治疗方法很多，可采用单一疗法，也可用综合疗法，但是三叉神经痛不易根治，容易复发。

知识链接——卡马西平

卡马西平（Carbamazepine）是一种常见的精神性药物，临床上常用来治疗癫痫病。其中文别名有：氨甲酰苯卓、氨甲酰氮卓、叉颠宁、叉癫宁、得利多、得利益多、芬来普辛、甲酰苯卓、卡巴米嗪、卡巴咪嗪。

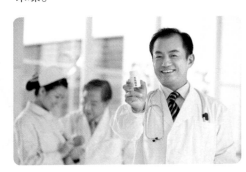

卡马西平同时还可用于缓解三叉神经痛和舌咽神经痛，也可用于脊髓痨的闪电样痛、多发性硬化、周围性糖尿病性神经痛、幻肢痛和外伤后神经痛等。

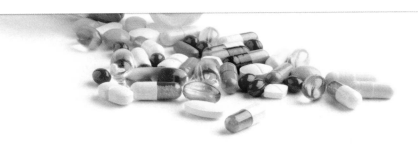

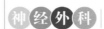

治疗三叉神经痛能用偏方吗

　　三叉神经痛发作时，患者的身心备受折磨，严重影响日常的学习、工作和生活，所以患者可能会尝试各种治疗方法，那么三叉神经痛能用偏方治疗吗？

　　治疗三叉神经痛的偏方有很多，经过调查，三叉神经痛治疗所用的偏方只对小部分患者有效果，可以暂时止痛，但对多数患者是没有什么疗效的。在此建议患者，不要盲目信从三叉神经痛治疗偏方，而放弃正规治疗，耽误病情。

功能神经外科
常见疾病

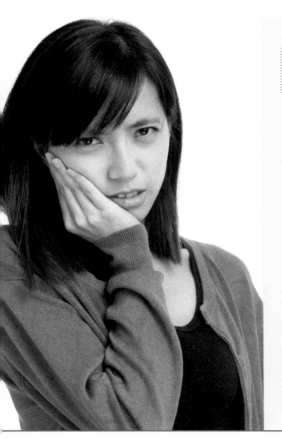

三叉神经痛
有什么临床表现

　　三叉神经痛的临床表现主要可以概括为以下几点：

　　（1）疼痛发作前常无先兆，常为骤然闪电样发作，性质犹如刀割、烧灼、针刺或电击样，持续1~2分钟后骤然停止，并且每次疼痛情况基本相同。

　　（2）疼痛可由口、舌的运动或外来刺激引起，常在唇、鼻翼、眉及口腔内有疼痛触发点，被称之为"扳机点"，一触即痛，因为害怕引起疼痛的发作，患者常不洗脸，少饮食，以致面部污秽、消瘦，严重者身体虚弱，卧床不起。

（3）很多患者疼痛发作时伴有同侧眼或双眼流泪，流口水。偶有面部表情肌出现不能控制的抽搐，称为"痛性抽搐"。有的皮肤发红、发热，一部分患者在疼痛时伴有发凉，偶尔会出现剧痒。

（4）疼痛仅限于三叉神经分布的区域，一般局限于一侧三叉神经一支或多支分布区，以右侧及二、三支区多见，两侧疼痛者少见，大多都是先后患病，同时疼痛者更少，多呈一侧轻一侧重。

（5）疼痛呈周期性发作，两次发作间歇期完全无痛，发作期过后，自然间歇期可达数月至数年。随着病程加长，发作频率增加，疼痛程度加重，自然间歇期缩短甚至终日发作。

知识链接——偏头痛

偏头痛在临床上主要有两种表现形式：

（1）无先兆偏头痛：是最常见的偏头痛类型，约占80%。临床表现为反复发作的一侧或双侧额颞部疼痛，呈搏动性，疼痛持续时伴颈肌收缩可使症状复杂化。常伴有恶心、呕吐、畏光、畏声、出汗、全身不适、头皮触痛等症状。

（2）有先兆偏头痛：约占偏头痛患者的10%。发作前数小时至数日可有倦怠、注意力不集中和打哈欠等前驱症状。在头痛之前或头痛发生时，常以可逆的局灶性神经系统症状为先兆，表现为视觉、感觉、言语和运动的缺损或刺激症状。最常见为视觉先兆，常为双眼同向症状，如视物模糊、暗点、闪光、亮点、亮线或视物变形；其次为感觉先兆，感觉症状多呈面-手区域分布；言语和运动先兆少见。

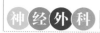

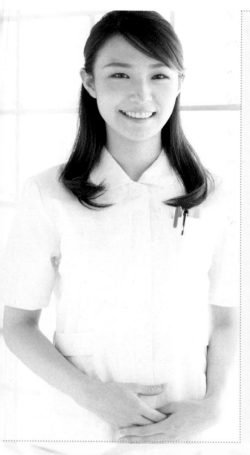

三叉神经痛是怎么引起的

临床上将三叉神经痛分为原发性和继发性两大类。

原发性三叉神经痛比较常见，其病因还不完全清楚。随着医学的发展，现在认为疼痛主要是由三叉神经根桥脑入口处受到压迫及神经根脱髓鞘病变引起。

而继发性三叉神经痛是指由于肿瘤压迫、炎症、血管畸形引起的三叉神经痛。较常见的有胆脂瘤、听神经瘤、脑膜瘤，此外还有颅底蛛网膜炎、颅中窝肿瘤、颅底转移瘤、颅骨肿瘤、畸形、多发性硬化、三叉神经根炎等。

另外，某种传入神经阻滞性疾病也可引起三叉神经分布区的疼痛，如带状疱疹后疼痛、三叉神经根切断术后的麻木性疼痛等。

功能神经外科
常见疾病

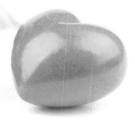

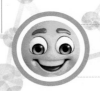

面肌抽搐

面肌抽搐是由什么原因引起的呢

面肌抽搐也叫面肌痉挛(HFS),在临床上,发病多在中年以后,女性较多见,大致分为以下几种致病因素:

(1)血管因素:目前已知,大多数的面肌痉挛是由于面神经出脑干的区域存在血管压迫所致。

(2)非血管因素:桥脑小脑角的非血管占位性病变,如肉芽肿、肿瘤和囊肿等因素亦可产生面肌痉挛。

(3)遗传因素:家族性面肌抽搐报道较少,其机理尚不明了,推测可能与遗传有关。

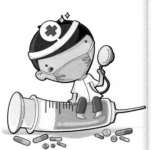

(4)其他因素:除上述之外,面肌痉挛也可见于一些全身性疾病,如多发性硬化等。在年轻患者中,局部的蛛网膜增厚可能是产生面肌痉挛的主要原因之一,而一些先天性疾病,如Chiari畸形及先天性蛛网膜囊肿,偶可发生面肌痉挛。

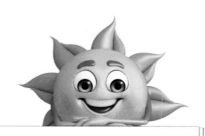

知识链接——面瘫

面神经麻痹又称为面神经炎、贝尔麻痹或者亨特综合征，俗称"面瘫""歪嘴巴""歪歪嘴""吊线风"，是以面部表情肌群运动功能障碍为主要特征的一种常见病、多发病，发病不受年龄限制。患者面部往往连最基本的抬眉、闭眼、鼓嘴等动作都无法完成。临床主要分为两种类型：

（1）中枢型：为核上组织（包括皮质、皮质脑干纤维、内囊、脑桥等）受损时引起，出现病灶对侧颜面下部肌肉麻痹。从上到下表现为鼻唇沟变浅，露齿时口角下垂（或称口角歪向病灶侧，即瘫痪面肌对侧），不能吹口哨和鼓腮等。多见于脑血管病变、脑肿瘤和脑炎等。

（2）周围型：为面神经核或面神经受损时引起，出现病灶同侧全部面肌瘫痪，从上到下表现为不能皱额、皱眉、闭目，角膜反射消失，鼻唇沟变浅，不能露齿、鼓腮、吹口哨，口角下垂（或称口角歪向病灶对侧，即瘫痪面肌对侧）。多见于受寒、耳部或脑膜感染、神经纤维瘤引起的周围型面神经麻痹。此外，还可出现舌前2/3味觉障碍，说话不清晰等。

其中周围性面瘫发病率很高，而最常见者为面神经炎或贝尔麻痹。平常人们所常说的面瘫，在多数情况下是指面神经炎而言。因为面瘫可引起十分怪异的面容，所以常被人们称为"毁容病"。

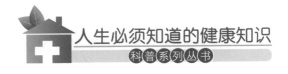
面肌抽搐的症状是什么

面肌抽搐的症状主要表现在以下四个方面：

（1）在病程初期，多为一侧眼轮匝肌阵发性不自主地抽搐，逐渐缓慢地扩展至一侧面部的其他面肌。其中，口角肌肉的抽搐最容易引人注意，甚至可累及同侧的颈阔肌，但额肌较少累及。

（2）根据病程的发展，抽搐的程度轻重不等，一般为阵发性、快速、不规律地抽搐，这也是面肌抽搐的主要特点。开始抽搐较轻，持续仅几秒，以后逐渐延长可达数分钟或更长，而间歇时间逐渐缩短，并且抽搐逐渐频繁、加重。

（3）严重时，抽搐呈强直性，致同侧眼不能睁开，口角向同侧歪斜，无法说话，常因疲倦、精神紧张、自主运动而加剧，但不能自行控制其发作。

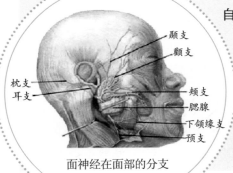

面神经在面部的分支

（4）每次抽搐，短则数秒，长至十余分钟，间歇期长短不定，可因精神紧张，疲劳和自主运动时加重，睡眠时消失，不伴有疼痛。发病时，患者常感到心烦意乱，无法工作或学习，严重影响着患者的身心健康。

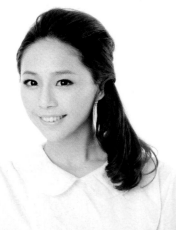

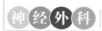
面肌抽搐如何治疗

面肌抽搐的治疗方法有：

过去常用普鲁卡因、无水酒精或5%酚甘油等在茎乳孔处注射，造成一时性神经纤维坏死变性，减少异常兴奋的传导，从而停止抽搐，以达到出现轻度面瘫为度，而剂量过大将产生永久性面瘫，故现已很少采用。现临床上所用的药物主要为卡马西平或苯妥英钠，对一些轻型患者有一定疗效。

随着显微外科技术的发展，大大提高了面肌抽搐的疗效。颅内显微血管减压术是目前国际上神经外科常用的方法。手术有效率较高，复发率低，特别是减少了并发症。

其他的方法还有射频温控热凝疗法，通过射电使神经纤维间产生热能，使神经热凝变性，以减少传导异常冲动的神经纤维。

面肌抽搐患者日常应该注意什么

（1）多食新鲜蔬菜、水果、粗粮、豆类和鱼类。

（2）平时心情保持愉悦、轻松，劳逸适度，充足睡眠。

（3）减少外界刺激，如电视、电脑、紫外线等。

（4）勿用冷水洗脸，遇风、雨寒冷时，注意头面部保暖。

（5）适当增加维生素B族的摄入。

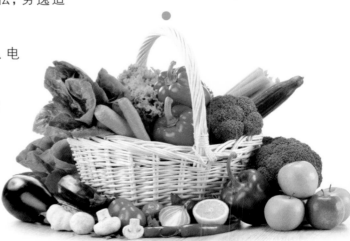

多吃新鲜水果蔬菜

帕金森病

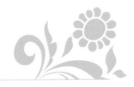

什么是帕金森病

　　帕金森病又称"震颤麻痹"，是一种中枢神经系统变性疾病，主要是因位于中脑部位"黑质"中的细胞发生病理性改变后，多巴胺的合成减少，导致抑制乙酰胆碱的功能降低，从而相对增强了乙酰胆碱的兴奋作用，两者失衡后就可能会出现"震颤麻痹"。

知识链接——英国医师帕金森（James Parkinson）

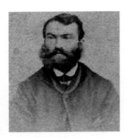

英国医师
James Parkinson

　　自从1817年，英国医师帕金森（James Parkinson）首次描述了一组以震颤、僵直、运动迟缓和步态失调伴姿势不稳为主要症状的神经系统疾病，已经过去了一个多世纪，人类一直没有停止过对该病的研究和探索。1841年有人将其称之为"震颤麻痹"（shaking palsy），由于这类患者除了有肢体的不自主震颤、僵直和运动迟缓外，还有植物神经功能紊乱等一些复杂症状伴随，在1892年医学界将这种疾病称为帕金森病（Pakinson's disease, PD）。

虽然人们在开始的时候已经能诊断这种疾病,但还没有治疗的好办法,神经外科的先驱们,很早在临床就开始了手术治疗帕金森病的大胆探索,逐步丰富了对帕金森病的认识,并改进和完善了更为有效的治疗靶点和手术方法。

随着科学和认识技术的进步与发展,不仅发明了立体定向仪,而且随着脑室造影、CT、磁共振(MRI)和术中微电极记录等技术的应用,定向手术的靶点定位越来越准确,效果也越来越好,加之左旋多巴类药物的出现,帕金森病的治疗取得了很大的进步。

帕金森病早期都有哪些症状

一些患者往往不了解帕金森病的早期症状,从而错过了帕金森病的最佳治疗时期,导致病情的加速发展,那么,帕金森病的早期症状主要有哪些呢?

(1)运动缓慢:主要表现为动作的变慢。有的患者走路时感觉无力,脚抬不起来,走路跟不上同行的人。由于面部动作缓慢,出现面部表情呆板,高兴时笑容也不自然。得病的一侧上肢走路时不摆动,好像胳膊被绑住了一样。患者活动困难,常常需要别人的帮助。

(2)静止性震颤:比如患者静坐在座位上时,手指会不自主地颤抖。

(3)肌肉僵直:手指自觉发僵,系鞋带、扣纽扣等动作比以前缓慢,写字困难,字迹扭曲,字越写越小等。

(4)其他:还有一些患者可出现多汗、便秘、油脂脸、直立性低血压、尿频、排尿不畅、尿失禁、性功能障碍、表情淡漠、情绪低落等。

知识链接——舞蹈病

舞蹈病又称风湿性舞蹈病，常发生于链球菌感染后，为急性风湿热中的神经系统症状。病变主要影响大脑皮层、基底节及小脑，由锥体外系功能失调所致。临床特征主要为不自主的舞蹈样动作。多见于儿童和青少年，尤以5~15岁女性多见。青春期后发病率迅速下降，偶有成年妇女发病，主要为孕妇。脑炎、白喉、水痘、麻疹、百日咳等感染以及系统性红斑狼疮和一氧化碳中毒等偶可引起本病。

亨廷顿氏舞蹈症病也叫舞蹈病，是多聚谷氨酰胺疾病的一类，主要是家族遗传或者基因受到外部刺激（携带伯尔诺病毒的犬类）而发生突变。根据人类基因组计划数据，认为最早的起因是原始人受犬类伯尔诺病毒感染，与造成的精原干细胞CAG的过度重复有关系，只要自双亲任一方遗传缺陷的基因，皆会表现出病症。母亲的年龄，不会对病症有影响，父亲年龄越大，孩子发病越早。

帕金森病的治疗方法主要有哪些

对于早期或者轻型帕金森病患者，可用低效抗帕金森药物，比如安坦、金刚烷胺，这些药物仅能改善临床部分症状。对症状较重者，现多采用高效抗帕金森氏病药物，主要有左旋多巴、复方多巴，也可用溴隐亭、麦角乙胺等。

帕金森病的手术治疗，主要包括脑立体定向毁损术、脑深部电刺激术。近几年还有一些新的治疗方法报道，比如基因治疗、细胞移植等。

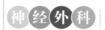
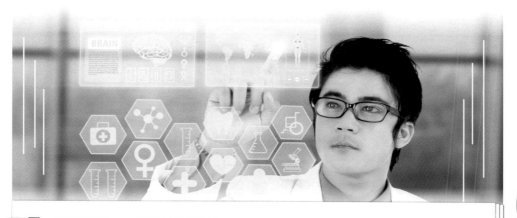

知识链接——立体定向技术

脑立体定向技术提出已100多年，从实验、仪器定型到临床应用经历了漫长岁月。定向手术的传统做法是一副定向架、一张X线片、一张纸和一支笔。这些依旧是当代定向手术的基本内容和操作步骤，即影像的获得、治疗计划的制订及相互作用的手术。那些早期的定向手术"技艺"，如今已发展到先进的影像导向神经外科，由神经影像、计算机及其软件技术与显微神经外科相结合而成，已逐渐成为神经外科常用的手术技术。脑立体定向技术的临床应用有：

（1）颅内血肿定向排空术。

（2）精神病：对边缘系统，前脑的某些核团定向毁损。

（3）运动障碍性疾病：应用脑立体定向技术行相应核团的毁损。

（4）慢性疼痛：如大脑水平的扣带回毁损术、丘脑水平的腹后核、中央中核毁损术等。

（5）癫痫：全身性原发性癫痫、颞叶癫痫伴攻击行为或不能进行典型病灶切除者，都可选择立体定向技术，对癫痫病灶毁损或阻断癫痫发放冲动的中间环路，如杏仁核、Forel-H、下丘脑后部、丘脑内的某些核团。

（6）脑肿瘤：目前已广泛应用立体定向技术定向活检，然后配合立体定向放射外科、立体定向显微外科对肿瘤完全毁损或切除，达到治疗的目的。

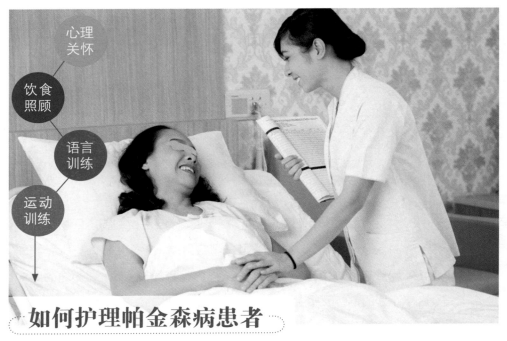

心理
关怀

饮食
照顾

语言
训练

运动
训练

如何护理帕金森病患者

在日常生活中，帕金森病患者需要得到妥善的护理，这样可增加疗效，促进疾病的恢复，很多朋友对于如何护理帕金森病患者的问题有疑问，这里着重介绍一下帕金森患者在日常生活中应当注意的一些问题。

(1)心理关怀：帕金森病病程一般较长，患者易产生悲观心理，尤其是治疗效果不好时，极易出现消极、抵触等情绪，对治疗丧失信心。因此，要与患者做好交流，给予更多的关怀和爱心，鼓励其树立信心，使其自觉积极地配合治疗。

(2)饮食照顾：可根据患者的病情、年龄、活动量制定合理的饮食计划。总体原则是高热量、低胆固醇、多纤维素、少盐清淡饮食。

(3)语言功能训练：让患者多说话、多交流、多阅读，沟通时要给患者足够时间表达，训练中注意患者的发音力度、音量、语速频率，鼓励患者坚持训练。

(4)运动功能练习：尽量鼓励患者自行进食穿衣，锻炼和提高平衡协调能力，做力所能及的事情，减少依赖性，增强主动性。

帕金森病遗传吗

帕金森病不是遗传病，但是遗传因素可使患病易感性增加，在环境因素和年龄老化的共同作用下导致发病。任何单一的因素均不能完满地解释帕金森的病因。

知识链接——左旋多巴

左旋多巴又名左多巴，为抗震颤麻痹药，通过血脑屏障进入脑组织，经多巴脱羧酶脱羧而转变成多巴胺，发挥作用。临床主要用于原发性震颤麻痹症及非药原性震颤麻痹综合征，对中、轻度帕金森病效果较好，重度或老年人较差。

此药有片剂或胶囊剂，需要注意的是年龄较轻的患者易出现"开关"现象（患者突然多动不安是为"开"，而后又出现肌强直不能运动是为"关"）。还有就是消化性溃疡、高血压、精神病、糖尿病、心律失常及闭角型青光眼患者禁用。

功能神经外科应用技术介绍

高选择性脊神经后根切断术

研究证明，痉挛性脑瘫是因为大脑皮质中的上运动神经元受损后，失去了对脑干网状结构中抑制区的始动作用，使与抑制区相拮抗的界化区兴奋性增强，致使其所支配的肢体肌张力增高。在参与肢体痉挛的神经环路中，神经后根中的Ia纤维起主要作用，是导致痉挛的"祸根"。高选择性脊神经后根切断术（英文缩写SPR）就是密切结合患者肢体痉挛程度，在脊髓神经刺激仪、肌电图仪监测下，高度选择性切断Ia纤维，消除肌肉的传入冲动，减轻肌肉痉挛，已成为解除肌肉痉挛、改善运动功能障碍最为有效的方法。手术最佳时机是2.5~6岁，因为6岁以后肢体的变形会更加严重，术后康复的时间也会更长。

巴氯芬泵植入术

巴氯芬泵植入术，是治疗痉挛性瘫痪的一种新方法。它将一个程控泵埋入体内，将药物按照一定的剂量稳定持续地注入神经系统，用很小的药量就能发挥明显作用，比口服药物效果提高很多，在国际上正逐渐被采用。但巴氯芬泵植入术并不是对所有瘫痪患者都有效，且费用较高，因而在采取这种治疗之前必须由专科医生对患者进行选择。

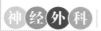

脑深部电刺激技术

深部脑刺激（Deep Brain Stimulation DBS）的临床应用已有近30年的历史，它是利用立体定向技术，通过在脑的深部埋置刺激电极，直接将电刺激施加在与疾病相关的脑区内，刺激的强度、波宽、频率等参数可由脑外的刺激器控制和调整。和其他神经刺激的方法相比，DBS具有靶点明确、选择性高、可逆、可调、无毁损等优点。近年来，随着MRI、CT等日益先进的目标立体定位设备的发展，更加精密的刺激电极及刺激器的出现，DBS变得更加精确和安全，逐渐成为治疗神经精神疾病，尤其是晚期帕金森病和难治性癫痫的一种非常有潜力的治疗手段。

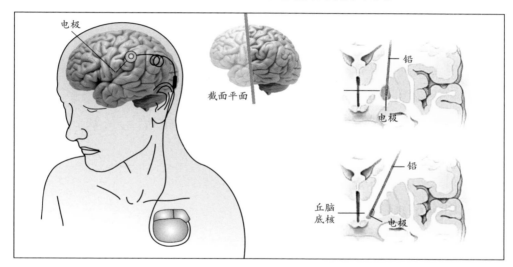

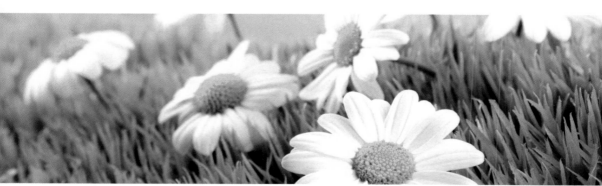

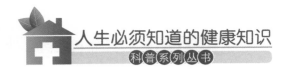

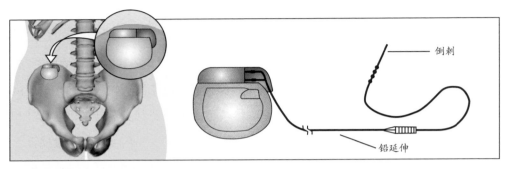

倒刺

铅延伸

脊髓电刺激术

脊髓电刺激术是将电极植入脊柱椎管内，以脉冲电流刺激脊髓神经治疗疾病的方法。通过植入体内的起搏器系统发放弱电脉冲至脊髓，阻断疼痛信号经脊髓向大脑传递，从而有效缓解顽固性神经性疼痛，使病人恢复身体机能，有效提高生活质量。脊髓电刺激术主要用于治疗慢性疼痛，适应证包括两大类：神经病理性疼痛和缺血性疾病引起的疼痛。神经病理性疼痛包括：外周神经损伤性疼痛，腰背部手术综合征，慢性带状疱疹后遗神经痛，复杂性局部疼痛综合征等；缺血性疾病包括：顽固性心绞痛，周围动脉梗阻性疾病，雷诺氏病等。

视频脑电图

视频脑电图是将脑电监测系统与录像装置结合起来，同步记录患者癫痫发作的临床表现与脑电图。医生可根据录像资料仔细观察患者发作时的临床表现，与同步脑电图记录对照分析，能更准确地判断癫痫发作的类型和可能的起始部位，同时准确掌握病人在各时间段的活动状态及相应的脑电图变化，及时发现并排除各种干扰伪差及电极故障，提高脑电图监测结果的准确性和可靠性。视频脑电图监测是鉴别癫痫发作性质及类型的有效检查方法，也是国际上普遍采用的癫痫和癫痫综合征分类的重要依据之一。

（本章编者：沈增慧 刘勇）

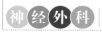

参考文献

［1］ Julian R. Younmans. Neurological Surgery. 2 edition 1982. W. B. Saunders Company. Vol 1.

［2］ M. G. Yasargil. Microneurosurgery 1988. Georg Thieme Verlag Medical Publishers. Inc. vol1.

［3］ ［瑞士］M. G. 亚萨吉尔著；凌锋主译. 显微神经外科学[M]. 北京：中国科学技术出版社，2001.

［4］ ［德］克莱克曼（Klekamp,J.），［德］萨米（Samii, M.）著；范涛主译. 脊髓脊柱肿瘤外科手术图谱[M].
沈阳：辽宁科学技术出版社，2009.

［5］ 乔治·阿德尔曼. 神经科学百科全书[M]. 上海：伯克豪伊萨尔出版社和上海科学技术出版社，1992.

［6］ 王忠诚. 神经外科学[M]. 武汉：湖北科学技术出版社，1998.

［7］ 石祥恩等. 显微神经外科解剖与手术技术要点[M]. 北京：中国科学技术出版社. 2009.

［8］ 上海华山医院等. 实用神经病学. 上海：上海科学技术出版社，1987.

［9］ 钱信忠. 医学小百科：神经[M]. 天津：天津科学技术出版社，1989.

［10］ 高立达. 神经疾病临床剖析[M]. 第1版. 成都：四川科学技术出版社，1993.

［11］ 高绪文，李继莲等. 脊髓与周围神经肿瘤[M]. 北京：人民卫生出版社，2002.

［12］ 隋邦森. 神经系统磁共振诊断学[M]. 北京：宇航出版社，1990.

［13］ 赵雅度. 神经系统外伤[M]. 北京：人民军医出版社，2001.

［14］ 朱镛连. 神经康复学[M]. 北京：人民军医出版社，2001.

［15］ 朱悦等. 脊柱外科影像与治疗[M]. 北京：人民卫生出版社，2011.

［16］ 蒋大介，杨国源. 实用神经外科手术学[M]. 上海：上海科学技术出版社，1990.

［17］ 池永龙. 脊柱微创外科学[M]. 北京：人民军医出版社，2006.

［18］ 徐启武，蒋雨萍. 临床颅脑病学[M]. 天津：天津科学技术出版社，2003.

［19］ 王维治，罗祖明. 神经病学[M]. 第5版. 北京：人民卫生出版社，2005.

［20］ 赵继宗. 神经外科手术前评价和准备[M]. 北京：人民卫生出版社，2008.

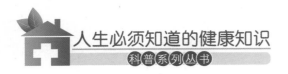

［21］赵继宗. 颅脑肿瘤外科学[M]. 北京: 人民卫生出版社, 2004.

［22］赵继宗. 神经外科疾病诊断治疗指南[M]. 北京: 中国协和医科大学出版社, 2004.

［23］刘勇, 代二庆. 实用脊髓空洞症康复保养手册[M]. 北京: 中国科学技术出版社, 2010.

［24］赵继宗, 晋强, 邓正海. 走近 "人体司令部" 轻松面对脑肿瘤[M]. 北京: 人民卫生出版社, 2010.

［25］刘宗惠, 张颐, 田增民. 伽马刀（Gamma Knife）手术简介[J]. 中华神经外科杂志, 1992.

［26］丁兴华, 陈诤, 毛颖. Von Hippel–Lindau 病相关性中枢神经系统血管母细胞瘤[J]. Chin J Contemp Neurol Neurosurg, August 2007, Vol. 7, No. 4:313.

［27］杨树源, 赵春生. 140例脑脓肿分析[J]. 中国神经精神疾病杂志, 1993, 19（1）: 29.